普通高等医学院校五年制临床医学专业第二轮教材

U0265562

医院感染学

（供临床医学、预防医学、口腔医学、医学影像学、医学检验技术、康复医学、护理学、麻醉学等专业用）

主　审　刘运喜　宗志勇

主　编　李春辉　张晓霞

副主编　栾晓嵘　白丽霞　杜明梅　张　慧

编　者　（以姓氏笔画为序）

王　云（安徽省第二人民医院）

白丽霞（山西省儿童医院）

刘思娣（中南大学湘雅医院）

杜明梅（中国人民解放军总医院第一医学中心）

李春辉（中南大学湘雅医院）

张　慧（四川大学华西医院）

张晓霞（长治医学院附属和平医院）

周　宁（长治医学院附属和平医院）

孟秀娟（济宁医学院附属医院）

段弘扬（中国疾病预防控制中心环境与健康相关产品安全所）

秦　雪（山东大学齐鲁医院）

栾晓嵘（山东大学齐鲁医院）

薛　敏（长治医学院附属和平医院）

薛福珍（山东省立第三医院）

秘　书　薛　敏　孟秀娟

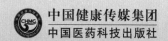

中国健康传媒集团

中国医药科技出版社

内 容 提 要

本教材为"普通高等医学院校五年制临床医学专业第二轮规划教材"之一，根据《普通高等学校本科专业类教学质量国家标准》和《中国本科医学教育标准——临床医学专业》（2022 版）的要求，本着以人为本，从学生实际需要出发，以就业为导向，以学生实践能力、岗位胜任力为原则编写而成。本教材编写内容始终践行"科学适宜、创新实用"的原则。"科学适宜"包括作为医学院校教材，内容准确、全面、系统，且均为经过科学研究及实践验证；同时根据医学院校本科学生的知识水平进行编写，以便充分理解和掌握所学内容。"创新实用"包括用案例引导教学模式和思维导图激发引导学生学习；创新学科内容和知识结构；纸质教材与微课、题库系统相结合；并融入课程思政教育，创新多样化、德育与智育相结合的教学模式。同时教材编写注重理论联系实际，强调实用性和可操作性；结合学校和教师的实际需求，教材针对性和灵活性更强。本教材为书网融合教材，即纸质教材有机融合电子教材、教学配套资源（PPT、微课、视频、图片等）、题库系统、数字化教学服务（在线教学、在线作业、在线考试）。本教材适用于全国普通高等医学院校临床医学及相关专业教学使用。

图书在版编目（CIP）数据

医院感染学/李春辉，张晓霞主编 . —北京：中国医药科技出版社，2023.12（2025.1 重印）.

普通高等医学院校五年制临床医学专业第二轮教材

ISBN 978 - 7 - 5214 - 3644 - 0

Ⅰ. ①医…　Ⅱ. ①李…②张…　Ⅲ. ①医院 - 感染 - 卫生管理 - 医学院校 - 教材　Ⅳ. ①R197. 323. 4

中国国家版本馆 CIP 数据核字（2023）第 017403 号

美术编辑　陈君杞

版式设计　友全图文

出版　**中国健康传媒集团** | 中国医药科技出版社

地址　北京市海淀区文慧园北路甲 22 号

邮编　100082

电话　发行：010 - 62227427　邮购：010 - 62236938

网址　www. cmstp. com

规格　889mm × 1194mm $\frac{1}{16}$

印张　15

字数　431 千字

版次　2023 年 12 月第 1 版

印次　2025 年 1 月第 2 次印刷

印刷　北京金康利印刷有限公司

经销　全国各地新华书店

书号　ISBN 978 - 7 - 5214 - 3644 - 0

定价　55. 00 元

获取新书信息、投稿、为图书纠错，请扫码联系我们。

出版说明

为了贯彻《中共中央、国务院中国教育现代化2035》"加强创新型、应用型、技能型人才培养规模"的战略任务要求，落实《国务院办公厅关于加快医学教育创新发展的指导意见》，紧密对接新医科建设对医学教育改革的新要求，满足新时代医疗卫生事业对人才培养的新需求，中国医药科技出版社在教育部、国家药品监督管理局的领导下，通过走访主要院校对2016年出版的"全国普通高等医学院校五年制临床医学专业'十三五'规划教材"进行了广泛征求意见，有针对性的制定了第二版教材的出版方案，旨在赋予再版教材以下特点。

1.立德树人，融入课程思政

把立德树人贯穿、落实到教材建设全过程的各方面、各环节。课程思政建设应体现在知识技能传授中厚植爱国主义情怀，加强品德修养、增长知识见识、培养奋斗精神，不断提高学生思想水平、政治觉悟、道德品质、文化素养等。医学教材着重体现加强救死扶伤的道术、心中有爱的仁术、知识扎实的学术、本领过硬的技术、方法科学的艺术的教育，培养医德高尚、医术精湛的人民健康守护者。

2.精准定位，培养应用人才

坚持体现《中共中央、国务院中国教育现代化2035》"加强创新型、应用型、技能型人才培养规模"的战略任务，落实《国务院办公厅关于加快医学教育创新发展的指导意见》中"立足基本国情，以服务需求为导向，以新医科建设为抓手，着力创新体制机制，分类培养研究型、复合型和应用型人才"的医学教育目标，结合医学教育发展"大国计、大民生、大学科、大专业"的新定位，注重人才培养应从疾病诊疗提升拓展为预防、诊疗和康养，以健康促进为中心，服务生命全周期、健康全过程的转变，精准定位教材内容和体系。教材编写应体现以医疗卫生事业需求为导向，以岗位胜任力为核心，以培养医工、医理、医文学科交叉融合的高素质、强能力、精专业、重实践的本科医学人才培养目标。

3.适应发展，优化教材内容

必须符合行业发展要求。构建教材内容结构，要体现医疗机构对医学人才在临床实践能力、沟通交流能力、服务意识和敬业精神等方面的要求；体现临床程序贯穿于教学的全过程，培养学生的整体临床意识；体现国家相关执业资格考试的有关新精神、新动向和新要求；注重吸收行业发展的新知识、新技术、新方法，体现学科发展前沿，并适当拓展知识面，为学生后续发展奠定必要的基础；满足以学生为中心而开展的各种教学方法的需要，充分发挥学生的主观能动性。

4.遵循规律，注重"三基""五性"

遵循教材规律。针对普通高等医学院校本科医学类专业教学需要，教材内容应注重"三基"（基本知识、基础理论、基本技能）、"五性"（思想性、科学性、先进性、启发性、适用性）；内容成熟、术语规范、文字精炼、逻辑清晰、图文并茂、易教易学；注意"适用性"，即以普通高等学校医学教育实际和学生接受能力为基准编写教材，满足多数院校的教学需要。

5.创新模式，提升学生能力

加强"三基"训练，着力提高学生分析问题和解决问题的能力。在不影响教材主体内容的基础上要保留"案例引导""学习目标""知识链接""目标检测"模块，去掉知识拓展模块。进一步优化各模块的内容，培养学生理论联系实践的实际操作能力、创新思维能力和综合分析能力；增强教材的可读性和实用性，培养学生学习的自觉性和主动性。

6.丰富资源，优化增值服务内容

搭建与教材配套的中国医药科技出版社在线学习平台"医药大学堂"（数字教材、教学课件、图片、视频、动画及练习题等），实现教学信息发布、师生答疑交流、学生在线测试、教学资源拓展等功能，促进学生自主学习。

本套教材凝聚了省属院校高等教育工作者的集体智慧，体现了凝心聚力、精益求精的工作作风，谨此向有关单位和个人致以衷心的感谢！

尽管所有参与者尽心竭力、字斟句酌，教材仍然有进一步提升的空间，敬请广大师生提出宝贵意见，以便不断修订完善！

数字化教材编委会

　　医院感染既是公共卫生问题，也是临床面临的严峻问题，医院感染预防与控制是保障医疗质量和安全的重要内容。随着医疗技术的不断发展，外科手术种类和数量不断增加，各种创伤性诊疗技术普遍应用，人口老龄化程度的不断提高，疾病谱的不断改变，使得医院感染问题日益突出。近些年来，随着广谱抗菌药物应用，对多种抗菌药物耐药的病原菌，如耐碳青霉烯类肠杆菌科细菌（CRE）、耐甲氧西林金黄色葡萄球菌（MRSA）等的检出也逐渐增多；新发传染病，如埃博拉出血热、新型冠状病毒感染等的不断出现，给医院感染管理和患者安全带来极大挑战。

　　我国的医院感染管理从 1986 年起步，在卫生行政部门领导和支持下，医院感染管理体系日趋成熟、组织建设日趋健全、医务工作者感染防控意识逐步增强。医院感染管理工作贯穿于患者诊疗、护理的每一个环节，学会并掌握医院感染防控的基本知识是每个医务工作者必备的技能。医学生作为国家卫生健康事业的接班人，培养并储备具有医院感染管理知识的医学人才，是一项可以提高医院感染管理工作乃至应对未来突发公共卫生事件的重要工作。当前的高等医学本科教育体系中，缺少统一的医院感染管理教材，通过正规的教材教学让医学生规范系统地学习医院感染管理相关知识迫在眉睫。

　　本教材内容涵盖了医院感染的基本概念、医院感染病原学及流行病学、医院感染的监测、消毒灭菌技术、隔离预防技术、重点部门及重点部位医院感染预防与控制、抗菌药物的合理使用、医务人员的职业暴露与防护等多个方面，详细系统地阐述了医院感染管理学科体系与内涵。通过本教材的学习，医学生可以更好地了解医院感染管理概念及内涵，掌握一些基本的医院感染防控措施及策略，为以后临床工作中更好地应用医院感染管理知识打下坚实基础。

　　本教材编者主要来自全国不同地区的多家医疗机构，为医院感染管理专职人员，还包含了中国疾病预防控制控制的相关专家，编者专业涵盖了临床医学、护理、医学检验技术、药学等多个专业。本教材可供临床医学、预防医学、口腔医学、医学影像学、医学检验技术、康复医学、护理学、麻醉学等专业教学使用。本教材编写过程中，主持和参与编者秉承着严谨求实的精神和对教学高度负责的态度，多次通读校正，在此表示衷心的感谢！但是由于编者水平所限及学科不断发展，本教材可能存在疏漏和不足，敬请读者批评指正。

编　者

2023 年 10 月

目 录 CONTENTS

第一章　医院感染概论

微课

PPT

⇒ 案例引导

案例 2011 年 1~2 月，某院医院感染专职人员在主动监测多重耐药菌的过程中发现，ICU 送检痰标本中多重耐药鲍曼不动杆菌（MDR - AB）分布密集。该 ICU 分离的 10 株鲍曼不动杆菌（Ab）经分析初步认定为同一来源菌株。现场调查表明，10 例药敏谱相似的 MDR - AB 感染患者中，7 人使用过呼吸机，确诊 5 例存在呼吸机相关性肺炎（VAP）。发现问题后，该院立即启动应急预案，采取措施，如合理安排患者收治、落实院内肺炎预防与控制措施、加强呼吸机使用管理等，成功控制感染，10 例患者均好转出院。

讨论：结合案例，分析此次事件中感染得到控制的因素；并结合临床分析可能存在的医院感染情况。

分析：在此次事件中，发生了鲍曼不动杆菌导致的医院感染，该感染的发现及有效控制得益于：一是主动监测，掌握医院感染的定义及判断方法，做好多重耐药菌的主动监测，及时发现问题并采取干预措施；二是制定了合理、科学、可操作性强的预案，能够调动医院各部门积极配合，对医院感染暴发采取有效控制措施。在临床工作中，医院感染时常发生，如大家熟知的医院获得性肺炎（HAP）、术中无菌操作不规范所致的切口感染和院内新生儿感染等，临床医务人员稍不重视就可能酿成严重后果，医务人员应当树立医院感染防控意识，规范临床操作。

　　医院感染最初被称为医院内感染（nosocomial infection），后来被称为医院获得性感染（hospital - acquired infection，HAI）或医院感染（hospital infection），近几年又被称为医疗保健相关感染（health-care - associated infection，HAI），在我国，医疗保健相关感染还是常常被称为"医院感染"。随着医疗技术的发展、侵入性操作的增加、人口老龄化、肿瘤发生率增加和生存期延长、器官移植增多等一些原因使得 HAI 发生率增加。目前常见的最重要的 HAI 是与诊疗侵入性操作相关的感染：如中心导管相关血流感染（CLABSI）、导尿管相关尿路感染（CAUTI）、呼吸机相关肺炎（VAP）以及手术部位感染（SSI）。目前引起此类感染常见的病原菌为多重耐药菌（MDRO），如耐甲氧西林金黄色葡萄球菌（MRSA）、耐碳青霉烯类肠杆菌（CRE）、艰难梭菌等，给临床治疗带来了严峻挑战。另外，近些年来出现了一些传染性较强的病毒，如新型冠状病毒、寨卡病毒、埃博拉病毒、中东呼吸综合征病毒等，这些病毒可以通过呼吸道飞沫传播或蚊媒传播，既可以感染患者，又可导致医护人员感染，给医院感染管理带来了极大挑战。HAI 是目前医疗机构引起死亡的重要原因，给社会带来严重的医疗后果和经济负担。

　　国外医院感染管理的发展相对较早，最早可以追溯到 19 世纪 40 年代，现代医院流行病学之父塞麦尔韦斯（Semmelweis）医师采用流行病学调查方法研究了医院产褥热的死因，发现医生的手是主要的传播媒介，通过手卫生干预降低了产褥热的发生率。19世纪中期南丁格尔通过建立医院管理制度，做好清洁卫生、加强护理，并采取对传染病患者进行隔离、改善病房通风、戴橡胶手套等措施，使伤员的病死率由42%下降到2.3%；外科医生李斯特通过消毒外科医生双手和采用无菌技术，使手术后患者的病死率从45%降到15%。1942年青霉素被发现并开始应用于临床，抗菌药物的发展时代随之开始。随着抗菌药物的广泛应用，细菌耐药性和多重耐药菌也随之出现，且紧随着抗菌药物发展的脚步而发展。新抗菌药物的研发上市与细菌耐药性的发展此消彼长，目前，细菌耐药性发展似有压倒抗菌药物研发的趋势，已出现全耐药革兰阴性杆菌（鲍曼不动杆菌、肺炎克雷伯菌等）。针对多重耐药菌的出现，医院感染管理学科也在与时俱进，不断完善发展。

20世纪中期医院感染学科初步建立，美国医院内开始建立医院感染管理组织，配备感染控制专业人员，开展全国医院感染监测，制定相关医院感染预防与控制指南，指导医疗机构开展医院感染防控工作，使医院感染防控工作走上专业化发展的轨道。目前，国际现代医院感染理念已经形成，主要特点包括多学科合作、循证防控，出版了专著 *Bennett and Brachman's Hospital Infections*，拥有了专业杂志 *American Journal of Infection Control*，建立了专业学术组织美国感染控制工作者协会（Association for Professionals in Infection Control and Epidemiology，APIC）、欧洲临床微生物学和感染病学会（European Congress of Clinical Microbiology and Infectious Diseases，ESCMID）、美国医疗保健流行病学学会（Society for Healthcare Epidemiology of America，SHEA）等。随着专著和专业杂志的出版、专业学会的建立，为医院感染防控专业人员的学术交流提供了良好的平台，国外医院感染发展到了现代化管理水平。

第一节　医院感染学的概念

一、医院感染管理概念及意义

医院感染学阐述的是医院感染的发生、发展规律及其预防控制措施和策略。而医院感染管理是做好医院感染防控的主要形式和活动过程。

医院感染管理是各级卫生行政部门、医疗机构及医务人员针对诊疗活动中存在的医院感染、医源性感染及相关的危险因素进行的预防、诊断和控制活动。目前我国多数医院的医院感染管理科为行政管理部门，部分医院的医院感染管理科为赋予一定管理职能的业务科室，协调相关部门，具体负责全院医院感染控制工作的技术指导、管理与监督。2001年，《医院感染管理规范（试行）》中，明确提出了医院实行医院感染三级管理体系，即医院感染管理委员会、医院感染管理科、临床科室感染监控小组。医院感染管理委员会，是医院感染管理的领导决策组织，定期召开会议，对感染管理工作进行医院内顶层设计，审定工作方案与考评工作成效。医院感染管理科负责全院医院感染管理以及业务工作，具体表现在对医院感染制度与方案的落实与监督执行，定期监测和检查，强化医院感染培训教育，对医院感染暴发事件进行调查分析，提出控制措施并负责落实等。各临床科室（含相应护理单元）医院感染管理监控小组是医院感染管理的三级组织，由科室（病室）主任与感染兼职监控员组成，负责本科室及本护理单元的医院感染管理制度的落实与执行，及时发现医院感染病例并报告，遇到疑难问题及时联系医院感染管理部门。医院感染管理科是三级管理的中坚力量，是联系感染管理委员会和临床科室医院感染监控小组的纽带，在医院感染管理中发挥重要作用。

随着全球范围内医院感染防控工作的逐步发展，医院感染已成为全球共同关注的公共卫生研究的重要课题之一，是医疗实践中的一大障碍，医院感染管理已经成为衡量现代医院管理水平的重要内容之一，并引起临床医学界的广泛重视。医院感染不仅给患者带来极大痛苦与生命威胁，也给医院造成社会效益与经济效益的双重损失，严重影响医疗质量与医疗安全。医院感染预防与控制关系到患者和医务人员的安全，医院感染管理科工作质量的高低直接影响一个医院感染管理工作的水平，因此医院感染管理科的人员培养至关重要，医院感染管理工作的健康发展需要一支素质优良、结构合理的专职管理人员队伍为支撑。另外，医院感染管理强调全员参与，不仅仅是医院感染管理科，各临床科室医务人员都是医院感染防控的中坚力量，在高校开设医院感染学课程为今后输出医院感染管理专业人才，以及促进全员参与医院感染防控提供了平台，也为促进今后医院感染管理科或医院感染科的健康发展，推动医院感染管理学科进步，切实有效地减少医院感染和确保医患感染安全，具有深远意义。

二、医院感染定义及基本名词术语

（一）医院感染定义

医院感染指住院患者在医疗机构内获得的感染，包括在住院期间发生的感染和在医疗机构内获得出院后发生的感染，但不包括入院前已开始或者入院时已处于潜伏期的感染。医疗机构工作人员在医疗机构内获得的感染也属于医院感染。

（二）医院感染基本名词及术语

医源性感染（iatrogenic infection） 指在接受或从事医学服务中，因病原体传播引起的感染。

医院感染流行（epidemic healthcare – associated infection） 医疗机构或其科室患者中，在短时间内医院感染发病率显著超过常年发病率水平，各病例间呈现明显的时间和空间联系。

医院感染暴发（healthcare – associated infection outbreak） 在医疗机构或其科室患者中，短时间内发生 3 例以上（含 3 例）同种同源感染病例的现象。

气溶胶（aerosol） 悬浮于气体介质中的固态或液态微粒，其中粒径小于等于 $5\mu m$ 的微粒所形成的相对稳定的分散体系，可在空气中长时间悬浮达数小时。

飞沫（droplet） 悬浮于气体介质中的固态或液态微粒，其中粒径大于 $5\mu m$ 的微粒，在空气中悬浮时间较短。

器械使用相关感染（device – associated infection） 患者在使用某种器械 2 个日历日后（如经气管插管使用呼吸机、留置导尿管）至停止使用该种器械后 2 个日历日内出现的与该器械相关的感染；如果使用相关器械时间未超过 2 个日历日或停止使用该器械时间超过 2 个日历日后出现的相关感染，应有证据表明感染与该器械使用相关，使用该器械的当天为第一天。

呼吸机相关肺炎（ventilator – associated pneumonia，VAP） 建立人工气道（气管插管或气管切开）并接受机械通气后所发生的肺炎，包括发生肺炎 2 个日历日内曾经使用人工气道进行机械通气者。

中心静脉导管相关血流感染（central line associated – bloodstream infection） 患者在留置中心静脉导管后至拔出该导管后 2 个日历日内发生的原发性，且与其它部位存在的感染无关的血流感染。

导尿管相关尿路感染（catheter – associated urinary tract infection，CAUTI） 患者留置导尿管后至拔除导尿管后 2 个日历日内发生的与导尿管相关的尿路感染。

手术部位感染（surgical site infection，SSI） 患者在手术后一定时间段内发生在切口或手术深部器官或腔隙的感染，如切口感染、脑脓肿、腹膜炎等。

表浅切口感染（superficial incisionalinfection） 患者发生于手术后 30 日内，仅限于切口的皮肤和皮下组织的感染。

深部切口感染（deep incisional infection） 无植入物的手术于手术后 30 日内，有植入物（如人工心脏瓣膜、人造血管、机械心脏、人工关节等）的手术于手术后 90 日内，患者发生的与手术有关并涉及切口深部软组织（深筋膜和肌肉）的感染。

器官（或腔隙）感染（organ/space infection）　无植入物的手术于手术后 30 日内，有植入物（如人工心脏瓣膜、人造血管、机械心脏、人工关节等）的手术于手术后 90 日内，患者发生的与手术有关（除皮肤、皮下、深筋膜和肌肉以外）的器官或腔隙的感染。

正常菌群（normal flora）　是指正常寄居在人体内，对人体无害而有利的细菌群，是人体微生物群的重要构成部分。

菌群失调（dysbacteriosis）　是指在应用抗菌药物治疗感染性疾病等过程中，人体某部位寄居细菌的种群发生改变或各种群的数量比例发生大幅度变化，从而导致疾病。

原发性血流感染（primary bloodstream infection）　患者发生的与身体其他部位已经存在的感染无关的经血培养证实的血流感染。

继发性血流感染（secondary bloodstream infection）　患者发生的与身体其他部位已经存在的感染相关的经血培养证实的血流感染。

医院感染监测（healthcare-associated infection surveillance）　长期、系统、连续地收集并分析医院感染在一定人群中的发生、分布及其影响因素，同时将监测结果报送和反馈给有关部门和科室，为医院感染的预防、控制和管理提供科学依据。

清洁切口（Ⅰ类切口）（clean wound）　手术脏器为人体无菌部位，局部无炎症、无损伤，也不涉及呼吸道、消化道、泌尿生殖道等人体与外界相通的器官。手术部位无污染，通常无须预防用抗菌药物。如甲状腺大部切除术。

清洁-污染切口（Ⅱ类切口）（clean-contaminated wound）　手术部位存在大量人体寄殖菌群，手术时可能污染手术部位引致感染，故此类手术通常需预防用抗菌药物。如经口咽部手术、胆道手术、子宫全切除术、经直肠前列腺手术，以及开放性骨折或创伤手术等。

污染切口（Ⅲ类切口）（contaminated wound）　造成手术部位严重污染的手术，包括：手术涉及急性炎症但未化脓区域；胃肠道内容物有明显溢出污染；新鲜开放性创伤但未经及时扩创；无菌技术有明显缺陷如开胸心脏按压者。此类手术需预防用抗菌药物。

感染切口（Ⅳ类切口）（infected wound）　有失活组织的陈旧创伤手术切口；已有临床感染或脏器穿孔的手术切口。

标准预防（standard precaution）　基于患者的血液、体液、分泌物（不包括汗液）、非完整皮肤和黏膜均可能含有感染性因子的原则，针对医院所有患者和医务人员采取的一组预防感染措施。包括手卫生，根据预期可能的暴露选用手套、隔离衣、口罩、护目镜或防护面屏，以及安全注射；也包括穿戴合适的防护用品处理患者所在环境中污染的物品与医疗器械。

隔离（isolation）　采用各种方法与技术，防止病原体从患者及携带者传播给他人的措施。

空气传播（airborne transmission）　带有病原微生物的微粒子（小于等于 5μm）通过空气流动导致的疾病传播。

飞沫传播（droplet transmission）　带有病原微生物的飞沫核（大于 5μm），在空气中短距离（1m 以内）移动到易感人群的口、鼻黏膜或眼结膜等导致的传播。

接触传播（contact transmission）　通过手、媒介物直接或间接接触病原体导致的传播。

手卫生（hand hygiene）　为医务人员在从事职业活动过程中的洗手、卫生手消毒和外科手消毒的总称。

洗手 hand washing　医务人员用流动水和洗手液（肥皂）揉搓冲洗双手，去除手部皮肤污垢、碎屑和部分微生物的过程。

卫生手消毒（antiseptic hand rubbing）　医务人员用手消毒剂揉搓双手，以减少手部暂居菌的过程。

外科手消毒（surgical hand antisepsis）　外科手术前医务人员用流动水和洗手液揉搓冲洗双手、前臂至上臂下 1/3，再用手消毒剂清除或者杀灭手部、前臂至上臂下 1/3 暂居菌和减少常居菌的过程。

三、医院感染学研究内容

（一）医院感染病原体特征

引起医院感染的病原体可以是典型的致病菌，如结核分枝杆菌、志贺菌、肝炎病毒等，但更多的则是由条件致病菌引起，如金黄色葡萄球菌、肺炎克雷伯菌、大肠埃希菌、铜绿假单胞菌、念珠菌属、厌氧菌等。这些条件致病菌主要来源于机体的正常菌群和外环境。通常不致病，但对于住院患者特别是免疫力低下的患者可以引起严重的感染。其次，这些病原体具有对外环境特殊的适应性和较强的抵抗力，如铜绿假单胞菌，该菌广泛分布于医院的各种环境，尤其是医院潮湿的地方和物品，并且该菌对抗菌药物具有较高和较广的耐药性。最近几年，细菌的耐药性明显上升，由碳青霉烯耐药肠杆菌导致的医院感染暴发日益突出，由于是条件致病菌，在判断病原菌时要区别与感染无关的正常菌群，要区分是感染或定植，通常比较困难。2020 年由新型冠状病毒导致的医院感染，重启了人们对社区致病菌导致医院感染的高度重视。

（二）医院感染流行病学特征

医院感染的感染源分内源性感染和外源性感染，内源性感染（endogenous infection）指引起感染的病原体来源于患者本身的体表或体内的正常菌群，多为条件致病菌或由多种原因引起的菌群失调症等引起。内源性感染容易发生在免疫功能受限患者，内源性感染是通过病原菌在患者体内移位而实现，病原菌的移位，可以是黏膜屏障受损导致细菌的移位，如严重烧伤后细菌可通过肠道黏膜屏障移位体内；也可以是采用侵入性诊疗操作，把有菌部位的细菌带入到无菌部位；但一般免疫受损后潜伏的病原体激活增殖不属于医院感染，如结核、带状疱疹等。因此，内源性感染的病原菌通常是患者身体的正常菌群。外源性感染则是由其他患者或工作人员所携带的病原菌及医院环境中存在的病原菌引起，外源性感染的途径以接触传播多见，其中医务人员的手是主要的传播因素。

医院感染的易感人群，是住院患者中免疫功能受限、患有慢性基础疾病、使用大量广谱抗生素、接受免疫抑制剂、放化疗、接受侵入性操作者。医院感染的流行特征多为散发性，但有时可以出现流行和暴发。医院感染暴发时，可以是某种感染性疾病发病率的增加，也可以是某种病原体感染的发病率的增加。而社区发生的传染病的流行及暴发通常是由同种病原体引起的某一传染病发病率增加。

（三）医院感染的临床特点和实验室诊断方法

医院感染常常是在原发疾病的基础上发生的感染，临床症状比较复杂，感染症状不典型，检验的各项指标有时难以区分，如部分使用糖皮质激素治疗的患者发生感染时不表现为发热，心力衰竭肺水肿患者发生的院内获得性肺炎，其影像学难以辨识，发生切口感染时与切口液化愈合不良难以区分。其次在实验室诊断方法上需要不断推陈出新，在常规实验室检验不能明确感染灶或感染病原体时，需要采用新的实验室诊断方法，但需要对病原体的定植与感染进行区分。总之，研究和总结各种感染发生的可能病原体特点和临床特点，对正确判断是否为感染或医院感染至关重要。

（四）医院感染的各种预防控制措施的有效性

医院感染的各种预防控制措施是否有效，值得关注和研究，发布的各项规章制度需得到良好落实，同时应开展研究和评估，以明确这些预防控制措施的有效性。这些措施主要包括医院感染预防控制措施和医院感染治疗控制措施。医院感染预防控制措施的实施，是在通过对医院感染各环节的监测过程中得以了解医院中的感染发生率、传播途径、病原体特征和易感人群等，从而制定切实有效的控制措施，如对高感染发生率科室的管理制度、消毒隔离措施、易感人群保护措施等。实际上，部分医院感染管理制度，一些预防控制措施落实实施时，也是循序渐进呈现探索式的执行模式，如针对新型冠状病毒感染的防控措施，国家在短时间内发布了多个文件、制度及指南，一些预防控制措施在实际应用过程中被评估后得到更改和修正，体现了与时俱进的效果研究和评估。医院感染治疗控制措施的实施是当医院感染发生时，感染的病原体能否被及时诊断，以便临床正确使用抗生素，评估抗感染治疗的有效性。另外，对于抗感染措施的有效评估，还应重点着眼于因抗生素使用不当导致的不良反应，甚至滥用抗生素时，可能出现的耐药菌，导致患者的二重感染，严重的造成病区的耐药基因传递。

第二节　医院感染学发展的历程

18 世纪末，随着妇产院在欧洲的建立，产褥热成为人所共知的极其危险且无法控制的疾病，死亡率极高。1843 年霍姆斯（O. W. Holmes）向波士顿医学促进会提出：产褥热是一种传染性疾病，但并未引起医学界的重视。1847 年奥地利维也纳大学附属医院产科医生塞麦尔韦斯（Semmelweiss）发现产科医师负责接生的产褥热的发生率比助产士负责接生的产褥热的发生率高 9 倍。通过细致的调查发现，医生在做过尸体解剖后常不洗手就去检查和负责产妇分娩，导致病原体的传播，而助产士从不接触尸体解剖工作，故所致感染率低。在引入漂白粉洗手的措施后，产妇的死亡率明显降低，有效地预防了产褥热的传播。

1854—1856 年，近代护理学创始人英国的南丁格尔（F. Nightingale）在战地医院建立了医院管理制度，实行卫生清洗制度，并采取了对传染患者的隔离、病房通风、戴橡胶手套等感染防控措施，在 4 个月时间内使伤病员的病死率由 42% 降低到 2.7%，现代卫生管理事业由此开始萌芽。之后，法国微生物学家巴斯德（J. Pasteur）在显微镜下发现了微生物，并用加热消毒的方法使微生物的数量减少。同时，英国外科医生李斯特（J. Lister）在巴斯德的启发下阐明了细菌与感染的关系，认为伤口化脓是由于空气中的病原微生物通过手、医疗器械、敷料等进入伤口而引起的；并第一次提出了"消毒"的概念，提倡用苯酚消毒伤口、医护人员的手、医疗器械和敷料，用苯酚浸润的纱布覆盖伤口防止感染，并使用苯酚喷雾来杀灭空气中的病原微生物，使截肢手术的死亡率由 45.7% 下降至 15%，于 1867 年发表了著名的外科无菌操作技术的论文。此后，人们认识到，医院感染是医院环境中的病原微生物引起的，并可造成传播和流行，而最有效的办法就是严格执行无菌原则，做好消毒、灭菌工作。后来，医学家不断探寻新的消毒灭菌方法，高压蒸汽灭菌法应用于临床，现代消毒学的概念和方法逐步建立起来并不断发展，医院感染得到了较好的控制。1928 年，英国病理学家佛莱明（Fleming）发现了青霉素，1943 年青霉素在美国投入生产并应用于临床治疗感染性疾病，继青霉素之后多种抗菌药物也相继应用于临床抗感染治疗。抗菌药物的使用，使医院感染问题一度得到缓解。但人们在使用抗菌药物的过程中发现，经过较长时间的临床应用，抗菌药物的疗效会下降，细菌会逐渐对现有的抗菌药物产生耐药性，医院感染表现出由耐药菌株引发的特点。1949 年，在欧美国家首先出现了产青霉素酶的金黄色葡萄球菌对青霉素耐药的现象，后来该病原菌所致感染很快在世界上很多国家流行，手术后伤口感染率明显上升，医院感染的控制受到挑战。

1958 年，美国医院协会（American Hospital Association）建议医院成立感染管理委员会，提出了委员会的人员组成、职能和职责要求，并强调了预防住院患者与医务人员发生医院感染的重要性。1961

年，世界上第一届关于医院感染的国际会议在英国伦敦召开，会议探讨了医院感染发生的原因，制定了一系列防控感染的措施，使人们重视无菌技术，开始转向无菌技术与抗菌药物结合来防控医院感染。防控措施的实施，使耐甲氧西林金黄色葡萄球菌（MRSA）感染在20世纪60年代初期曾一度得到了有效控制。但接着金黄色葡萄球菌又表现出多重耐药性，临床应用的大多数抗生素再次对其失去了活性，抗感染治疗变得棘手。新抗菌药物的不断应用，使细菌耐药性不断变化和增强，医院感染的菌株也在不断发生变化，20世纪40年代以前医院感染中革兰阳性球菌占比较大，50年代革兰阳性球菌对青霉素和链霉素表现出耐药性，60年代革兰阴性杆菌在医院感染中所占的比例明显上升，70年代革兰阴性杆菌中的大肠埃希菌感染率已明显高于革兰阳性球菌，细菌变异和耐药问题使医院感染控制的难度越来越大。

1963年，美国医院感染学术会议召开，提出应用流行病学方法建立医院感染监测系统以及加强对医务人员感染防控知识和技能的培训。20世纪70年代，英国设立了全世界第一个感染控制护士岗位。1974年，美国成立了世界上第一个全国医院感染监控系统（NNIS），收集感染监测数据资料，分析研究医院感染的发病率、抗菌药物使用率、病原体及耐药谱、危险因素、易感人群等，有效地控制了医院感染，开创了医院感染控制研究的新纪元，自此，医院感染成为全世界医学界的研究课题。20世纪80年代，美国疾病预防与控制中心（CDC）编印了《医院内感染判定和分类准则》。1987年，国际医院感染控制联合会（IFIC）成立，我国医院感染控制学专业组成为其中一员。1990年，第二届国际医院感染管理学术会议在英国伦敦召开，研讨内容包括：医院感染造成的损失；医院感染控制的政策法规；细菌的耐药性；消毒与灭菌；分子生物学技术在医院感染调查研究中的应用；医务卫生学等问题，标志着医院感染已成为一门独立的学科体系。

1999年，世界卫生组织提出了"清洁卫生更安全"（clean care is safe care）的全球患者安全挑战，并将为加强医务人员手卫生而开展的全球运动"拯救生命：清洁双手"作为"清洁卫生更安全"的一个重要组成部分，并于每年5月5日组织全球年度宣传活动，倡导在正确的时候以正确的方式改善和维持医务人员的手卫生习惯，以帮助和减少可能威胁生命的感染在医疗机构内的传播，这标志着医院感染进入了新的发展时代。进入21世纪后，医院感染管理更是出现了突飞猛进的发展，国际上颁布了门类繁多的指南，以帮助指导医院感染管理工作。

一、我国医院感染体系发展历程

（一）医院感染管理组织的历史阶段及特点

1. 1986—1994年医院感染管理组织萌芽和起步阶段　1986年4月，卫生部与北京医科大学联合在北京召开全国重点医院"医院感染管理研讨会"并组织有关专家成立"医院感染监控研究协调小组"，组建由17家医院组成的全国医院感染监控网，负责全国医院感染控制工作的管理、协调、研究、监测与培训等工作，标志着中国医院感染控制从零散与自发的萌芽状态，发展到了组织管理的起步阶段。1988年11月，卫生部颁布《建立健全医院感染管理组织的暂行办法》中要求：300张床位以上的医院设立医院感染管理委员会；300张床位以下的医院设立医院感染管理小组，将设立医院感染管理组织纳入法律法规中。1989年11月，卫生部发布《关于实施"医院分级管理（试行草案）"的通知》，首次将医院感染预防与控制工作纳入医院分级评审标准，很大程度上提高了各级各类医疗机构对医院感染管理工作和医院感染管理专职人员的重视程度。

2. 1994—2003年医院感染管理组织全面启动和探索阶段　1994年卫生部颁布《医院感染管理规范（试行）》中强调做好医院感染管理工作，必须从组织落实，开展必要的监测，严格管理措施三个关键环节入手。为加强医院感染管理，有效预防和控制医院感染，保障医疗安全，提高医疗质量，2001年，卫生部相关专家制定并颁布了修订后的《医院感染管理规范（试行）》，指出300张床位以上的医院设立医院感染管理科；300 张床位以下的医院设立医院感染管理专职人员；对于医院感染管理专职人员的配备，1000 张床位以上的大型医院不得少于 5 人，500 张床位以上的医院不得少于 3 人，300 ~ 500 张床位的医院不得少于 2 人，300 张床位以下的医院不得少于 1 人；基层医疗机构必须指定专人兼职负责医院感染管理工作。此阶段全国越来越多的医院建立医院感染管理组织，卫生部出台的相关文件及一系列措施使更多的医务人员关注医院感染，相关理念逐渐深入人心，使得我国医院感染管理全面启动起来。

2001 年，卫生部全国医院感染监测网建立（挂靠在中南大学湘雅医院，由全国医院感染管理培训基地负责日常工作，这是一个全国性的医院感染和抗菌药物横断面使用情况的监测系统）每两年组织全国部分医院开展医院感染现患率及抗菌药物使用横断面调查，该监测系统主要反应的是各医疗机构横断面（1 天）的感染现患率，及抗菌药物断面使用情况，包括预防性、治疗性和治疗 + 预防性使用的抗菌药物，以及病原送检情况和抗菌药物耐药性变化。截至 2023 年已进行了 11 次全国范围内的医院感染现患率及抗菌药物使用情况调查。

3. 2003—2016 年医院感染管理组织快速发展阶段 2003 年，严重急性呼吸综合征（SARS）在全国甚至在全世界出现了大规模的暴发，据累计报告 SARS 临床诊断病例 5327 例，死亡 349 例；全球因 SARS 死亡人数 919 人，病死率接近 11%。面对突如其来的疫情，为切断传播途径，加强医院感染管理工作成为防止疫情扩散的重要手段。医院感染管理工作受到超乎寻常的重视，医院感染管理也被提到了前所未有的高度。在 SARS 事件中，医院感染管理专业人员对防控医务人员的 SARS 感染起到了重要作用，使各级卫生行政部门和医院管理者认识到医院感染管理的价值，越来越多的医务人员开始重视医院感染管理，以及越来越多的医院提高了对医院感染管理的认知，很多医院开始成立独立的医院感染管理部门，间接促进了医院感染管理组织体系的快速发展。

2006 年卫生部发布了《医院感染管理办法》，提出医院住院总床位数 100 张以上的医院应当设立医院感染管理委员会和独立的医院感染管理部门。住院床位总数在 100 张以下的医院应当指定分管医院感染管理工作的部门。2009 年全国横断面调查结果显示有 88.9% 的医院设立了医院感染管理科，本次调研结果显示 99.40% 的医院设立了医院感染管理科，反映了大部分医院都已建立了医院感染管理组织。

2010 年江苏省卫生厅印发《江苏省医院感染管理专职人员管理办法（试行）》为第一部地方性医院感染专职人员管理办法，从政策层面规定了医院感染科室设置、人员配备，以及医院感染专职人员的职责与管理、培训与考核、待遇与晋升等。该办法大大提升了医院感染管理专职人员的地位、肯定了医院感染管理工作的重要性，也为各地提供了宝贵的借鉴经验。2011 年湖南省也出台类似文件加强医院感染管理人员的管理。这一时期，我国的医院感染管理达到了世界先进水平，已经进入快速发展阶段。

4. 2016—2022 年医院感染管理组织高质量发展阶段 近几年，医院感染管理组织得到高质量发展，表现在人员素质大幅度提升，高学历人员的加入，大大加速了医院感染管理朝着更为精准的方向发展。国际交流、开展医院感染防控的科学研究数量增加，在国家自然科学基金的立项数量上也得到突破和提升，这一时期发表了大量国际高水平论文，也将我国医院感染管理水平推向国际。

（二）医院感染管理工作组织建设特点

1. 医院感染管理组织从无到有，发展壮大 自 1986 年"医院感染监控研究协调小组"及全国医院感染监控网的成立，随后 2 家医院成立了医院感染管理科，到目前几乎所有 100 张床位以上的医院都成立了独立的医院感染管理科。医院感染管理组织经历了从萌芽发展到祖国大地遍地开花的华丽巨变。这期间还经历了 1989 年"全国医院感染监控管理培训基地"的建立（挂靠中南大学湘雅医院）、1992 年"中华预防医学会医院感染控制分会"、1994 年"中国医院协会医院感染管理专业委员会"的成立，以及近十年成立的其他国家级、省级医院感染专业委员会和医院感染专业知识交流平台，标志着中国医院感染管理组织为我国医院感染管理人才队伍建设建立了"摇篮"及交流展示的"舞台"。另外，自 1994

年第一个省级医院感染质量控制中心——浙江省医院感染管理质量控制中心的成立，目前全国绝大多数省份省级医院感染质量控制中心，部分市州级医院感染管理质控中心也相继成立，2013 年在国家卫生计生委医院管理研究所医院感染管理质量控制中心成立了，标志着中国医院感染管理组织建设的新里程。中国医院感染管理组织从无到有，发展壮大，实现了类似中国经济飞速发展的"中国式跨越"。这一成绩在多次国内外交流大会上被国际同行所称赞。

2. 医院感染管理专职人员数量及素质大幅提升　医院感染管理专职人员是"软件"，也是医院感染管理的核心，医院感染人员的数量和素质是医院感染管理成功与否的关键。从医院感染管理组织发展的历史来看，医院感染管理专职人员数量有了大幅上升，从 1986 年参加北京中丹"医院内获得性感染培训班"的 36 位代表，到目前几大医院感染管理专业年会的数千人大会盛况可以看出，我国医院感染管理专职人员人数，呈现了暴发式增长。从 2016 年全国调查数据来看，尽管医院感染管理专职人员数量在增加，但每千病床专职人员人数仍是下降的，从 1995 年的 4.80，2005 年的 4.51，下降至 2015 年的 4.09，说明尽管医院感染管理专职人员数量大幅增加，但仍然跟不上医院床位数增加的幅度，导致了专职人员的相对不足，加上分布不平衡，少数医院的专职人员数量仍显绝对不足。2021 年国务院联防联控机制综发〔2021〕88 号《关于进一步加强医疗机构感控人员配备管理相关工作的通知》要求，在非定点医院（新型冠状病毒感染），原则上按照每 150～200 张实际使用病床（含口腔综合治疗台，下同）配备 1 名专职感控人员。100 张以下实际使用病床配备 2 名专职感控人员；100～500 张实际使用病床配备不少于 4 名专职感控人员；500 张以上实际使用病床，根据医疗机构类别，按照每增加 150～200 张实际使用病床增配 1 名专职感控人员。

二、国外医院感染管理体系

欧洲及美国医院感染管理体系发展相对较早，意识到医院感染给医疗保健机构带来的危害及经济负担，成立了专门的医院感染学科及相关管理部门。美国医疗保健质量促进部（Division of Healthcare Quality Promotion，DHQP）旨在保护患者和医护人员的健康，预防医院感染、微生物耐药、医疗相关不良事件及医疗差错。DHQP 由 3 个部门组成：流行病学与检验室（Epidemiology & Laboratory Branch）负责暴发及实验室调查，预防与评估室（Prevention and Evaluation Branch）负责发展及评价指南，医疗保健局（评价）及分支机构（Healthcare Outcomes Branch）负责监测与数据收集。美国医疗保健感染控制实践咨询委员会（Healthcare Infection Control Practices Advisory Committee，HICPAC）主要制订感染控制指南，指南通常由 3 个部分组成：第一部分提供建立指南的有关研究综述及其基本原理，第二部分为操作建议的总结，第三部分为实施建议。根据研究证据的强度，指南分为"推荐"执行、有"规则要求"时执行、"建议"执行及"尚未解决该问题" 4 个等级。美国医院流行病学会（Society for Healthcare Epidemiology of America，SHEA）成立于 1980 年，其宗旨是在医疗机构中促进高水平的医疗保健和医护人员安全；会员主要为医院流行病学专业人员（hospital epidemiologist）。感染控制专业人员协会（Association for Professionals in Infection Control，APIC）成立于 1972 年，当时称为"Association for Practitioners in Infection Control"，APIC 是一个涉及多学科、自愿参加的国际性学术组织，其目的是通过在医疗机构中的感染控制实践和流行病学的应用，影响、支持和改进医疗保健质量。会员主要为感控护士，也有感控医师、流行病学人员参与。

美国医院感染监测系统（The National Nosocomial Infection Surveillance System，NNIS）建立于 1970年，是对医院及患者数据保密的监测系统。其目标是了解美国医院感染的流行病学，建立用于比较感染率的标准，促进医院流行病学监测工作的开展。该系统的监测单元有全面综合性监测（hospital-wide surveillance）、外科患者监测（surgical patient surveillance）、高危新生儿监测（high risk nursery surveillance）、ICU 监测（intensive care unit surveillance）及抗微生物药物使用及其耐药性监测（antimicrobial use/resistance surveillance）。NNIS 主要监测医院重点科室，如重症监护室、高风险科室和手术患者。监测信息包括监测发生感染患者的人口统计学特征、感染及感染相关的危险因素、病原体及其抗菌药物药敏结果。同时收集了监测患者人群中危险因素相关数据，评估包括伤口类别在内的感染风险指数，作为手术后感染发生可能性的预测指标。NNIS 的主要目标是利用监视数据来制定和评估预防和控制医院感染的策略。1999 年 1 月起，NNIS 取消了全面性监测，其原因是全面监测花费大量的时间及资金，尤其在大型、高危患者集中的医院导致出现不准确、不适当的病例。更重要的是，由于没有调整危险因素，全面性监测获得的感染率不具有可比性。近年来，医院感染监测发展迅速，对监测数据分子分母做了标准化定义，选择合适的方法进行数据来源选择和收集。监测提供了重要的基线数据，可引入更多主动干预方案来进一步降低 HCAI 的发生率，如集束化概念。后来 NNIS 改为 NHSN（National Healthcare Safety Network，国家医疗保健安全网），患者安全监测内容除经典的医院感染外，还包括血液透析相关感染监测、临床抗菌药物使用、多重耐药菌感染等内容；医务人员安全监测主要包括血液体液暴露监测和流感监测等内容；长期护理机构感染监测与控制。

欧洲疾病预防控制中心（European Centre for Disease Prevention and Control，ECDC）在 1995 年创立了 Eurosurveillance 期刊，该期刊是一本经过同行评议的欧洲科学期刊，致力于感染性疾病的流行病学、监测、预防和控制，重点关注欧洲数据。ECDC 在 2010 年建立了医疗保健相关感染监测网（HAI - Net）。PROHIBIT（Prevention of Hospital Infections by Intervention and Training）调查是第一个欧洲感染预防和控制（IPC）调查，旨在描述欧洲各国实际在采用哪些 IPC 建议，并为决策者、医院管理者和医护人员提供有关 IPC 策略和实践差距方面的信息，以进一步改进医院感染预防工作。在欧洲，医院感染监测的目标、方法及反馈的作用各不相同，BSI、SSI 和 MRSA 相比肺炎、尿路感染等指标更受关注，尽管这些指标可能同样重要。为了最大限度地预防和控制欧洲的 HAI 和 MDRO，应通过针对相关 HCAI 和 MDRO、提供主动监测的方法来进一步改进监测。加强 MDRO 的主动监测和有效的防控措施，是遏制 MDRO 菌株进一步流行播散的关键环节。在门诊医疗环境中，应当重视筛查 MDRO 感染的高危人群，对高危人群进行 MDRO 主动筛查。对感染及定植患者进行隔离，通过加强环境消毒、阻断接触传播来减少 MDRO 在医疗护理机构内的传播。而对于病房医疗环境的管理，建议每天至少清洁和消毒一次 MDRO 阳性患者的房间，并尽可能使用专用的或一次性设备。对于接触过 MDRO 阳性患者的医务工作者和护工进行有效手卫生是遏制 MDRO 传播的关键措施，提高手卫生的依从性是重要的防控措施。在转移 MDRO 阳性患者后，应对房间及其内容物和浴室进行彻底清洁和消毒，包括隐私窗帘、床垫等。

第三节　医院感染管理与患者安全

随着医疗技术的发展，临床上侵入性操作越来越多、进入人体的诊疗器械愈加复杂和精密、临床血制品输入较多、医务人员的操作更加复杂。医院内病原微生物可以通过医疗环境、仪器、血制品、药物和医务工作者的手进行传播，导致医院感染的发生，严重威胁到患者安全。患者安全事关人民群众生命和健康，是医疗管理质量的核心，是健康服务的基本要求。一旦发生医院感染将会给医院和患者带来不同程度的损失，增加了社会经济负担、延长住院时间、加重患者基础疾病等。医院感染防控有利于防范医疗纠纷，提高医疗质量和保证医疗安全。

2004 年世界卫生组织组织创建了患者安全联盟。2007 年 11 月 27 日在北京举行了"全球患者安全倡议活动"启动仪式暨医院感染与患者安全研讨会，2008 年"全球患者安全倡议活动"中指出，发达国家现代化医院的住院患者中5%～10%的患者发生医院内获得感染，而发展中国家发生医院感染的危险是发达国家的2～20倍。如何降低医院感染发生率是医院感染管理工作的重要目标。为达到此目标，需采取各种医院感染防控措施，一方面可以更科学地预防与控制感染，另一方面为以最少的人力资源解决更具有意义的事。始终坚持以预防感染为中心，患者安全和医院感染管理两手抓两手硬，围绕感染源、感染途径与易感患者三个环节展开有效措施，关注细节并不断提升管理质量，才能取得最后的胜利。

（一）风险管理

美国风险管理专家 Willams 和 Heins 指出，风险管理是一种通过对风险的识别、衡量、评价和控制，运用最小的成本实现最大的安全保障效用的科学管理方法。目的是识别、分析、评价系统中或者与某项行为相关的潜在危险的持续管理过程，寻找并引入风险控制手段，消除或减少这些危险对人员、环境或其他资产的潜在伤害。风险管理研究可分为风险识别、风险评估、风险控制等3个方面。风险识别是风险管理的第一步，必须遵循完整性、系统性和重要性原则，使用既有信息，识别出风险。风险评估是在识别潜在危害后，对危害发生的概率和严重程度进行估计，并评估各种风险降低措施的过程。风险控制是在风险评估基础上，制定与风险降低措施有关策略并进行干预的过程，体现 PDCA 循环理念。

随着社会经济的发展和人们对生活质量要求的提高，卫生体制改革不断深入，医疗风险已经成为社会关注的重点。因此，实现有效的风险管理是保障患者安全，实现医疗机构自我监督的关键。医疗风险预警体系是医疗风险管理的关键组成部分，是实现风险评估的重要环节，为风险管理提供依据和路径。通过识别风险、评估风险和控制风险，降低医院感染发生率、减少医院感染聚集时间发生，从而降低患者和社会的经济负担。

（二）医院感染监测

医院感染监测是实施医院感染管理策略，开展医院感染防控的核心内容和基本手段。医院感染监测指标包含医院感染发病率、医院感染现患率、手卫生依从性监测、手术部位感染监测、细菌耐药性监测、抗菌药物使用监测、器械相关治疗监测等。国家卫健委已将医疗机构感染监测基本数据集作为行业标准发布，同时制定《医院感染监测基本数据集及质量控制指标集实施指南》并定期进行更新，强化医院感染监测数据集的建设。利用医院感染监测数据，既能全面了解医院感染管理控制质量水平的总体状态，也可以分析医院管理改善情况和发现医院感染管理的薄弱环节。针对医院感染薄弱点加强医院感染防控措施，从而保障患者安全。

（三）医院感染防控精细化管理

医院感染防控策略，针对不同病原体感染有不同的预防和控制措施，但是都离不开手卫生、主动监测与隔离防护、抗菌药物管理等措施。

通过分析日常监测数据和现场检查，发现风险点和流程缺陷等问题，如血透患者的血源性病原体感染、发热门诊呼吸道病原体传播的风险，依据医院感染管理相关的法律、法规、标准完善管理制度、流程和程序再造。从而可以改善医院感染防控策略，提高医院感染管理质量，保障患者安全。

夯实培训，通过日常培训和专项培训，明确医院感染防控需要做什么、怎么做、什么时间做等。制定明确可行的目标，以目标导向的方式进行持续改进，分解目标、限定期限、反馈绩效，以最终实现质量管理体系指标要求。

第四节　展望医院感染学的发展方向

一、医院感染学学科建设方向

（一）开设医院感染学专业，促进医院感染学形成独立的学科

当前我国尚未在全国医学院校设立医院感染管理专业，在本科生教育层面，未设立专门的医院感染管理教育课程，未确立统一的教育培训教材，仅少数学校在部分临床、护理专业开设了相关课程。在医疗机构内，也未成立独立的学科以及培养高学历人才的医院感染学教研室，当前部分开设医院感染控制专业的硕、博士点都基本挂靠在传染病专业。因此，医院感染管理人才一直需要从外引进，没有系统性全面培养专业人才，导致后备力量不足。医院感染管理专职人员在科学研究领域有一定欠缺，尽管近几年，部分教学医院做了医院感染相关研究，也发表了一些高质量的科研论文，但总体上，大的形势尚未改变，医院感染管理队伍中缺乏具有丰富临床经验及先进管理理念和科研分析能力的专业人才。目前，解决这些难题的方法主要还是通过继续教育培训和进修学习两种途径，而要根本解决这一难题还有很长的路要走。

医院感染学是一个交叉学科，又是一个新兴边缘学科，内容涉及临床诊断学、微生物学、流行病学、消毒学、卫生统计学等。国际上对医院感染管理有着高度的重视和认知，正逐步形成独立、系统的科学管理模式，医科院校内设有感染控制专业，能够授予感染控制专业博士学位，感染控制教育是医师、医学生、研修生的必修课程。近几年我国部分大学开设专门的相关课程，已经取得一定效果，在今后的医学教育中开设感染控制专业课程，通过全面、系统的培训，使得医学生在校期间就能掌握一定的医院感染管理知识，对以后医学生进入临床不管是否从事感染防控工作，都掌握医院感染预防与控制基本理论、基本知识与基本技能，能够更好地运用医院感染知识服务于自己的专科，确保医务人员自身与患者的安全。开设医院感染学专业的高层次学历教育，对于专业从事医院感染管理的高层次专职人员显得尤为重要，医院感染学科建设必须坚持以人为本的原则。

（二）提升医院感染管理人员专业知识及多学科合作能力

有组织开展医院感染管理30年来，我国的医院感染管理工作取得了很大的成就，随着绝大部分医院已开始设立独立的医院感染管理科，医院感染已经得到绝大多数医务人员的认知和重视。但医院感染管理工作是系统工程，涉及各专业领域的医务人员，大量工作需要感染管理部门进行协调。医院感染管理及有关标准规范对如何做好医院感染管理提出了具体的工作要求，如开展目标性监测、执行医院感染暴发调查等，均需要具有专业能力的专职人员，因此医疗机构须配置与其医院感染防控要求相适应的专职人员。

医院感染学是一门涉及多学科、多部门的新兴学科，所涉及的二级学科包括，如：内科、外科、妇产科、儿科、公卫、管理等。作为一名医院感染专职人员，需要既重业务，又抓管理，需掌握的相关知识十分广泛。目前专职人员原职业构成包括：临床各专科护士、感染病及其他临床各专科医师、公卫医师、临床微生物技术员等。对于某一医疗机构的医院感染管理科专职人员，可采取总体全面了解相关专业医院感染管理知识，重点掌握并精通数种相关业务，各专职人员间采取互补互通，讨论交流的模式建立一套行之有效的多学科感染管理体系。另外，包括医务、护理、后勤以及各临床科室也需要形成多学科合作的模式，在医院感染管理委员会的指导下，医院感染科的具体协调，共同开展医院感染管理工作，提升医院感染管理人员多学科合作能力。

二、医院感染研究发展方向

医院感染学是研究医院感染的发生、发展、控制和管理的一门学科，它的研究内容主要有：①研究医院感染病原体特征；②研究医院感染流行病学特征；③研究医院感染的临床特点和实验室诊断方法；④研究医院感染的各种预防控制措施的有效性。近年来，随着分子流行病学技术的发展、医院感染控制工作中计算机的应用、新型消毒剂的研制使用、新的抗菌药物和疫苗的开发与应用等，医院感染学研究取得了显著成绩。然而，在当前这种传染病肆虐、多重耐药菌增加、经典医院感染率居高不下的新形势下，对医院感染提出了新的挑战和要求。未来我们要以医院感染学研究内容为基础，以降低医院感染的发生为目的，积极适应新形势，全面推进医院感染学科发展。

（一）研究医院感染病原体特征

随着抗菌药物和免疫抑制剂的广泛使用，细菌的耐药性明显上升，由耐药菌导致的医院感染暴发日益突出。另外，由社区获得病原体如新型冠状病毒、流感病毒、诺如病毒等导致的医院感染，重启了人们对社区致病菌导致医院感染的高度重视。只有了解医院感染病原体的特征，才能更好地预防医院感染的发生。

1. 医院感染病原体的分子流行病学研究　运用基因多态性分析技术研究医院感染病原体的分子生物学特征，使人们对医院感染的发生、发展规律及机制有更深刻、准确的理解，为后续病原体致病机制和耐药机制研究打下坚实基础。

2. 医院感染病原体致病机制研究　分子生物学技术为病原体的致病机制研究提供了工具，了解各医院感染病原体的致病机制，可为感染预防和治疗新方法的开发提供重要的理论依据。

3. 医院感染病原体耐药机制研究　耐药性的产生是一个多途径的过程，对其机制的研究将有助于人们从多个渠道逆转耐药，更好地服务于临床，并以此为依据开发各种新药。

4. 常见病原体医院感染危险因素研究　运用前瞻性和回顾性的调查方法研究医院感染发生的危险因素，明确了各种医院感染发生的危险因素，便能对症施策，积极消除危险因素，杜绝医院感染的发生。

（二）研究医院感染发生环节的阻断要素

医院感染的流行要有传染源、传播途径和易感人群三个环节，对其中任一环节的阻断，将会有效防止医院感染的发生。

1. 高效消杀产品的研究　医院感染病原体大多对外环境有特殊的适应性和较强的抵抗力，广泛分布于医院的各种环境。研发高效、无毒、环保能有效杀灭含芽孢在内的微生物的消杀产品可阻断病原体的传播。

2. 医院环境卫生学监测　空气监测、物体表面监测、医护人员手监测、灭菌后物品监测、使用中的消毒剂及灭菌剂监测，医院环境卫生学监测是评价消毒效果的手段，开展有目的、有针对性、有指导性的监测是预防医院感染，防止传染病传播的重要措施。

3. 新型抗微生物药物的研发　耐药菌感染给患者带来了很大的痛苦和经济负担，延长了住院时间，消耗了社会医疗资源，我们除了加强对抗菌药物的管理，避免耐药菌的产生之外，还应加快新型抗微生物药物的研发，为感染患者提供有效的治疗。

4. 新型疫苗的研发　利用现代生物信息学技术，开展医院感染病原体疫苗构建与免疫效果研究，加快新型疫苗研发，为易感人群接种特定疫苗来预防感染的发生。

（三）研究医院感染的临床特点和实验室诊断方法

医院感染常常是在原发疾病的基础上发生的感染，临床症状比较复杂，感染临床症状不典型，有时病原体的定植与感染较难区分。因此，研究和总结各种感染发生的可能病原体特点和临床特点，对正确判断是否为感染或医院感染至关重要。

1. 研发医院感染病原体快速诊断方法　快速明确感染病原体，有利于早期针对病原体展开治疗，避免抗菌药物的滥用，提高治疗效果。

2. 主动筛查　有些病原体的定植是后续发生感染的高危因素，对高危人群开展主动筛查，早期发现定植患者，对其进行干预，预防和降低感染的发生。

（四）研究医院感染各种预防控制措施的有效性

医院感染的预防与控制是保证医疗安全和提高医疗质量的重要内容。医院感染预防控制措施主要包括医院感染预防措施和医院感染控制措施。医院感染的各种预防控制措施是否有效，值得关注和研究。

1. 医院感染监测　医院感染监测是医院感染控制的基础，为医院感染管理提供科学依据，通过监测了解医院中的感染发生率、传播途径、病原体特征和易感人群等，从而制定切实有效的控制措施。

2. 重点部门医院感染控制措施的研究　在 ICU、手术室、新生儿病房、感染病科、导管室、血透室开展危险性评估，探讨环境不良因素、患者基础性疾病、医生业务技巧、护理缺陷、医疗设备状况等因素对医院感染发生的影响，通过客观评价和临床验证建立重点部门医院感染预防和控制技术指南。

3. 抗菌药物科学化管理　抗菌药物是治疗感染的有效措施，然而，抗菌药物的滥用和不合理使用，可导致耐药菌的产生和患者的二重感染，因此应规范临床抗菌药物的使用，加强对抗菌药物的管理，延缓耐药菌的产生。

⊕ **知识链接**

医院感染上报机制

发生下列情况：①5 例以上医院感染暴发；②由于医院感染暴发直接导致患者死亡；③由于医院感染暴发导致 3 人以上人身损害后果。应于 12 小时内向所在地的县级地方人民政府卫生行政部门报告，并同时向所在地疾病预防控制机构报告。所在地的县级地方人民政府卫生行政部门确认后，应当于 24 小时内逐级上报至省级人民政府卫生行政部门。省级人民政府卫生行政部门审核后，应当在 24 小时内上报至国家卫生行政部门。

发生下列情况：①10 例以上的医院感染暴发事件；②发生特殊病原体或者新发病原体的医院感染；③可能造成重大公共影响或者严重后果的医院感染。应按照《国家突发公共卫生事件相关信息报告管理工作规范（试行）》的要求进行报告。

目标检测

答案解析

一、单选题

1. 医院感染暴发是指在医疗机构或其科室患者中，短时间内发生（　　）同种同源感染病历的现象

　　A. 2 例以上　　　　　　　　　　　　　B. 3 例以上

　　C. 4 例以上　　　　　　　　　　　　　D. 5 例以上

2. 医院感染的感染源可分为内源性感染和外源性感染，内源性感染的病原体来自于（　　）

　　A. 患者本身的体表或体内的正常菌群　　　B. 医院环境中存在的病原菌

C. 其他患者所携带的病原菌　　　　　D. 医院工作人员携带的病原菌

3. 外源性感染的常见途径是（　　）

　　A. 血源传播　　　　　　　　　　　B. 消化道传播

　　C. 接触传播　　　　　　　　　　　D. 性传播

4. 风险管理研究可分为哪三个方面（　　）

　　A. 风险识别、风险评估、风险控制　　B. 风险识别、风险衡量、风险控制

　　C. 风险衡量、风险评估、风险控制　　D. 风险识别、风险评价、风险管理

5. 下列属于清洁 – 污染切口的是（　　）

　　A. 甲状腺腺瘤切除术　　　　　　　B. 经口咽部手术

　　C. 乳腺癌根治术　　　　　　　　　D. 胃大部切除术

二、多选题

1. 医院感染包括（　　）

　　A. 住院期间发生的感染　　　　　　B. 在医疗机构内获得出院后发生的感染

　　C. 入院前所发生的感染　　　　　　D. 医疗工作人员在医疗机构内获得的感染

2. 医院感染学研究内容有（　　）

　　A. 医院感染病原体特征　　　　　　B. 医院感染流行病学特征

　　C. 医院感染的临床特点和实验室诊断方法　　D. 医院感染的各种预防控制措施的有效性

3. 医院感染监测指标包括（　　）

　　A. 医院感染发病率　　　　　　　　B. 细菌耐药性监测

　　C. 手卫生依从性监测　　　　　　　D. 器械治疗监测

4. 医院感染的易患人群有（　　）

　　A. 患有慢性基础疾病的患者　　　　B. 接受免疫抑制剂治疗的患者

　　C. 使用大量广谱抗生素的患者　　　D. 接受侵入性操作者

5. 器械使用相关感染包括（　　）

　　A. 停用呼吸机机械通气 4 日后出现的肺炎

　　B. 经气管插管机械通气患者 48 小时内出现的肺炎

　　C. 留置中央导管后 24 小时内发生的血流感染

　　D. 留置中央导管 36 小时候发生的血流感染

书网融合……

本章小结　　　　　　微课　　　　　　题库

第二章 医院感染诊断

微课
PPT

学习目标

1. **掌握** 医院感染诊断原则，包括判断原则、判定依据及排除依据。
2. **熟悉** 医院感染诊断步骤，医院感染分类。
3. **了解** 区分感染与非感染的综合判定指标。
4. **学会** 医院感染病例分析方法，强化医院感染病例判定能力。

案例引导

案例 一老年患者因糖尿病肾病所致尿毒症长期行血液透析治疗，1个月前发现手臂造瘘处肿胀并加重，无法行血透治疗，行右侧股静脉中心静脉导管置入。近几日出现发热，血培养与导管尖端培养均示：金黄色葡萄球菌（对苯唑西林敏感）。

讨论 请给出此病例中医院感染的诊断，并分析该患者发生医院感染的危险因素，以及对于此类患者如何进行医院感染防控。

分析 该患者诊断为导管相关性血流感染（金黄色葡萄球菌）。该患者发生医院感染的危险因素有：

（1）糖尿病患者血管条件差，无法建立动静脉内瘘或内瘘成熟周期长、易闭塞、易感染，导致长期透析导管成为糖尿病肾病患者常用的血液透析通路。

（2）导管相关感染的影响因素。①置管部位：下肢外周静脉穿刺点发生感染的危险高于上肢血管，股静脉导管的感染和并发症发生率远高于颈内和锁骨下静脉。②导管材料：革兰阳性菌如葡萄球菌对聚氯乙烯、聚乙烯或硅胶导管亲和力高。③操作的熟练程度与感染的关系：置管困难、体表定位盲穿、操作者技能生疏、操作时间过长等均可增加导管穿刺点局部和 CRBSI 的发生率。

（3）此患者年龄大，合并糖尿病、高血压、慢性肾功能不全等多种慢性疾病，抵抗力下降。对于此类患者医院感染防控特点：①选择最佳置管部位，首选锁骨下静脉。②尽可能选择聚四氟乙烯、聚氨基甲酸乙酯材质的导管及单腔导管。③制订中心静脉导管操作手册，由经过培训的医师完成操作，严格执行无菌操作，操作环境要保持清洁。④选择透明的、半渗透性的贴膜，具有一定的防水功能。⑤在病情许可的情况下，应尽量缩短导管留置时间。

医院感染诊断是医院感染病例监测的基础工具，也是医院感染预防与控制效果评价的关键，我国目前沿用的医院感染诊断标准为 2001 年卫生部颁布的诊断标准。该标准主要源自当时美国 CDC 的医院感染病例判定标准，多年来在我国医院感染监测中发挥了不可或缺的重要作用。二十多年过去，随着临床医学与相关学科的发展，感染性疾病的诊断技术与手段也有明显的进步，基于此国家卫生健康标准委员会医院感染控制标准专业委员会组织有关专家已经完成医院感染病例判定标准的编写。医院感染病例诊断主要服务于医院感染监测，是监测定义，而不是临床诊断标准。判定为医院感染的病例，必定是存在感染的病例，然后由医院感染专业人员或医院流行病学家根据有关标准确定它是否为医院感染病例，这个标准就是医院感染病例判定标准。

第一节　医院感染诊断原则、步骤与标准

一、医院感染诊断原则

（一）诊断原则

（1）住院患者及医疗机构工作人员在医院内获得的感染判定为医院感染，门急诊患者在院时间未超过 2 个日历日，在接受和从事医学服务中，因病原体传播引起的感染判定为医源性感染。

（2）符合不同部位医院感染判定标准的感染，如手术部位感染、导尿管相关尿路感染、中心静脉导管相关血流感染、呼吸机相关肺炎等。

（3）医院感染的判定应依据临床表现、流行病学、影像学和实验室检查结果及其他临床资料综合判断。

（4）判定为医院感染时应排除非感染性疾病引起的相应症状、体征、影像学改变和实验室结果。

（5）判定为医院感染时应排除入院时已经存在的感染和入院时已经处于潜伏期的感染。

（6）判定为医院感染时应注意医院感染可以在医疗机构内出现临床表现，也可以在出院后出现临床表现。

（7）判定为医院感染时宜明确感染的病原体，判定病原体时应排除污染或定植菌。

（8）临床医师及医院感染防控人员应互相配合，及时判定医院感染病例。临床医师负责收集和提供感染的症状、体征和检验检查等诊断依据，感染防控人员负责沟通和明确医院感染判定。

（二）诊断依据

（1）患者出现下列情况应判定为医院感染：①有明确潜伏期的感染，入院起至发病时的时间超过其平均潜伏期的感染。②无明确潜伏期的感染，入院 2 个日历日以后发生的感染。③本次感染直接与上次住院有关。在原有感染部位的基础上出现新的部位感染（应排除脓毒血症的迁徙病灶及原有感染的并发症）。④新生儿在医院内经产道或胎盘获得的感染需根据感染时间来判断，新生儿发生在住院 2 个日历日以后的感染判定为医院感染。⑤符合不同部位医院感染判定标准的感染。

（2）医院工作人员在医疗机构内因工作获得的感染应判定为医院感染。

（三）排除依据

（1）入院时已经存在感染的自然扩散，除非病原体或临床表现强烈提示发生了新的感染。

（2）感染后 14 天为重复感染时间窗（repeat infection timeframe，RIT），在重复感染时间窗内同类型（相同部位的相同病原体或相同部位的不同病原体）的再次感染不列为新的感染。

（3）皮肤粘膜开放性伤口只有细菌定植而无炎症表现。

（4）由于创伤或非生物性因子刺激而产生的炎症表现。

（5）新生儿经产道或胎盘获得的感染（如单纯疱疹病毒、风疹病毒、巨细胞病毒、梅毒螺旋体、弓形虫等感染）并在出生后 2 个日历日内出现临床表现等证据，不判定为医院感染。

（6）以下病原体导致的感染，鉴于潜伏期长且多为社区获得性感染一般不判定为医院感染：芽生菌、组织胞浆菌、球孢子菌、副球孢子菌、隐球菌、肺孢子菌。除非强烈提示由该病原体导致的医院感染。

（7）潜伏感染的激活，如由于机体免疫功能降低所致潜伏感染病原体激活所致的水痘 - 带状疱疹感染、单纯疱疹病毒感染、结核等。

二、医院感染诊断步骤

（一）医院感染判定流程

1. 第一步确定是否感染　在判断医院感染前首先需要明确感染的诊断，通常医院感染或社区感染的判定主要由医院感染管理专职人员来执行，但感染的临床诊断必须由临床医师做出。绝大多数情况下感染诊断可以确定，但也有难以诊断的情况。要确定是否为感染，不能简单地认为发热、血象和炎性指标升高就是感染，要与结缔组织病、肿瘤、血液病等可以导致的疾病进行鉴别；患者出现咳嗽、肺部影像学改变要与心力衰竭、慢性肺部疾病等进行鉴别。因此，在诊断感染的同时要明确感染类型和感染部位。非感染专业的临床医生在诊断感染时有难以把握的情况，医院感染管理专职人员也存在难以判断感染的情况，因此，判断是否为感染时可与临床医生进行讨论或召开大会诊进行讨论。

2. 第二步确定是否为医院感染　在临床医生明确感染诊断后，后续可进行区分医院感染和社区感染，尽管这是医院感染专职人员的日常工作，但判定是否为医院感染病例，临床医师、医院感染监控护士以及医院流行病学专家均可判断，这种判定为是否医院感染的行为只服务于医院感染监测，这个标准就是医院感染病例判定标准，而且判定为医院感染病例并不是对该病例抗感染治疗与处置的前提。这个前提是临床诊断，临床诊断依据的是不同感染的诊断标准。

（1）入院至发病的时间为潜伏期。关于潜伏期，对于患者而言，有明确潜伏期的感染（入院起至发病时的时间超过其平均潜伏期的感染）与无明确潜伏期的感染（入院第 3 个日历日及以后发生的感染）都可以判定为医院感染。

（2）判定医院感染时，应注意医院感染可以在医院内出现临床表现，也可以在出院后出现临床表现。这一条提示医院感染既可以在医疗机构内出现临床表现，也可以在出医疗机构后出现临床表现，不能忽视出院后发生的感染仍可能是医院感染。

（3）住院的因素。本次感染直接与上次住院有关，而上次住院期间可能进行了手术、相关操作，即便没有操作但与上次的住院的这一因素有关，可以判定为医院感染。门急诊患者未住院，但因医疗活动等导致的感染判定为医源性感染。

（4）临床表现及实验室检查。医院感染的判定应依据临床表现、流行病学、影像学和实验室检查结果及其他临床资料综合判断。

（5）病原体培养、特异性抗体、影像学。判定为医院感染时宜明确感染的病原体，判定病原体时应排除污染或定植菌。强调两点，既要重视医院感染病原学的诊断，又要在判定病原体时排除污染和定植的情况，合理评估和应用病原学检查结果。

（6）潜在性感染的病原体。在患者入院时已经潜伏的患者体内，由于各种原因导致机体免疫功能降低时这些潜伏的病原体再度活跃并造成感染，这种感染不是在医院内获得的，故应排除在医院感染之外。

（7）对于医务人员在医院工作期间获得的感染，强调其因执业而获得，主要是为了区别尽管获得感染发生在医院工作期间，但实际获得感染是在医院外获得的情况，后者属于社区感染不是医院感染。

3. 医院感染诊断注意事项

（1）区别感染与非感染　对于有典型感染临床表现，来自无菌部位培养有明确病原学支持，抗菌药物治疗显著有效的感染性疾病可以明确判断。在缺乏明确病原学支持，常规抗菌药物经验治疗不佳的情况下，正确区分感染与非感染对疾病的诊疗具有重要意义。部分感染与非感染性疾病之间存在着一些共同的临床特点，如炎症病理性特征，C 反应蛋白（CRP）、血沉（ESR）检验指标升高等。发热是最常见的炎症症状，引起发热的原因除感染外还包括：非感染性炎症性疾病、肿瘤性疾病、其他疾病（肉芽肿性疾病、药物、栓塞性静脉炎、溶血发作、隐匿性血肿、周期热、伪装热等），因此区别两者较为复杂，应系统进行排查，形成完善的临床思维。首先详细进行病史采集，针对重点线索追溯，例如发热，有无诱因，是否为持续性，热程长短，热型，有哪些伴随症状等，某些主要症状之外的伴随症状可能为诊断提供重要线索；接下来进行细致有重点的体格检查，表现较为单一的情况更要仔细，以免遗漏，出现多系统损害时，要注意区分是否是风湿免疫性疾病、肿瘤或播散性感染的全身性表现，某些特异性的体征可能成为诊断的关键；之后根据病史及体查完善相关辅助检查，血常规、CRP、ESR虽然对区分感染与非感染不具有特异性，但偏离正常范围程度越大，对病因诊断的提示作用亦越大，降钙素原（PCT）是反映细菌感染较为特异的指标，其指标的高低提示感染的严重程度并可监测治疗效果。目前仍没有单一能直接区分感染与非感染的指标，需要通过病史、体查、辅助检查进行综合判断。

（2）区别感染与定植　一些长期或反复住院的患者标本中常可以多次培养出微生物，但患者无任何感染症状，这种情况下并非是感染，而可能是细菌定植。各种微生物（细菌）经常从不同环境到达人体，并能在一定部位定居和不断生长，繁殖后代，这种现象通常称为"细菌定植"。病原微生物侵入宿主体内并引起病理变化称为"感染"，感染需要立即进行抗感染治疗，而定植一般不需要抗菌药物治疗，若将定植判定为感染进行治疗，尤其是使用广谱抗菌药物，结果是临床症状无改善，却诱导细菌耐药性产生或导致二重感染。区别感染与定植的关键为是否具有临床感染症状与体征，结合辅助检查可进一步确定，如CRP与PCT是否增高，痰涂片中白细胞数量，是否直接观察到白细胞吞噬病原体现象，尿液菌落计数，中性静脉导管血与外周血菌落计数，导管血培养结果与外周血培养的一致性等。虽然多数定植菌对机体无害，但随着机体免疫功能的变化，定植菌可成为致病菌而导致感染，因此临床也要做好对定植菌的监测，并且对发现的多重耐药菌不论是定植或感染，都应做好手卫生及接触隔离措施。

（3）区别感染与污染　标本采集时分为无菌部位与有菌部位，一般认为无菌部位培养的结果具有临床意义，有菌部位标本的阳性结果应注意是否有污染可能。常见易被污染的部位包括：①尿液，容易被前尿道或会阴部微生物污染。②血液，常被静脉穿刺部位的共生菌污染。③子宫内膜，可能被无关的引导杂菌污染。④瘘管，可能存在来自胃肠的微生物。⑤中耳，在使用耳刷采集标本时可能被外耳道的细菌污染。⑥鼻窦，可能存在鼻咽部的细菌污染。⑦皮下感染和表浅的伤口，易被皮肤和黏膜上的细菌污染。部分常居菌也可造成创伤部位感染，确定常居菌是否为创伤感染的病原菌时，要注意该菌是否在数量上占优势，目前临床上区分主要看细菌向活组织深部侵入程度及每克组织含细菌量是否达到一定域值，一般认为每克组织内细菌数量在$10^5 \sim 10^6$个以上时即可造成伤口感染。另外还有部分因为不正确操作造成标本污染的情况，如直接留取患者尿袋中尿液送检尿培养，使用被污染或不密封的容器盛装标本等。如针对污染菌进行治疗可导致无效治疗，增加细菌耐药压力，或方向错误导致治疗延误或失败。为避免标本的污染，应按照每个部位病原学培养规范严格无菌操作，在怀疑标本污染时，有条件应再次送检培养，并更换采集人员防止习惯性动作造成污染。

（4）正确送检标本　标本采集与送检的基本原则为：①标本采集应选取能代表病情发展过程的部位，避免常居菌群可能造成的污染。②选择正确解剖部位，以适当的技术、方法和设备采集标本。厌氧培养标本须选择合适部位，首选组织活检或用注射器吸取穿刺液，拭子采集的标本不是适合的厌氧培养标本。③采集足够量的标本，样本量不足可能会产生假阴性结果。④标本应标注患者详细信息、标本来源、采集时间等。⑤标本室温保存，不要冷藏，禁止冷藏脊髓液、生殖道、眼部、内耳道标本。⑥所有标本都必须立即送检，最好在2小时之内，对环境敏感的微生物如志贺菌、淋病奈瑟菌、脑膜炎奈瑟菌和流感嗜血杆菌（对低温敏感）应立即处理，量少的标本应在采集后15~30分钟内送检。细菌学检查标本存放一般不超过24小时，病毒检查标本4℃可存放2~3天。

规范采集并及时送检标本是诊断感染性疾病并指导临床合理抗感染治疗的前提。标本采集、运送过程需遵循无菌原则，采集过程中必须穿着工作服、佩戴手套，使用无菌密封容器保存标本，防止标本污染及泄露，对于渗漏和不合理的标本微生物室应拒收或退回，并将不合格原因反馈医生，要求重新采集。

三、各部位医院感染诊断标准

各部位医院感染诊断标准依据国家最新颁布的《医院感染诊断标准》要求医院感染按临床诊断报告，做出病原学诊断。

第二节　医院感染分类

医院感染有多种分类方法，按照感染的部位可分为呼吸道感染、泌尿系感染等；按照致病病原体可分为细菌感染、真菌感染、病毒感染等；按照病原体来源可分为内源性感染及外源性感染。

一、按感染部位分类

医院感染可以发生在全身各器官、各部位，根据其分布在人体的部位的不同，可分为呼吸道感染、泌尿系感染、血流感染、皮肤软组织感染、中枢神经系统感染、消化道感染、生殖道感染、骨关节感染、心血管系统感染、手术部位感染、眼/耳/鼻/喉/口腔感染、全身感染。其中呼吸道感染是医院各部位感染中占比最多的部位，常见于慢性病患者、机体免疫低下及受抑制患者、重症患者行气管插管及气管切开等。其他部位感染也存在某些易患人群：如泌尿系感染多发生在长期留置有导尿管的患者；皮肤软组织感染多发生在进行造瘘、留置各种引流管的患者的伤口附近。

二、按致病病原体分类

医院感染可由不同病原体导致，根据其所致感染的病原体不同，可分为细菌感染、病毒感染、真菌感染、支原体感染、衣原体感染及原虫感染等，其中细菌感染最常见，其次为真菌、病毒。每一类感染又可根据病原体的具体名称分类。

（1）细菌感染　常见细菌感染的病原菌包括革兰阳性菌和革兰阴性菌，引起医院感染的常以革兰阴性杆菌为主；革兰阳性菌如链球菌和金黄色葡萄球菌等；革兰阴性菌如大肠埃希菌、铜绿假单胞菌、肠杆菌和肺炎克雷伯菌等。

（2）病毒感染　常见的病毒感染包括新型冠状病毒、呼吸道合胞病毒、流感病毒 A 和 B、副流感病毒 1 至 3、柯萨奇病毒、腺病毒、轮状病毒、肝炎病毒等。其中呼吸道合胞病毒是最常见的，且该病毒存在季节性流行趋势，常在儿童病房传播。而进行血液透析、输血、手术等患者接触到污染的体液及器械可致病毒感染，如肝炎病毒。

（3）真菌感染　常见真菌感染有假丝酵母菌、热带念珠菌、光滑念珠菌、曲霉菌等，多发生在免疫力低下以及长期使用广谱抗生素的人群。

（4）分枝杆菌　包括结核分枝杆菌、非结核分枝杆菌。

（5）其他病原体　军团菌、支原体、衣原体及原虫感染。

三、按病原体来源分类

医院感染的病原体根据其来源的不同可分为内源性感染与外源性感染。

1. 内源性医院感染（endogenous nosocomial infection）　也称自身医院感染（autogenous nosocomial infection），是指在医院内由于各种原因所致患者其本身固有病原体侵袭而发生的感染。这些来自患者自身的体内或体表，大多数为在人体定植和（或）寄生的正常菌群，或称固有细菌，对健康人群一般不致病；在一定条件下当它们与人体之间的平衡被打破时，其可通过移位或活动造成内源性感染。常见的情况有：

（1）菌群寄居部位改变　指细菌离开正常寄居部位进入其他组织器官，例如大肠埃希菌离开肠道进入泌尿道可至膀胱炎、肾盂肾炎等；或患者在进行手术时通过切口进入腹腔、血液可至腹膜炎、败血症等。

（2）全身和（或）局部免疫功能下降　患者先天免疫功能不全或后天免疫受损，如糖尿病、肝硬化、应用大剂量肾上腺皮质激素、化疗、免疫治疗、脾切除术后、烧伤或手术等所致皮肤黏膜保护屏障受损等，可造成全身性免疫功能降低的药物，一些正常菌群亦可引起严重的自身感染，有的甚至导致败血症而死亡；例如艾滋病患者、化疗中的肿瘤患者等出现卡式肺孢子菌肺炎。

（3）菌群失调　是机体某个部位正常菌群中各菌群间的比例发生较大幅度变化、其占比超出正常范围的现象，称为菌群失调，常常是由于抗生素不合理使用所致，大量和（或）长期的抗生素使用，可抑制或杀灭大多数敏感菌及正常细菌，而某些耐药菌则因不被抑制而出现大量繁殖，导致其与本来的菌群比例出现失调；例如长期使用抗生素后，肠道菌群失调引起艰难梭菌相关性腹泻等。

（4）二重感染　即在抗菌药物治疗原有感染性疾病的过程中出现的一种新感染，常发生在长期应用广谱抗生素后，体内正常菌群因受到不同程度的抑菌作用而发生平衡上的变化，未被抑制的菌群或外来耐药菌乘机大量繁殖而致疾病发生发展。引起二重感染的病原菌以金黄色葡萄球菌、革兰阴性杆菌和白念球菌等为多见，临床表现为消化道感染（鹅口疮、肠炎等）、肺炎、尿路感染或败血症等。

2. 外源性医院感染（exogenous nosocomial infection）　也称交叉感染（cross infection）是指患者遭受医院内非本人自身存在的各种病原体侵袭而发生的感染，病原体来自患者身体以外的地方，如其他患者、医院外环境等。包括从患者到患者、从患者到医院职工和从医院职工到患者的直接感染，或通过医疗器械、污染的环境等对人体的间接感染。其中直接感染中作为传染源的患者不仅指明确有感染诊断的患者，也包括携带者，此类患者多不产生明显临床症状故诊断不明，也有些为传染性疾病恢复期，但仍可继续排菌，因其无明显临床症状，故不易被人们察觉，危害程度甚至可超过确诊患者。如脑膜炎球菌、白喉杆菌等可有健康带菌者，伤寒杆菌、痢疾杆菌等可有恢复期带菌者。其他直接感染如同病房的带菌者及感染患者经相应的传播途径传播至其他患者，尤其以空气传播为主的病原体所致疾病常见。间接感染如经由输血所致肝炎、梅毒、艾滋病，经由输液制品在生产及使用过程中存在微生物污染后输注至患者所致。

⊕ 知识链接

医院感染分级管理制度

　　医院感染分级管理制度是指导和规范医疗机构建立层级合理、专兼结合、分工明确、运转高效的感控分级管理组织体系，并有效开展感控工作的规范性要求。

　　感控分级管理组织体系的各层级主体包括：医院感控委员会、感控管理部门、临床与医技科室感控管理小组，以及感控专（兼）职人员等。

感控涉及的相关职能部门包括但不限于医务、药学、护理、信息、总务后勤、医学装备、质量控制，以及教学科研等管理部门；涉及的临床与医技科室包括全部临床学科、专业，并覆盖各学科、专业所设立的门（急）诊、病区和检查治疗区域等。

感控组织体系的管理层级与责任主体。管理层级有"医疗机构、感控管理部门和临床科室"三级管理和"医疗机构、临床科室"二级管理两种基本模式，后者主要适用于依规定可不设置独立感控管理部门的医疗机构。采用二级管理模式的医疗机构应当设置专（兼）职感控管理岗位。

目标检测

答案解析

一、单选题

1. 以下关于医院感染诊断原则说法正确的是（　　）

A. 住院患者及医疗机构工作人员在医疗机构内获得的感染称为医院感染

B. 医院感染只需要通过细菌培养与药敏试验就可以判定

C. 只要是在医院里面发现的感染都归为医院感染

D. 在医疗机构以外出现临床表现的感染不是医院感染

2. 以下关于医院感染诊断依据说法错误的是（　　）

A. 有明确潜伏期的感染，入院起至发病时的时间超过其平均潜伏期的感染

B. 无明确潜伏期的感染，入院第3个日历日及以后发生的感染

C. 本次感染直接与上次住院有关

D. 新生儿发生在入院第2个日历日或以后的感染判定为医院感染

3. 以下关于医院感染诊断排除依据说法错误的是（　　）

A. 入院时已经存在感染的自然扩散，除非病原体或临床表现强烈提示发生了新的感染

B. 感染后14天为重复感染时间窗，在重复感染时间窗内同类型的再次感染不列为新的感染

C. 新生儿经产道或胎盘获得的感染并在出生后3个日历日内出现临床表现等证据，不判定为医院感染

D. 鉴于潜伏期长且多为社区获得性感染的原因，以下病原体导致的感染不被判定为医院感染：芽生菌、组织胞浆菌、球孢子菌、副球孢子菌、隐球菌、肺孢子菌

4. 以下关于感染判定说法正确的是（　　）

A. 医院感染或社区感染的判定只能由医院感染管理专职人员来执行

B. 感染的临床诊断由临床医师给出

C. 非感染专业的临床医生在诊断感染时有难以把握的情况；医院感染管理专职人员经验丰富，不会存在难以判断感染的情况

D. 一旦出现发热、血象和炎性指标升高就说明发生了感染

二、多选题

1. 以下关于医院感染诊断判定流程说法正确的是（　　）

A. 判定是否为医院感染是医院感染专职人员的日常工作

B. 临床诊断依据的是不同感染的诊断标准

C. 有明确潜伏期的感染（入院起至发病时的时间超过其平均潜伏期的感染）与无明确潜伏期的感染（入院第 2 个日历日及以后发生的感染）都可以判定为医院感染

D. 潜在性感染的病原体，在患者入院时已经潜伏在患者体内，由于各种原因导致机体免疫功能降低时这些潜伏的病原体再度活跃并造成感染，这种感染不是医院感染

2. 医院感染判定应注意（　　）

A. 在缺乏明确病原学支持，常规抗菌药物经验治疗不佳的情况下，正确区分感染与非感染对疾病的诊疗具有重要意义

B. 首先详细进行病史采集，针对重点线索追溯

C. 血常规、CRP、ESR 虽然对区分感染与非感染不具有特异性，只能起提示作用

D. 目前仍没有单一能直接区分感染与非感染的指标，需要通过病史、查体、辅助检查进行综合判断

3. 正确区分感染与定植的思路有（　　）

A. 标本中多次培养出微生物就说明是定植，不会是感染

B. 感染需要立即进行抗感染治疗，而定植一般不需要抗菌药物治疗

C. 区别感染与定植的关键为是否具有临床感染症状与体征

D. 对发现的多重耐药菌不论是定植或感染，都应做好手卫生及接触隔离措施

4. 标本采集时常见易被污染的部位包括（　　）

A. 血液 　　　　　　　　　　　　　　B. 鼻窦

C. 中耳 　　　　　　　　　　　　　　D. 子宫内膜

5. 标本采集与送检的基本原则错误的有（　　）

A. 厌氧培养标本须选择合适部位，首选组织活检或用注射器吸取穿刺液，其次为拭子

B. 采集足够量的标本

C. 标本一般室温保存，脊髓液、生殖道、眼部、内耳道标本需要冷藏

D. 所有标本都必须立即送检，最好在 1 小时之内

6. 医院感染分类正确的是（　　）

A. 可分为呼吸道感染、血流感染、中枢神经系统感染、生殖道感染、全身感染等

B. 可分为细菌感染、病毒感染、真菌感染、支原体感染、衣原体感染及原虫感染等

C. 可分为内源性感染与外源性感染

D. 可分为医院感染与医源性感染

书网融合……

本章小结

微课

题库

第三章 医院感染病原学及流行病学

微课
PPT

第一节 医院感染的流行病学特点及展望

医院感染包括内源性医院感染和外源性医院感染。最常见的是外源性医院感染的发生和流行，即病原体由感染源排出，或由感染物体表面，经过一定的传播途径，侵入到易感者体内形成新的感染的过程。医院感染的发生应具备感染源、传播途径和易感者三个基本条件，这三个环节相互依赖，协同作用及共同影响医院感染的流行。缺少其中任何一个环节，都不会造成医院感染的发生和流行。

一、感染源

医院感染的感染源是指有病原体生长、繁殖且能排出体外病原体的人，包含患者、病原携带者或无症状感染者、医院工作人员、探视者及陪护人员等，以及医院被病原微生物污染的环境、污染或未彻底消毒灭菌的医疗器械、导管、血液制品等。

（一）患者

感染患者是医院感染重要的感染源。一方面，患者体内存在大量病原体，且有些临床症状（如咳嗽、腹泻）等有利于病原体排出和传播，增加了易感者的受感染机会。另一方面，感染患者体内排出的病原体较其他来源的病原体具有更强的毒力，更容易引起易感者发生医院感染。

感染患者作为感染源的意义取决于其排出的病原体的数量和频率。如果感染者患有传染性疾病，其传染期（包含潜伏期、临床症状期和部分传染病患者的恢复期）等均可造成病原体从体内排出和传播。

患者成为医院感染的感染源常见于以下几种情形：

（1）已感染的患者在接受各种诊断和治疗过程中含有病原体的血液、体液、分泌物、排泄物等污染诊疗器械及周围的环境与物品，在未能有效消毒的情况下，可能会将病原体传染给其他易感人群。

（2）入院时患者处于传染病潜伏期或未及时诊断或发现，在未做好有效隔离的情况下，导致其他易感人群感染。

（3）未对感染患者及时采取有效隔离措施或未对污染的环境及时采取有效的消毒措施，可起到促进医院感染传播的作用。

（二）病原携带者

病原携带者是指没有任何临床症状而能排出和播散病原体的人，也称为无症状感染者。也是医院感染的重要感染源。

病原携带者成为医院感染的感染源常见于以下几种情形：

1. 病原携带者携带有非传染性病原体　患某种疾病的人同时又是另一种疾病的病原携带者，如癌症患者携带肺炎克雷伯菌，可引起肿瘤病房内肺炎暴发。

2. 病原携带者携带有传染性病原体　包含潜伏期病原携带者、恢复期病原携带者和健康病原携带者。如住院患者或医院工作人员若为结核杆菌、痢疾杆菌、新型冠状病毒的病原体携带者，可引起其他住院患者或医务人员发生医院感染。

3. 病原携带者引起自身内源性医院感染　多数条件致病菌属于人体的正常菌群，常寄生在人体的呼吸道、泌尿生殖道、肠道、皮肤及口腔黏膜等部位，也可以是从环境中进入人体相应部位且暂时寄居，并不引起临床症状，也没有体液免疫反应的改变。当这些寄生部位的微生物在体内移位或自身免疫功能低下时，均可导致内源性医院感染的发生。

（三）环境污染物

医院的环境、设备、器械、物品、药品等均有被微生物污染的可能，当不能进行有效消毒或灭菌时，可通过接触传播造成医院感染的发生和流行。

二、传播途径

传播途径是指病原微生物从感染源传播到新宿主的途径和方式。除少数几种微生物以直接接触的方式侵入新的宿主，大多数要依赖外界环境中某些传播因子的作用，才有可能经由合适门户侵入人体，引起定植和感染。医院感染常为某一种传播途径起主导作用，也可为多种传播途径同时存在。主要的传播途径包括接触传播、飞沫传播、空气传播、经水和食物传播、医源性传播。

（一）接触传播

接触传播（contact transmission）是指病原体通过手、物体表面等媒介物直接或间接接触导致的传播。是医院感染最常见的一种传播方式。常见的经接触传播的医院感染类型有多重耐药菌感染、手术部位感染、肠道感染、皮肤感染等。

1. 直接接触传播　指感染源与易感者直接接触，病原体从感染源直接转移到另一宿主，造成医院感染的一种传播途径。如感染患者与其他患者或陪侍人员或医护人员相接触时，人体定植微生物或各种传染性病原体随之传给对方，造成医院感染。

2. 间接接触传播　指感染源通过中间媒介或人将病原体间接传播给易感者，造成医院感染的一种传播途径。医护人员的手在传播病原体上起着重要的作用。当手接触了感染源的血液、体液、分泌物、排泄物或其污染的环境、器械、设备、物品等，如不能正确进行手卫生，很容易将微生物传递给其他医护人员或患者。

（二）飞沫传播

飞沫传播（droplet transmission）是指带有病原体的飞沫核（>5μm），在空气中短距离（≤1m）移动到易感人群的口、鼻黏膜或眼结膜等导致的传播。通常是患者或病原携带者作为感染源在喷嚏、咳嗽、讲话时，排出带有病原体的呼吸道飞沫沉积在易感者的黏膜表面，从而造成医院感染。流行性感冒、传染性非典型肺炎、新型冠状病毒感染、百日咳等均可通过飞沫传播。

（三）空气传播

空气传播（airborne transmission）是指由悬浮于空气中、能在空气中远距离传播（>1m），并长时间保持感染性的飞沫核（≤5μm）导致的传播。飞沫在空气悬浮过程中失去水分而剩下的蛋白质和病原体组成的核称为飞沫核。长时间保持感染性的飞沫核进入患者或医务人员呼吸道，即可造成医院感染。

空气传播分为专性、优先性和机会性空气传播。

1. 专性空气传播 指唯一只能通过空气传播，如开放性肺结核。

2. 优先性空气传播 指病原体可以通过空气传播途径和其他途径（如接触传播）自然引起疾病感染，但带有病原体的飞沫核或气溶胶在某种有利环境下优先通过空气传播，如麻疹和水痘。

3. 机会性空气传播 指通常通过其他途径自然引起疾病感染，但在特殊环境或条件下，通过带有病原体的微小气溶胶颗粒造成医院感染，如气管插管、吸痰等，也称为经气溶胶传播。

气溶胶是指悬浮于气体中的固体或液体颗粒物，直径在 $0.001 \sim 100 \mu m$ 之间。当易感者颜面部黏膜暴露于含有病原体的微生物气溶胶，或通过呼吸将含有病原体的微生物气溶胶吸入，可造成经气溶胶传播引起的医院感染。是否会造成经气溶胶传播的医院感染，与密闭空间的大小、室内空气流动情况（如通风效率、气流方向、气流模式）、气溶胶所含病原体的数量、病原体的生存能力和毒力、黏膜或皮肤表面暴露的面积、呼吸频率、易感者防护情况、暴露的时间长短等因素有关。

能产生气溶胶的操作，如气管插管及相关操作、心肺复苏、支气管镜检、吸痰、咽拭子采样、尸检以及采用高速设备的操作（如钻、锯、离心）等。医院微生物实验室操作及空调系统等也可产生微生物气溶胶，引起某些呼吸道传染病的医院感染。可通过气溶胶传播的疾病如传染性严重急性呼吸综合征、新型冠状病毒感染、埃博拉病毒病等。

（四）经水和食物传播

1. 经水传播 医院供水系统污染（如自来水、饮用水、蒸馏水、空调用水、暖箱用水等）可引起经水传播的医院感染。如空调水系统受军团菌污染，可引起军团菌肺炎；口腔科综合治疗台水系统受细菌或病毒污染，经接触口腔黏膜或创口引起口腔部位感染；受非结核分枝杆菌污染的蒸馏水配置医疗用溶液，引起手术部位感染或其他侵入性诊疗操作后的创口感染等。

2. 经食物传播 医院供应给患者的食物被病原体污染后可引起胃肠道部位的医院感染。

（五）经医源性传播

1. 经输血（液）及血液制品传播 患者在医疗过程中因输入了带有病毒或细菌的血液或血液制品，可引起医院感染。常见的病毒如丙型肝炎病毒、艾滋病病毒等。

2. 经药品及药液污染传播 患者在医疗过程中输入被病原体污染的药品或药液，可引起医院感染。常见的污染药品或药液的病原体如大肠埃希菌、金黄色葡萄球菌、霉菌等。药液配置、运送、保存等环节均有被病原体污染的可能，如药液软包装或药瓶有不易被发现的破损或裂痕，容易受细菌污染。

三、易感人群

易感人群是指对病原体缺乏免疫力，易受病原体感染的人群。病原体侵入机体后是否引起感染主要取决于病原体的毒力和宿主的易感性。宿主的免疫功能低下时，易感性增加，易发生医院感染。常见的易感人群有以下几种：

1. 基础疾病重或免疫功能低下的人群 此类人群包括 ICU 重症患者；患有各种恶性肿瘤、糖尿病、造血系统疾病、慢性肾病及肝病的患者；长期使用免疫抑制剂患者；重度营养不良者；因基础疾病导致免疫系统严重受损者。

2. 接受各种侵入性诊疗操作的患者 接受侵入性诊断、治疗等操作的患者，如手术、气管插管、机械通气、留置导尿管、中心静脉置管、体外循环透析等，均可破坏机体的防御屏障，为病原体侵入患者提供了途径和机会，增加了发生医院感染的风险。

3. 手术时间或住院时间长的患者 手术时间越长，手术部位的组织受损程度越大，发生手术部位感染的风险越高。患者住院时间越长，病原体在体内定植的机会增加，当机体免疫功能低下时，定植的病原体则会成为致病病原体，易发生医院感染。

4. 新生儿、婴幼儿及老年人　新生儿和婴幼儿的免疫功能未完全形成或不够成熟，而老年人的生理防御功能逐步衰退（如咳嗽反应减弱、呼吸道黏液纤毛系统功能较差、胃酸减少等），这几类人群更易发生医院感染。

5. 长期使用广谱抗菌药物者　大剂量、长期应用或盲目地联合应用广谱高效抗菌药物，会杀死或抑制敏感的病原菌，破坏宿主微生态平衡，引起菌群失调，在抗生素压力下筛选出耐药菌株，增加了患者耐药菌或真菌感染的风险。

四、医院感染流行病学展望

随着医院感染学科的发展，流行病学在医院感染领域中的应用及其发挥的作用日显突出。尤其随着新发传染病的流行、病原体耐药性的增强、技术发展带来的各类侵入性操作的增加等因素，解决医院感染防控工作中遇到的问题和开展医院感染相关研究，都离不开与流行病学专业的有机融合。这也为医院感染流行病学发展带来新的挑战和展望。

目前，流行病学尤其是分子流行病学已经在医院感染领域发挥了重要作用，如对病原体的检测和分型及特征分析、感染源溯源、传播途径的判断、传播范围的确定、细菌耐药性变迁等方面，均发挥了举足轻重的作用。

未来需要进一步加强病原学研究，警惕新的病原体出现；对新发传染病医院感染的流行规律和影响因素进行研究；利用人类基因组流行病学探索医院感染更多病因和基因易感性测定；开展耐药细菌传播机制的研究；对易感人群开展监测，预防和减少内源性感染；开展环境消毒对医院感染病原体分布规律和特征的影响等，将医院感染学与流行病学更好地融合。

第二节　常见医院感染病原体的种类及其分布

常见的医院感染病原体种类包括细菌、病毒和真菌，其次是支原体和衣原体，寄生虫也可引起医院感染。

一、细菌

细菌是引起医院感染最常见的病原体。2014～2021年全国细菌耐药监测网（CARSS）上报的分离菌株中，革兰阳性菌（G^+菌）所占比率为28.5%～29.7%，革兰阴性菌（G^-菌）所占比率为70.3%～71.5%。G^+菌分离率居前5位的是金黄色葡萄球菌、表皮葡萄球菌、粪肠球菌、肺炎链球菌和屎肠球菌，G^-菌前5位为大肠埃希菌、肺炎克雷伯菌、铜绿假单胞菌、鲍曼不动杆菌和阴沟肠杆菌。

（一）G^+菌

1. 葡萄球菌　葡萄球菌广泛存在于自然界中，属种别较多，半数种别寄居于人体，多数为非致病菌，少数情况下致病。

根据生化反应和产生色素不同，可分为金黄色葡萄球菌、表皮葡萄球菌和腐生葡萄球菌等。其中金黄色葡萄球菌多为致病菌；表皮葡萄球菌为人体皮肤正常菌群，为条件致病菌；腐生葡萄球菌一般不致病。

根据葡萄球菌是否产生凝固酶，可将其分为凝固酶阳性葡萄球菌（coagulase - positive staphylococci, CPS）和凝固酶阴性葡萄球菌（coagulase - negative staphylococci, CNS），其中前者通常为金黄色葡萄球菌，后者目前有 40 多种亚种，主要包括表皮葡萄球菌、腐生葡萄球菌、溶血葡萄球菌、人型葡萄球菌、头状葡萄球菌、路邓葡萄球菌、里昂葡萄球菌、瓦氏葡萄球菌、木糖葡萄球菌等。

（1）金黄色葡萄球菌   约 30% 的健康人群携带金黄色葡萄球菌，主要定植在鼻前孔、咽喉、会阴、腋窝、腹股沟、胃肠道等皮肤和黏膜表面。当宿主免疫缺陷或免疫低下、存在侵入性操作时，金黄色葡萄球菌易从定植部位或外界侵入到宿主体内，造成感染。

金黄色葡萄球菌感染可引起皮肤和软组织化脓性感染、中耳炎、坏死性肺炎、毛囊炎、结膜炎、食物中毒引起的胃肠炎等局部感染，部分患者可出现肾脓肿、关节脓肿、肝脓肿、感染性心内膜炎和骨髓炎等。若局部感染不能及时控制，脓肿破溃导致金黄色葡萄球菌播散，释放入血或通过血 - 脑屏障，可造成脓毒症、败血症、化脓性脑膜炎等系统性感染。值得引起注意的是，金黄色葡萄球菌通过一种天然存在的丝氨酸蛋白酶，可引起新生儿和婴儿的葡萄球菌性烫伤样皮肤综合征，临床特征主要为皮肤表层脱落、干燥、皮肤松弛性大疱、继发性细菌感染等。另外，金黄色葡萄球菌引起的感染性心内膜炎也应引起临床的高度关注，尽量做到早送检、早发现、早诊断、早治疗。

二十世纪六七十年代，耐甲氧西林金黄色葡萄球菌（methicillin resistant staphylococcus aureus，MR-SA）在欧洲和美国引起多次医院感染流行和暴发，其引起的医院感染已成为世界范围内关注的严重公共卫生问题。在我国，2010 年 MRSA 全国平均检出率为 52.7%，2020 年平均检出率为 29.4%，尽管分离率呈下降趋势，但 MRSA 感染和耐药的形势仍不容乐观。尤其是儿童 MRSA 感染率呈现上升趋势，应引起重视。

（2）凝固酶阴性葡萄球菌   CNS 多定植于人体皮肤和黏膜，当机体免疫功能低下，或 CNS 定植部位改变，脱离了原有制约因素而生长繁殖，则易导致人体感染。

CNS 主要侵犯免疫功能低下者及儿童。常见的感染类型有：①泌尿系统感染为年轻妇女尿路感染主要病原菌，以表皮葡萄球菌、人葡萄球菌和溶血葡萄球菌多见，使用器械做尿道检查易发生此类感染；②细菌性心内膜炎常因心瓣膜修复而发生感染，主要为表皮葡萄球菌；③败血症以溶血葡萄球菌和人葡萄球菌为主；④其他化脓感染见于呼吸道感染、乳腺炎、蜂窝织炎、肝脓肿以及脑脓肿。

近年来由于抗菌药物以及微创手术、内镜等多种侵入性操作的广泛应用，CNS 已经成为医院感染重要的机会致病菌，同时也是造成血培养污染最常见的细菌，具有高患病率和高病死率的特点。

CNS 耐药现象突出，其中耐甲氧西林凝固酶阴性葡萄球菌（methicillin resistant coagulase negative staphylococci，MRCNS）在我国的总体耐药率处于较高水平，以耐甲氧西林表皮葡萄球菌（methicillin resistant staphylococcus epidermidis，MRSE）为主。

2020 年 MRCNS 在我国的平均检出率为 74.7%，存在一定地区间差别，其中西藏自治区最高，为 82.9%，宁夏回族自治区最低，为 57.3%。

2. 肠球菌   肠球菌普遍存在于自然界，是人和动物肠道正常菌群的一部分，主要存在于人类的上呼吸道、消化道、生殖道内等部位。一般不致病，但为医院感染重要的病原菌之一。最常见的为粪肠球菌，占 80% ~ 90%，其次是屎肠球菌和鸟肠球菌等。肠球菌细胞壁坚厚，对头孢菌素类、耐酶青霉素、克林霉素、氨基糖苷类抗生素表现为固有耐药，对氯霉素、红霉素、四环素、喹诺酮类药物呈获得性耐药。近年来对万古霉素耐药的肠球菌成为医院感染领域关注的重点，并出现了多重耐药性。

（1）粪肠球菌   粪肠球菌是一种革兰阳性兼性厌氧球菌，对外界环境适应性强、抵抗力强、耐酸、耐碱，对冷冻和热的抵抗力较强，在一般环境下可存活数周，可在 10 ~ 45℃ 温度的环境中生长。粪肠球菌具有很强的生物被膜形成能力，使其容易在尿路定植继而引起泌尿系统感染，还可导致持续性根尖周炎、胆囊炎、腹腔内感染、心内膜炎和血流感染等。2020 年全国细菌耐药监测显示，粪肠球菌对万古霉素耐药率全国平均为 0.2%，总体耐药率仍然维持较低水平。

（2）屎肠球菌　屎肠球菌通常毒力较低，较少引起人体感染。抵抗力差或者儿童较容易感染。进入血液或其他部位后引起脓毒症、尿路感染、心内膜炎、脑膜炎或伤口感染等。屎肠球菌对青霉素类、喹诺酮类的耐药率很高，其次是四环素类和呋喃妥因。随着糖肽类药物如万古霉素的应用，耐万古霉素肠球菌耐药率不断增加，其中2020年北京市最高，达8.3%。

3. 肺炎链球菌　肺炎链球菌属链球菌的一种。一般寄居于人的鼻咽腔中，约10%的健康成人携带该菌，在机体抵抗力下降时致病，尤其是5岁以下儿童和60岁以上老年人普遍易感。肺炎链球菌相关疾病一般经过飞沫和接触等途径传播，也可由定植菌导致内源性感染，常在冬季和春季发病。肺炎链球菌是导致婴幼儿肺炎、脑膜炎和菌血症等疾病的首位病原菌，也是引起儿童急性中耳炎、鼻窦炎、成人和老年人社区获得性肺炎的重要病原体。随着耐药菌株的广泛出现和传播，世界卫生组织已将其列为迫切需要研发新抗生素的优先病原体之一。

（二）G⁻菌

1. 鲍曼不动杆菌（Acinetobacter baumannii，Ab）　鲍曼不动杆菌是一类非发酵、严格需氧的革兰阴性杆菌，革兰染色不易脱色，尤其是血培养阳性标本，直接涂片染色，易染成革兰阴性杆菌，应注意鉴别。该菌广泛存在于医院环境中，可在体外长期存活。易在潮湿环境中生存，如储水池、肥皂盒等。因其黏附力极强，易黏附在各类医疗物品和器械表面，通过污染的器械以及工作人员的手引起外源性感染。该菌常在住院患者皮肤、结膜、口腔、呼吸道、胃肠道及泌尿生殖道等部位定植，在一定条件下可转变为致病菌，引起内源性感染。

鲍曼不动杆菌在呼吸科和ICU最为常见，主要从痰和血标本中分离培养出来。最常见的感染部位为呼吸系统感染和血流感染，其次是泌尿系统感染、腹腔感染、中枢神经系统感染、皮肤软组织感染等，常伴有其他细菌和（或）真菌感染，病死率高。鲍曼不动杆菌有强大的获得性耐药和克隆传播能力，尤其碳青霉烯酶耐药的鲍曼不动杆菌的出现，以及多重耐药、泛耐药和全耐药菌株的增多，已经成为医院感染最重要的病原体之一，为临床治疗带来了重大挑战。

鲍曼不动杆菌感染除了与患者基础疾病重、免疫力低下等因素有关外，与患者接受侵入性操作（如中心静脉置管、机械通气、留置导尿管、手术和血液透析等）和抗菌药物使用压力等因素密切相关。中心静脉导管是临床常见的侵入性操作，也是引起鲍曼不动杆菌血流感染的常见原因之一。鲍曼不动杆菌可附着在中心静脉导管表面，通过管腔内途径或管腔外途径进入血液，引起血流感染。置管时的无菌操作、消毒范围、消毒时间、穿刺次数、穿刺部位、导管留置天数、导管维护等均与导管相关的鲍曼不动杆菌血流感染有关。一旦发生导管相关血流感染，应排查感染的可能来源，尽早拔除导管。

2. 肺炎克雷伯菌（Klebsiella pneumoniae，KPN）　肺炎克雷伯菌是一种革兰阴性、包封、非能动、乳糖发酵、兼性厌氧的肠杆菌科细菌，无鞭毛、芽孢，有较厚的荚膜。KPN广泛存在于自然界的水和土壤中，也是人体肠道和上呼吸道正常菌群的组成部分，常定植在ICU患者的上呼吸道，是医院感染最常见的条件致病菌之一。

KPN可引起内源性感染和外源性感染，主要感染部位为呼吸道感染、泌尿系统感染、血流感染和手术部位感染等。与鲍曼不动杆菌相同，KPN医院感染常与患者接受侵入性操作密切相关。

近年来，临床培养出的KPN菌株耐药性趋势严峻。依据其生物学特点及药敏谱等，可将其分为超广谱β-内酰胺酶肺炎克雷伯菌、耐碳青霉烯肺炎克雷伯菌（carbapenem-resistant Klebsiella pneumoniae，CRKP）和高毒力肺炎克雷伯菌等多种生物学表型。尤其是CRKP检出率逐年攀升，在ICU的感染率居高不下。CRKP导致医院感染聚集、暴发事件的报道越来越多，临床流行趋势十分严峻。

3. 铜绿假单胞菌（Pseudomonas aeruginosa，PA）　铜绿假单胞菌是一种革兰阴性菌、好氧、呈长棒形的细菌。广泛分布在自然界中，尤其在医院潮湿的区域或物品上更易生存。也常定植在人类的皮肤表面、消化道和呼吸道等部位，尤其是烧伤、气管切开、接受抗菌药物治疗的患者携带率更高。铜绿假单胞菌感染可发生在人体任何部位和组织，常见于呼吸道、泌尿道、手术部位、烧伤或创伤部位、皮肤和软组织等。主要通过污染的环境和医务人员的手传播，患者也可因内源性因素造成内源性感染。近年来铜绿假单胞菌医院感染发生率逐年增高，耐药率不断攀升以及高病死率，为临床治疗带来极大困惑。

4. 大肠埃希菌 大肠埃希菌（*Escherichia coli*，*E. coli*）为革兰阴性杆菌，多数菌株有周身鞭毛、有菌毛、无芽孢，兼性厌氧，通过发酵多种糖类产酸产气。是肠道中重要的正常栖居菌，能为宿主提供一些具有营养作用的合成代谢产物。当宿主免疫力低下或细菌侵入肠道外组织器官后，其可成为致病菌。可引起泌尿系感染、胃肠道感染、呼吸道感染、手术部位感染、血流感染和脑膜炎等。近年来产超广谱 β - 内酰胺酶（extended spectrum beta - lactamases，ESBLs）的大肠埃希菌在世界各地广泛流行，且存在显著的地域差异。欧洲国家的产 ESBLs 的大肠埃希菌菌株检出率低于亚洲，美国的检出率为 8.9%，荷兰为 3.2%，我国高达 45% 以上，为临床治疗带来重大挑战。

5. 阴沟肠杆菌 阴沟肠杆菌是属于肠杆菌科的革兰阴性杆菌，在自然界广泛分布，存在于土壤和水中，是人类胃肠道微生物群的一部分。阴沟肠杆菌周身有鞭毛，无芽孢、荚膜，其最适生长温度为 30℃，为兼性厌氧性细菌。阴沟肠杆菌作为医院感染的重要病原体，可引起皮肤软组织感染、泌尿系感染、呼吸道感染、手术部位感染和败血症等。随着广谱抗生素的应用，耐碳青霉烯类阴沟肠杆菌在世界范围内传播，且对常规抗菌药物呈现多重耐药的趋势，而耐药率较低的磺胺类、氨基糖苷类和多黏菌素等药物在临床应用上有很大局限性，尤其是儿科或合并禁忌证的重症患者将面临无药可用的威胁。

二、病毒

医院感染常见的病毒类型有通过接触传播或飞沫传播的病毒，如诺如病毒、轮状病毒、柯萨奇病毒、埃可病毒、流感病毒、副流感病毒、呼吸道合胞病毒、人腺病毒、巨细胞病毒、单纯疱疹病毒等；也有通过输血或透析传播的病毒，如乙型肝炎病毒、丙型肝炎病毒、人类免疫缺陷病毒等。

1. 诺如病毒 诺如病毒（norovirus，NV）属于杯状病毒科诺如病毒属，是全球引起急性病毒性胃肠炎的主要病原体之一。对各种理化因子（热、乙醚和酸）有较强的耐受性，在 pH2.7 的环境室温中暴露 3 小时，或 4℃、20% 乙醚处理 18~24 小时，或 60℃ 加热 30 分钟后仍具有感染性。乙醇和季铵盐类等常见消毒剂难以灭活诺如病毒，也耐受普通饮水中 3.75~6.25mg/L 的 Cl^- 浓度，仅有 Cl^- 浓度达 10mg/L 的消毒剂作用 30 分钟后才能将其灭活。

诺如病毒感染性腹泻患者、无症状感染者和病毒携带者均可为传染源。粪 - 口传播为主要传播途径。各年龄段普遍易感，尤其是 5 岁以下儿童、65 岁以上老年人以及免疫力缺陷患者是感染的高危人群。诺如病毒感染的潜伏期相对较短，通常为 12~48 小时，最长为 72 小时。发病具有明显的季节性分布特征，常发生在冬季，北半球常在 10 月至次年 3 月，南半球在 4~9 月。

感染诺如病毒的患者常见的症状是腹泻和呕吐，其次为恶心、腹痛、头痛、头晕、发热、畏寒和肌肉酸痛等。该病毒是儿童胃肠道医院感染中继轮状病毒之后的第二大病原体，可造成医院感染散发。诺如病毒具有高度传染性和快速传播能力，且环境抵抗力强、变异速度快，较易引起医院感染聚集性疫情。一旦发现疑似诺如病毒感染病例，应及早采取隔离防控措施，进行病原学检测，采取有效措施，积极治疗，预防聚集性疫情发生，避免感染暴发流行。

2. 轮状病毒 轮状病毒（rotavirus，RV）属于呼肠病毒科轮状病毒属，因其病毒颗粒在电子显微镜下呈现车轮状结构故得名。RV 对外界环境的抵抗力非常强，能够耐热、耐寒、抗酸。在室温下最长能够存活 7 个月，于 50℃ 的环境中仍能存活约 1 小时，在 -20℃ 的环境可长期存活。RV 不会被胃酸所破坏，在强酸环境下也能存活，因此传播性较强。

患者、无症状携带者均是 RV 感染的传染源。粪 - 口传播是最主要的传播途径。5 岁以内的儿童均为易感人群，以 6 月龄至 2 岁为主。RV 的潜伏期一般为 1 ~ 3 天，病后 3 ~ 4 天排毒量最多，传染性最强，传染期因病程长短而不同，通常为 3 ~ 10 天，少数病程长者可超过 10 天。RV 是引起婴幼儿急性腹泻的最主要病原体，其中 82% 发生在低收入国家。大部分国家 RV 感染全年都可以发生，流行高峰一般发生在寒冷的秋冬季，中国 RV 腹泻主要流行高峰期为每年 9 月至次年 2 月，南北地区相差 1 ~ 2 个月。

RV 感染可表现为全身多个系统的症状。消化系统主要表现为腹泻，每天数次至十余次不等，呈水样或蛋花汤样，多伴有发热及呕吐，部分伴随脱水以及酸中毒的症状。还可引起循环血液系统、呼吸系统、中枢神经系统和肾脏损害等。RV 在外界环境中不易失活，具有很高的感染性，如感染预防和控制措施不到位，很容易造成医院感染散发或暴发。

3. 柯萨奇病毒　柯萨奇病毒（Coxsackie virus，CV）是一种人类高致病性肠道病毒中的一员，分为柯萨奇 A 组（Coxsackie virus A，CVA）和柯萨奇 B 组（Coxsackie virus B，CVB）。CV 可在污水和粪便中长时间存活，可在室温下存活数日，由于该病毒基本不含脂类，所以具有醚抗性，包括有机溶剂（如：乙醚和三氯甲烷）、乙醇和冷冻机。但在高于 56℃ 的环境下，三氯甲烷作用、甲醛或紫外线照射可将其杀灭。

柯萨奇病毒感染以粪 - 口途径传播为主；也可以通过唾液和呼吸道飞沫等多途径感染；还可通过胎盘传至胎儿；特殊情况下可以通过结膜分泌物或皮肤黏膜渗出液传播。CV 人类普遍易感，儿童较成人易感，多为隐性感染，可引起手足口病、非特异性发热性疾病、疱疹性咽峡炎、胸壁痛、儿童和成人的病毒性心肌炎等。

4. 埃可病毒　埃可病毒（Echo virus，EchoV）属于肠道病毒 B 组，在 pH 3 ~ 10 范围内，均具有感染性，且对乙醚和乙醇具有抗性。对含氯制剂敏感。含有效氯 0.48 ~ 0.52mg/L 的消毒剂，接触时间 1.8 分钟，病毒失活率达 99%。在 4℃ 可存活 1 年，在 -20℃ 可长期存活，在玻璃或棉织物等物品上可存活 2 ~ 12 天或更长时间，特别是在有机材料、灰尘和大肠菌群上存活时间更长。在海水和淡水中其感染性达数天到数周，最长可达 8 周。

EchoV 感染主要经粪 - 口途径传播，也可通过飞沫传播和黏膜接触传播。感染源咽部分泌物和粪便中均可检出病毒，咽部外排病毒时间长达 3 ~ 4 周，粪便达 5 ~ 6 周。EchoV 人类普遍易感，新生儿尤其是早产儿、婴幼儿、老年人等免疫功能低下者是感染的高危人群。新生儿可经胎盘或产道感染，也可在出生后感染，在母亲、医护人员、陪护人员、新生儿之间传播。EchoV 污染的水源、口腔器械等消毒不合格、共用污染的物品（如新生儿浴盆）等也可引起 EchoV 感染。

EchoV 感染的潜伏期一般为 2 ~ 7 天，无明显前驱症状，多数患者突然起病。无种族特异性。在热带气候地区，全年都会发生感染，在温带气候地区，呈现出明显的季节性，夏季和秋季高发。较低社会经济群体中，EchoV 感染率和死亡率较高。

EchoV 感染后，50% ~ 90% 无临床表现。症状轻微的主要表现为发热、呼吸道症状、腹泻、营养不良、皮疹等，皮疹多在发病 3 ~ 5 天内出现斑疹或斑丘疹。也可引起手足口病、疱疹性咽峡炎、病毒性脑炎、脊髓灰质炎，或引起严重的、致命的疾病，如无菌性脑膜炎、脑炎、瘫痪、心肌炎等。少数病情危重者出现类似败血症样表现、脓毒血症表现，甚至多系统损伤。

EchoV 感染易引起医院感染暴发流行，尤其是在新生儿病房。2018 年 5 月 6 日，中国台湾省某医院发生 10 例肠道病毒 11 型感染患者。2019 年 4 月，广东省某三甲医院新生儿科发生肠道病毒 11 型引起的医院感染暴发事件，感染患儿共 19 例，其中 5 例死亡。因此，一旦发现疑似 EchoV 感染病例，应及时隔离感染源，进行病原学检测，采取有效措施，积极治疗患儿，避免感染暴发流行。

⇒ **案例引导** ┄┄

　　案例　2019年4月1日起，某医院新生儿科陆续出现多例患儿不明原因发热，至4月14日停止接收患儿。在此期间，医院共收治患儿120例，其中27例出现不同程度发热症状。4月9日起，医院开始分批向外院转送患儿，先后安排37例患儿转至其他医院治疗，但未如实告知接收医院转诊原因。4月3~20日，有5例新生儿相继死亡。该事件是一起由肠道病毒（埃可病毒11型）引起的医院感染暴发事件，共导致19例感染，其中5例死亡。

　　讨论　该医院新生儿科陆续出现多例患儿不明原因发热，应采取哪些措施？

　　分析　（1）该医院新生儿科接收到不明原因发热的患儿，要根据临床症状判断可能的感染病原体，并及时送检标本，进行相应的病原体检测，并积极治疗感染。

　　（2）该医院新生儿科陆续接收多例患儿不明原因发热，短时间出现多名新生儿临床症候群相似的现象，要考虑是否为医院感染暴发，应立即报告科主任、护士长，并根据感染例数和严重程度报告不同级别相关行政管理部门。

　　（3）为排除是否为医院感染暴发，应启动疑似医院感染暴发报告和处置流程，遵循边救治边调查的原则，积极救治的同时，开展流行病学调查，并做好相应的消毒隔离工作。

　　（4）获得病原学检测结果后，应结合肠道病毒（埃可病毒11型）的病原学特点和流行病学特点，判断诊治方案的合理性和防控措施的有效性。

　　（5）持续在该科室或区域范围内对在院患者开展检出病原体的医院感染目标性监测，用于判断感染控制的有效性。

　　（6）经过医院感染暴发调查，确定为医院感染暴发后，撰写医院感染暴发报告。

　　5. 流感病毒　流感病毒可以分为甲型流感病毒、乙型流感病毒、丙型流感病毒及丁型流感病毒等4类。甲型流感抗原变异性最强，可引起季节性流行和世界大流行；乙型流感抗原变异性较弱，可引起中、小型流行或局部暴发；丙型流感的抗原性比较稳定，多引起婴幼儿和成人散发病例；丁型流感病毒可感染猪和牛，但尚未有人受感染的报道。目前感染人的主要是甲型流感病毒中的H1N1、H3N2亚型及乙型流感病毒中的Victoria和Yamagata系。

　　流感患者和隐性感染者是主要的传染源。患禽流感或携带禽流感病毒的禽类也是主要传染源。主要经飞沫传播，也可通过接触被污染的物品后触摸口腔、鼻腔或眼睛获得感染。人对流感病毒普遍易感。具有以下特点：①不可预见性，大流行间隔无规律可循，流行可发生与否主要取决于病毒变异程度和人群的相应免疫状态。②新亚型出现后，人群普遍易感，波及范围广，但各年龄组发病率不同。③季节性流感，南方可出现夏季和秋冬两个流行高峰，北方则有明显的冬季流行高峰。④国内、外流行的病毒性抗原基本一致。

　　流感病毒主要引起流行性感冒，主要症状为咳嗽、鼻塞、头痛、咽喉痛、食欲减退、胸骨后不适、肌肉酸痛等全身性不适。甲型流感病毒感染患者常伴有发热，体温可达39℃以上。无并发症的流感病毒感染患者多为自限性病程，发病1周左右高热逐渐消退，全身症状好转。在儿童、孕妇、老年人和免疫缺陷群体等高危人群中，流感病毒可诱发严重的病毒性肺炎，导致多器官衰竭或基础疾病恶化。流感流行期间做到早期识别和及时隔离患者是医院感染控制的关键。

　　6. 人腺病毒　人腺病毒（human adenovirus，HAdV）对理化环境的抵抗能力较强，对乙醇、季铵盐类消毒剂消毒效果不明显，在pH6~9、−20~−100℃条件下可稳定保存。HAdV在56℃条件下暴露60分钟，1000~2000mg/L过氧乙酸、3%过氧化氢溶液，均可被灭活。

　　HAdV感染者和隐性感染者是主要感染源。可通过飞沫传播、接触传播和粪−口传播等途径传播。人群普遍易感。HAdV引起的急性呼吸道感染最常见于学生、6个月至5岁儿童（特别是免疫力低下或免疫抑制的儿童）和老年人等。

HAdV 感染潜伏期一般为 2～21 天，平均 3～8 天，潜伏期末到发病急性期传染性最强。HAdV 在全球呈流行地区广泛、人群普遍易感、模式多样化的流行特点，一年四季均可发生，在我国北方以冬春季常见，南方以春夏季常见。HAdV 暴发流行主要发生在环境高度密闭、拥挤和潮湿的情况。多数 HAdV 感染发生在婴幼儿和儿童，呈现潜伏期短、病例高度聚集的特点。

HAdV 在人体扁桃体、淋巴和肠道组织中长期潜伏存在。免疫功能正常人群，HAdV 感染后多数病情轻，呈自限性。HAdV 引起的感染以呼吸道疾病最为常见，主要表现为隐性感染、急性上呼吸道感染和下呼吸道感染，少数发展为重症肺炎、脑炎；也可引起流行性角结膜炎和胃肠炎等疾病。新生儿感染 HAdV 往往病情严重，可引起脑膜炎、心肌炎、多脏器感染、肝功能障碍等，甚至死亡。免疫功能低下者如艾滋病患者、器官移植者等对 HAdV 感染更为敏感。自 2011 年 12 月起，我国不同地区先后发生多起经呼吸道传播的腺病毒，暴发传染病疫情，疫情波及面广、传染性强。

7. 新型冠状病毒　新型冠状病毒（severe acute respiratory syndrome coronavirus 2，SARS-CoV-2）简称新冠病毒，属于 β 属冠状病毒，是感染人类的 7 种冠状病毒之一。有包膜，颗粒呈圆形或椭圆形，直径 60～140nm，基因组全长约为 30kb。SARS-CoV-2 对紫外线和热敏感，56 ℃ 30 分钟、乙醚、75% 乙醇、含氯消毒剂、过氧乙酸和三氯甲烷等脂溶剂均可有效灭活病毒，氯己定不能有效灭活病毒。SARS-CoV-2 目前有 Alpha、Beta、Gamma、Delta 和 Omicron 变异株。

新型冠状病毒感染确诊病例和无症状感染者是新冠病毒的主要传染源。经呼吸道飞沫和密切接触传播是主要的传播途径；在相对封闭的环境中经气溶胶传播；接触被病毒污染的物品后也可造成感染。人群普遍易感。感染后或接种新冠病毒疫苗后可获得一定的免疫力，但仍有再感染的风险。随着人群免疫屏障的建立，SARS-CoV-2 引起的新型冠状病毒感染（coronavirus disease 2019，COVID-19）在不同时期表现出了不同的流行特征。

我国新型冠状病毒感染诊疗方案（试行第九版）指出 COVID-19 潜伏期为 1～14 天，多为 3～7 天。临床表现以发热、干咳、乏力为主要表现，部分患者以鼻塞、流涕、咽痛、嗅觉味觉减退或丧失、结膜炎、肌痛和腹泻等为主要表现。可分为轻型、普通型、重型和危重型。

COVID-19 的诊断主要根据流行病学史、临床表现和实验室检查等综合判断。SARS-CoV-2 核酸检测阳性是确诊的首要标准。未接种新冠病毒疫苗且无既往感染 COVID-19 史，SARS-CoV-2 特异性抗体可作为诊断的参考依据。

三、真菌

随着器官移植的开展、广谱抗菌药物和免疫抑制剂的临床广泛使用，医院内真菌感染发生率显著增高，且主要为内源性感染。真菌感染种属包括假丝酵母菌属、曲霉菌属、毛霉菌属、亲霉菌属和隐球菌属等。其中白色假丝酵母菌、热带假丝酵母菌和烟曲霉菌等真菌引起的医院感染较为多见。

1. 假丝酵母菌属　对人致病的假丝酵母菌属有白假丝酵母菌、热带假丝酵母菌、近平滑假丝酵母菌、可柔念珠菌和都柏林假丝酵母菌等，其中以白假丝酵母菌感染最为多见。白假丝酵母菌又称白念球菌，通常存在于人的体表、口腔、上呼吸道、胃肠道和阴道黏膜等部位，是重要的条件致病菌。当机体的正常防御功能受损时，如创伤、抗生素应用及细胞毒药物使用致菌群失调或黏膜屏障功能改变、皮质激素应用、营养失调、免疫功能缺陷等，导致内源性感染，引起人体皮肤、黏膜、内脏的急性或慢性炎症，甚至全身性的假丝酵母菌病。

2. 曲霉菌属　曲霉菌广泛存在于自然界中，为腐生菌，属于条件致病菌，宿主有真菌易感因素时，可导致深部真菌感染，主要累及支气管和肺脏。慢性阻塞性肺疾病、恶性肿瘤、获得性免疫缺陷综合征、骨髓和器官移植等患者，使用广谱抗生素和激素可导致免疫功能低下者易感。烟曲霉菌是最常见的一种曲霉菌属，其引起的侵袭性肺曲霉病，病情严重，病死率高达 50% 以上。因此，临床应严格把握激素和抗菌药物应用指征，避免引起医源性曲霉菌感染。

3. 毛霉菌属 毛霉菌属广泛存在于自然界中，也寄生于正常人的口腔和鼻咽部，一般情况下不致病。毛霉菌是除了念珠菌和曲霉菌外，位列第三的侵袭性真菌，可引起肺部、肠道和皮肤等部位的感染。近年毛霉菌病的发病率有上升趋势，与季节变化有关，在 5~10 月是高发季节。多数患者由于吸入空气中的孢子而感染，肺和鼻窦是最常见的感染部位；其次是经皮途径，因皮肤创伤使其侵入皮肤而发病；医源性因素包括静脉输液、肌内注射、使用被污染的导管及敷料等。曾有报道，病房中由于绷带的污染造成伞状犁头霉菌病暴发；食用被孢子污染的食物可引起肠道毛霉菌病。

4. 肺孢子菌 肺孢子菌是一种呈世界性分布的机会性致病性真菌，广泛存在于人和哺乳动物肺组织内，可在正常机体呼吸道定植，在免疫功能低下患者中可引起肺孢子菌肺炎，尤其是获得性免疫缺陷综合征患者。一旦发生，其病情进展迅速，病死率极高。人类免疫缺陷病毒感染者、炎症性肠疾病、侵袭性肺曲霉菌病、自身免疫性疾病等患者中的发病率呈明显上升趋势。肺孢子菌主要通过呼吸道传播，其定植菌体并不引起临床症状，但具有传染性，是造成院内感染的重要高危因素。

真菌医院感染多数是由于人体正常菌群失调或机体抵抗力下降而导致的内源性感染，因此，应合理使用抗菌药物，减少抗菌药物滥用引起的二重真菌感染。另外，医院也应做好环境清洁消毒和室内通风，减少或避免室内真菌繁殖，在医院改建、扩建或拆迁时，做好防护，避免高危人群暴露，减少外源性真菌感染。

第三节　特殊病原体与医院感染

随着医疗技术和医院感染专业的深入发展，医院感染病原体越趋复杂多样，除传统关注的细菌、病毒、真菌外，结核分枝杆菌、非结核分枝杆菌、军团菌、厌氧菌、朊病毒等特殊病原体也是近年来医院感染领域需要特别关注的病原体。

一、结核分枝杆菌

（一）病原学特点

结核分枝杆菌是结核分枝杆菌复合群中的一个亚种，是人类结核病的主要病原体。结核分枝杆菌分为人型和牛型，以人型结核分枝杆菌感染多见。结核分枝杆菌呈较细长略弯曲状态，偶尔为分枝状，无芽孢与鞭毛，37℃环境下生长状态良好，低于 30℃ 不会生长，最适宜 pH 在 6.5~6.8 之间。结核分枝杆菌细胞壁内包含许多脂质，对某些理化因素抵抗力较强，在干燥痰液中可存活 6~8 个月，在空气尘埃中的传染性可维持 8~10 天。其耐寒性佳，但对湿热、乙醇、紫外线等抵抗力差，日光直接照射数小时可直接将其杀灭。结核分枝杆菌不包括内毒素，不会产生外毒素和侵袭性酶类；易发生形态、菌落、毒力及耐药性变异。

（二）流行病学

开放性肺结核患者是结核分枝杆菌传播的主要传染源。

传播途径主要为经空气传播，当患者咳嗽、打喷嚏或说话产生飞沫核，长时间悬浮在空气中，人体吸入具有传染性（含有结核分枝杆菌）的微粒后，可直接到达肺泡。肺结核患者吐痰也是一种重要的传播途径，痰液干燥后，痰液中的结核分枝杆菌与尘埃混合后漂浮在空气中，人体吸入后也可引发感染。结核分枝杆菌也可通过人体消化道、破损的皮肤和黏膜传播，还可通过淋巴液和血液扩散侵入多种肺外组织和器官内。

人群对结核分枝杆菌普遍易感。接种过卡介苗或自然感染后可获得特异性免疫。2021年WHO报告显示，全球约1/4的人感染了结核分枝杆菌。结核分枝杆菌感染后是否发病主要取决于宿主免疫系统与病原菌之间的相互作用，也受结核病疫情、防控策略、社会经济、环境因素、暴露强度等多种因素的影响。活动性肺结核患者密切接触者、营养不良、贫困、劳动强度大的人群是结核分枝杆菌感染的高危人群。婴幼儿、青春期后期、成人早期和老年人发病率高。慢性疾病患者、免疫抑制或接受免疫抑制剂治疗者尤为高发。

（三）临床表现

结核分枝杆菌感染后，临床上形成活动性结核病和结核分枝杆菌潜伏感染。按照《结核病分类标准》（WS196－2017），结核病可分为以下5种：①原发型肺结核，包括原发综合征及胸内淋巴结结核；②血行播散型肺结核，包括急性血行播散型肺结核（急性粟粒型肺结核）及亚急性、慢性血行播散型肺结核；③继发性肺结核，包括浸润性、纤维空洞及干酪性肺炎等；④结核性胸膜炎，包括结核性干性胸膜炎、结核性渗出性胸膜炎、结核性脓胸；⑤其他肺外结核，如通过消化道、破损的皮肤黏膜等进入人体，可引起结核性腹膜炎、肠结核、皮肤结核等疾病；通过淋巴液或血液扩散侵入肺外组织器官，可引起骨、关节、脑、肾、泌尿生殖系统等结核病变。肺外结核可与肺结核并存或单独存在。

（四）结核分枝杆菌与医院感染

20世纪90年代后，美国、意大利、英国、西班牙等国家相继报道了十多起艾滋病住院患者出现耐药结核分枝杆菌医院感染暴发。国内也有血液系统肿瘤患者住院治疗后发生结核病医院感染的报道。医务人员发生结核分枝杆菌医院感染的问题也不容忽视。

约20%的活动性肺结核患者无症状或仅有轻微症状，这部分患者是结核分枝杆菌医院感染重要的传染源。因此，对感染病例做到早诊断、早隔离、早治疗尤为重要。预防结核分枝杆菌医院感染，还需要采取环境控制、个人防护、高危人群定期筛查等措施。对确诊患者采取空气隔离措施，隔离病室采取通风或紫外线照射消毒等措施，如有条件，可将活动性肺结核患者安置在负压病房。医务人员正确使用防护用品，尤其是医用防护口罩。对可能暴露于结核病病例的医务人员进行定期筛查。

二、非结核分枝杆菌

（一）病原学特点

非结核分枝杆菌（non－tuberculous Mycobacteria，NTM），也曾称为非典型分枝杆菌，是指除结核分枝杆菌复合群和麻风分枝杆菌以外的分枝杆菌，可分为快生长分枝杆菌和慢生长分枝杆菌。NTM属于需氧菌，不利于水溶性营养物质和药物进入，对含氯消毒剂和抗菌药物均具有很强的抵抗力。NTM易形成生物膜，具有耐饥饿、耐极端温度的特点，可在水中长期存活。

NTM大部分为腐物寄生菌，只有少数对人体致病，可侵犯肺部、淋巴结、皮肤软组织、骨骼和关节等组织和器官，并可引起全身播散性疾病。

（二）流行病学

环境是NTM感染的主要来源，如污染的水，包括自来水、饮用水和蒸馏水等各种水都有NTM等条件性致病微生物存在。NTM感染主要通过直接接触感染，也可通过饮水或气溶胶吸入感染。人类在日常生活中普遍暴露于NTM。遗传性或获得性免疫缺陷者发生NTM感染，尤其是播散性感染的风险增加。

我国NTM分离率持续增高。NTM感染在分枝杆菌引起的疾病中所占比例逐步提高。北京协和医院的 NTM 分离率从 2013 年的 15.6% 上升至 2018 年的 46.1%。美国基于医疗保障人群的流行病学调查显示，1997—2007 年 65 岁以上 NTM 肺病年患病率由 20/10 万上升至 47/10 万；美国基于商业保险赔付人群的调查显示，2008—2015 年 65 岁以上 NTM 肺病年发病率由 12.7/10 万上升到 18.37/10 万，年患病率由 30.27/10 万上升到 47.48/10 万。

从全球看，NTM 种属分布具有明显的地域特点，不同地区分离到的 NTM 菌种和构成比例存在明显差异。如我国最常见的 NTM 菌种为胞内分枝杆菌，在北方可达 40% ~60%，南方 NTM 种类多样，其中脓肿分枝杆菌所占比例较高；我国 NTM 感染呈现南方多于北方、气候温和地区多于气候寒冷地区、沿海地区多于内陆地区的特点；东亚地区，如日本和韩国临床标本中分离最多的是鸟分枝杆菌复合群（占 67%）；欧洲和北美常见玛尔摩分枝杆菌和蟾蜍分枝杆菌。

（三）临床表现

常见的 NTM 临床感染类型包括以下几种。①肺部感染：多见于老年患者；②浅表淋巴结炎：多见于儿童；③皮肤软组织感染：常见于手术部位感染等医院感染，主要由快速生长分枝杆菌引起；④播散性感染：常见于严重免疫缺陷者；⑤其他部位感染：如奇美拉分枝杆菌引起开胸心脏手术后感染，除手术部位表浅切口感染、血流感染外，还可表现为人工心脏瓣膜心内膜炎、深部手术切口或器官腔隙感染（如纵隔炎）、血管内植入物感染。NTM 感染发病潜伏期长，长达术后 1.5 ~3.6 年。临床症状及体征无特异性。

（四）非结核分枝杆菌与医院感染

由于 NTM 感染源常来自环境，因此 NTM 一旦引起医院感染，往往会暴发流行。自 20 世纪 70 年代中期起，多数 NTM 医院感染暴发事件由快速生长 NTM 引起，其中龟分枝杆菌、脓肿分枝杆菌、偶然分枝杆菌最为常见。

NTM 医院感染多数为手术部位感染或其他侵入性诊疗操作后的创口感染，涉及的手术和操作主要有心脏手术、隆乳及面部整形术、血液与腹膜透析、留置静脉导管、肌内和皮下注射、肌电图电极置入等。多数感染由医院的相关水源污染引起。

美国一起 NTM 引起的心脏术后感染暴发调查发现，该医院用自来水制冰冷冻心脏麻痹溶液，溶液和手术剪刀均分离到 NTM。一起隆乳术后龟分枝杆菌感染调查发现，该医院使用结晶紫溶液做皮肤标记，库存的结晶紫溶液受 NTM 污染，可能的污染源来自调配试剂所用的蒸馏水。2006—2013 年在瑞士某医院接受过心脏手术的患者中，6 例发生心脏术后奇美拉分枝杆菌感染，包含人工瓣膜心内膜炎、血管移植物感染和血流感染，感染源来源于心脏术中使用的热交换水箱系统。

我国也曾发生多起 NTM 医院感染暴发。1998 年，深圳某医院将 2% 戊二醛当作 20% 戊二醛浓缩液进行稀释，不能有效对手术器械进行消毒灭菌，导致龟分枝杆菌脓肿亚种医院感染暴发。同年，福建某诊所肌内注射患者发生 59 例偶发分枝杆菌医院感染暴发。2009 年 10 月至 2010 年 3 月，汕头某卫生院 20 例剖宫产孕产妇术后发生脓肿分枝杆菌切口感染，与手术器械洗涤不彻底、配制的消毒液浸泡手术器械未达到消毒效果有关。

随着医院对医院感染专业的重视，以及医院感染专业的发展和进步，NTM 医院感染暴发事件越来越少，但因其一旦感染，往往涉及的暴发面广，治愈时间长，为患者带来的危害重大，因此，预防 NTM 感染仍为医院感染领域不容忽视的重要内容。做好医院用水和医疗器械的消毒工作，规范消毒液配置和使用，侵入性操作和外科手术严格遵守无菌技术操作规程，内镜清洗消毒应避免直接使用自来水，减少或避免 NTM 医院感染的发生。

三、军团菌

（一）病原学特点

军团菌是一种需氧革兰阴性杆菌，无菌膜，不产酸，不产气，有一至数根端鞭毛或侧鞭毛，可运动，共52个种、70多个血清型，广泛存在于湖泊、河流等天然水源和土壤中，也可在冷却塔、冷热水管道等人造供水系统中繁殖。军团菌可在 $31 \sim 36℃$ 水中长期存活，在相对湿度约为80%的环境中更稳定。常见的有嗜肺军团菌（Legionella pneumophila，Lp）、麦氏军团菌和长滩军团菌等，其中 Lp 是引起社区和医院内获得型肺炎的重要病原菌。

（二）流行病学

军团菌广泛存在于天然水源和人工水环境中，但天然水源中军团菌含量较低，很少引起感染。多数军团菌感染与人工水环境有关，如冷热水管道系统、空调冷凝水、医院用水及呼吸机等产生的气溶胶，通过空气传播引起人军团菌感染。被污染的饮用水、淋浴喷头水等，也可通过误吸进入体内，引起军团菌感染。人群对军团菌普遍易感，是否发病与宿主抵抗力和细菌毒力有关。老年、男性、夏季发病率较高。慢性病患者、长期接受化疗或免疫抑制治疗等免疫力低下患者、使用空调设施等人群是军团菌感染的高危人群。

（三）临床表现

吸入被军团菌污染的气溶胶引起的严重呼吸道传染病，为军团病，包括军团菌肺炎和庞提阿克热病。军团菌肺炎主要表现为急性下呼吸道感染症状，具备肺炎的典型特征，属于非典型性肺炎，病死率高。庞提阿克热病临床表现类似流感，有发冷、发热、头痛、肌肉痛，无肺炎，多数可在短期内恢复。

（四）军团菌与医院感染

空调冷却塔水是军团菌医院感染的主要传染源，冷热水系统和被污染的呼吸道治疗器械等也可引起军团菌医院感染。定期做好医院饮用水系统的消毒，加强医院空调系统，特别是管道、出风口、回风口等部位的清洁消毒，加强呼吸道治疗器械等管路的清洁消毒，是预防军团菌医院感染的有效防控措施。

四、厌氧性细菌

（一）病原学特点

厌氧性细菌，简称厌氧菌，是生长和代谢不需要氧气，利用发酵获取能量的一群细菌的总称。根据是否有芽孢形成，可分为厌氧芽孢梭菌属和无芽孢厌氧菌两大类。

厌氧芽孢菌属常见的有艰难梭菌、肉毒梭菌、破伤风梭菌和产气荚膜梭菌等。主要分布在土壤、人和动物肠道内，多数为腐生菌，少数为致病菌，主要引起外源性感染。它们不能长时间在有氧环境中存活，但芽孢具有非常强的抵抗力，在宿主体外的有氧环境中可存活数周至数个月。芽孢耐热，100℃1小时才能将其杀灭，耐干燥、耐强酸、耐强碱，对消毒剂也有强大的抵抗力，对抗菌药物高度耐药，甚至对某些抗菌药物固有耐药。在适宜条件下，芽孢发芽形成繁殖体，产生毒素而致病。

无芽孢厌氧菌包括多个属的球菌和杆菌，寄生于人和动物的体表及呼吸道、消化道和泌尿生殖等与外界相同的腔道内，多为正常菌群。当宿主抵抗力下降、菌群失调、寄居部位改变时，无芽孢厌氧菌可作机会致病菌引起内源性医院感染。

（二）流行病学

厌氧菌可通过粪－口传播、污染的物品或器械等引起外源性感染。宿主免疫力下降或菌群失调人群是内源性感染的高危人群。大量使用抗菌药物后肠道栖生的艰难梭菌还可引起抗生素相关性腹泻和抗生素相关性肠炎等。

（三）临床表现

厌氧芽孢菌属感染可引起假膜性肠炎、抗生素相关性肠炎、抗生素相关性腹泻、破伤风、气性坏疽、食物中毒、创伤感染中毒等疾病。无芽孢厌氧菌感染可引起败血症、呼吸道感染、盆腔感染、女性生殖道感染、口腔感染、中枢神经系统感染等。

（四）厌氧菌与医院感染

艰难梭菌是备受关注的引起医院感染的厌氧芽孢菌属之一。随着抗菌药物的广泛应用，艰难梭菌耐药性增强，高致病菌株出现，艰难梭菌相关性疾病发病率和致死率不断增高，因此，加强抗菌药物管理，合理用药至关重要。

产气荚膜梭菌可引起气性坏疽，主要生长在患者伤口内。气性坏疽患者使用后的诊疗器械应遵循"先消毒、后清洗、再灭菌"的原则。手术结束、患者出院、转院或死亡后应对环境和物体表面进行严格终末消毒。患者用过的床单、被罩、衣物等织物应单独收集，如需重复使用，应专包密封，标识清楚，压力蒸汽灭菌后再清洗。

正确处理伤口，及时清创扩创，避免厌氧微环境形成，是预防厌氧菌感染的重要措施。

⊕ 知识链接

艰难梭菌医院感染现状

近年来，艰难梭菌（clostridium difficile，CD）成为医院感染性腹泻最常见的病原体之一。

（1）抗菌药物合理使用是预防和控制艰难梭菌感染（clostridium difficile infection，CDI）的最有效措施之一。

抗菌药物蓄积剂量、使用抗菌药物数量、抗菌药物暴露天数均与CDI有关。做到以下几点，对于降低CDI风险很重要：①减少与CDI相关的高危抗菌药物（如：广谱二、三代头孢菌素、氟喹诺酮类、克林霉素等）的使用数量、频率和持续时间；②在医院内持续落实和改进抗菌药物合理使用管理项目；③基于本地CDI流行病学资料，确定重点管理抗菌药物种类，氟喹诺酮类、克林霉素、广谱头孢菌素（围术期预防使用除外）等均应纳入考虑之中。

（2）关注CD无症状定植者的传播作用。

无论是艰难梭菌感染患者，还是定植患者，均可排出艰难梭菌芽孢污染其周围环境。无症状CD定植者作为潜在贮菌源，传播作用与CDI患者相同，但作用强度较弱。研究表明，对无症状定植者采取隔离措施，可降低CDI发生率，但隔离措施的依从性、环境清洁消毒效果、对CD带菌状态的判定等混杂因素无法被合理评估，尚需多开展中心研究论证。

（3）临床怀疑抗生素相关腹泻时应及时送CD检测。

长期使用广谱抗菌药物出现水样腹泻，且腹泻≥3次/24小时、持续超过2天，需送检大便，进行CD检查。若高度怀疑有CDI导致的复杂性情况如肠梗阻，也可送检直肠拭子。CDI患者感染好转或痊愈后，仍有携带产毒CD的可能，故不必反复送检大便。抗CD治疗后，不必通过复查大便判断是否治愈。新生儿或婴儿无症状携带产毒CD的情况较普遍，不推荐对这部分人群的腹泻样本进行CD检测。

五、朊病毒

（一）病原学特点

朊病毒（prion）是一种不含核酸的可自我复制并具有传染性的蛋白粒子，也称朊粒或朊毒体。朊病毒对常见的灭活程序有极强的抵抗力。煮沸、紫外线照射、电离辐射等可灭活核酸的物理方法，对朊病毒无效。核酸酶、羟胺（核酸修饰剂）、锌离子作用等化学方法，对朊病毒也无影响。但使用蛋白酶 K 和蛋白变性剂，可降低朊病毒感染性或将其灭活。

（二）流行病学

感染朊病毒的动物和人、污染的手术器械等均可成为传染源。朊病毒主要通过消化道传播，进食感染的组织或加工物，尤其是脑组织，可引起朊病毒感染。接触污染的手术器械也可造成朊病毒感染。人群对朊病毒普通易感。

（三）临床表现

朊病毒可侵袭人类和多种动物的中枢神经系统，引起退行性脑病，称为朊病毒病，也称为传染性海绵状脑病，其临床症状为慢性进行性痴呆、共济失调、震颤等，潜伏期长，可达 10 年或更长，致死率达 100%。人朊病毒病可分为散发型、遗传型和获得型，包括克雅病、库鲁病、GSS 综合征、致死性家族型失眠症等，其中散发型克雅病占到 85% ~ 90%。

（四）朊病毒与医院感染

鉴于朊病毒的抵抗力极强，朊病毒病潜伏期长、致死率高等特点，预防朊病毒医院感染尤为重要。①接触临床疑似朊病毒病的医务人员，尤其是脑外科和病理科医师，应做好标准预防，须特别注意个人防护和消毒隔离；②建议疑似或确诊朊病毒感染的患者使用一次性医疗器械、器具和用品，用后使用双层医疗废物袋密闭封装后处置；③需反复使用的医疗器械遵循"先消毒、后清洗、再灭菌"的原则；④手术结束、患者出院、转院或死亡后应对环境和物体表面进行严格终末消毒。

目标检测

答案解析

一、单选题

1. 经飞沫传播的病原体传播风险距离一般为（ ）

    A. ≤1m   B. >1m

    C. ≤5m   D. >5m

二、多选题

1. 医院感染发生的三个基本条件或三个环节，包括哪几项（ ）

    A. 感染源   B. 传播途径

    C. 易感者   D. 媒介

2. 下列哪些人或物品可能成为医院感染的感染源（ ）

    A. 患者   B. 病原携带者

    C. 无症状感染者   D. 污染的器械

3. 是否会造成经气溶胶传播的医院感染，与下列哪些因素有关 （　　）

A. 密闭空间的大小

B. 空气流动情况

C. 气溶胶所含病原体的数量和毒力

D. 暴露的时间长短与患者防护情况

4. 下列哪些人群容易发生医院感染 （　　）

A. 免疫功能低下的人群

B. 接受侵入性诊疗操作的患者

C. 手术时间或住院时间长的患者

D. 新生儿和老年人

5. 最常见的医院感染病原体种类包括 （　　）

A. 细菌

B. 病毒

C. 真菌

D. 寄生虫

6. 医院感染常见的革兰阳性细菌有 （　　）

A. 金黄色葡萄球菌

B. 表皮葡萄球菌

C. 粪肠球菌

D. 肺炎链球菌

7. 医院感染常见的革兰阴性细菌有 （　　）

A. 大肠埃希菌

B. 肺炎克雷伯菌

C. 铜绿假单胞菌

D. 鲍曼不动杆菌

8. 军团菌医院感染的可能传染源包括 （　　）

A. 空调冷却塔水

B. 冷热水系统

C. 医院饮用水

D. 被污染的呼吸道治疗器械

9. 下列哪些病原体感染的患者使用后的诊疗器械应遵循"先消毒、后清洗、再灭菌"的原则 （　　）

A. 朊病毒

B. 产气荚膜梭菌

C. 结核分枝杆菌

D. 军团菌

书网融合……

本章小结　　　　微课　　　　题库

第四章　常见部位医院感染预防与控制

_{微课}
PPT

📖 **学习目标**

1. **掌握**　不同系统的常见部位医院感染预防与控制措施。
2. **熟悉**　不同系统的常见部位医院感染发生的危险因素。
3. **了解**　常见部位医院感染的病因与发病机制。
4. **学会**　常见医院感染预防控制的具体措施，具备分析不同医院感染发生危险因素的能力。

➡ **案例引导**

　　案例　患者，男，75岁，肌萎缩侧索硬化，气管切开术，双侧肢体进行性无力2年余。目前双上肢不能抬起、双下肢蹲下不能站起、抬头费力，言语含糊、饮水呛咳，胃管流质饮食和留置尿管导尿，长期基本卧床，反复肺部感染和泌尿系统感染。病程中根据病情变化并给予纠正贫血、纠正低蛋白血症、营养神经、雾化、抗感染和更换气管切开套管等综合治疗。

　　讨论　如何预防该患者再次肺部感染？预防该患者再次发生泌尿系统感染应采取哪些防控措施？

　　分析　预防该患者再次发生肺部感染的措施如下：①正确的口腔护理，保持良好的口腔卫生以减少口咽部致病菌定植；②正确鼻饲预防误吸；③定时翻身拍背和震动排痰等保持合理体位，防止痰液等分泌物坠积。

　　预防该患者再次发生泌尿系统感染的措施如下：①每日评估尽早拔除导尿管，病情允许时拔除导尿管，使用一次性接尿护理器。②正确尿管护理，防止发生尿液逆流。如：活动或搬运患者时夹闭尿管防逆流。③防止发生致病菌的交叉传播。如：尿液收集容器避免共用，防止感染患者交叉传播；患者护理员严格落实手卫生等。④会阴部的正确清洁护理，导致致病菌逆行感染。⑤未发生泌尿系统感染，避免膀胱冲洗。

第一节　呼吸系统医院感染

一、概述

　　呼吸系统医院感染包括上呼吸道感染和下呼吸道感染，上呼吸道感染主要指喉及以上的呼吸道感染；下呼吸道感染主要指气管、支气管、终末气道、肺泡和肺间质的感染。2014年我国1766所医院的横断面调查报告显示：下呼吸道感染占全部医院感染的47.53%，居第一位。下呼吸道感染主要为医院获得性肺部感染（hospital – acquired pneumonia，HAP），其中包括一个重要的特殊类型：呼吸机相关性肺炎（ventilator – acquired pneumonia，VAP）。美国2016版HAP/VAP指南更新时将广义的HAP区分为狭义的HAP与VAP两种相互独立的类型，即HAP仅指住院后发生的没有气管插管、与机械通气无关的肺炎，而VAP指气管插管及机械通气后发生的肺炎，两者为完全不同的群体。而国内专家学者仍认为

VAP 是 HAP 的特殊类型，《中国成人医院获得性肺炎与呼吸机相关性肺炎诊断和治疗指南（2018 年版）》在病原学、诊断、治疗和预防方面对 HAP 与 VAP 分别进行了阐述。国家护理质量数据平台发布全国 1800 所医院 VAP 发生率的中位数为 3.53‰ ~ 4.19‰。VAP 不仅使患者住院时间和 ICU 入住时间明显延长，还严重影响重症患者的预后。本节重点讨论呼吸系统感染中的 HAP 和 VAP。

二、病因与发病机制

HAP 和 VAP 的共同发病机制是病原体到达支气管远端和肺泡，突破宿主的防御机制，在肺部繁殖而引起侵袭性损害。致病微生物主要通过两种途径进入下呼吸道：①误吸，住院患者在抗菌药物暴露、使用制酸剂或留置胃管等危险因素作用下，口腔正常菌群改变，含定植菌的口咽分泌物通过会厌或气管插管进入下呼吸道，为内源性致病微生物导致感染的主要途径；②致病微生物以气溶胶或凝胶微粒等形式通过吸入进入下呼吸道，也是导致院内感染暴发的重要原因，其致病微生物多为外源性，如结核分枝杆菌、曲霉菌和病毒等。此外，HAP/VAP 也有其他感染途径，如感染病原体经血行播散至肺部、邻近组织直接播散或污染器械操作直接感染等。

VAP 的发生机制与 HAP 稍有不同：气管插管使得原来相对无菌的下呼吸道与外界相通，口咽部定植菌会大量繁殖，含有大量定植菌的口腔分泌物在各种影响因素（气囊放气或压力不足、体位变动等）作用下通过气囊与气管壁之间的缝隙进入下呼吸道；同时气管插管的存在使得患者咳嗽能力受到抑制，无法进行有效咳嗽，干扰了呼吸道纤毛的清除功能，降低了气道的保护能力，从而增加了 VAP 的发病风险。气管插管内外表面容易形成生物被膜，各种原因（如吸痰等）导致形成的生物被膜脱落，引起小气道阻塞，导致 VAP。此外，为缓解患者气管插管的不耐受，需使用镇痛镇静药物，使咳嗽能力受到抑制，从而增加 VAP 的发生风险。

三、危险因素

发生 HAP 或 VAP 的危险因素涉及各个方面，可分为宿主自身因素和诊疗环境两大类因素。凡是削弱宿主免疫防御机制和促使病原体入侵和移位至下呼吸道的因素均易导致下呼吸道感染的发生。患者往往是因多种因素同时存在或混杂作用，导致 HAP 或 VAP 的发生。

（一）年龄、基础疾病、化疗和免疫抑制剂使用

老年人一方面往往伴发多种基础疾病、各器官功能衰退、免疫力降低，另一方面老年人肺泡弹性及支气管纤毛上皮运动减弱，对异物的清除功能降低和气道分泌型 IgA 减少，换气功能差等，易造成下呼吸道感染。某些原发疾病如心脑血管意外或颅脑损伤等导致长期昏迷状态的患者，咳嗽反射减弱或消失，排痰不畅，容易导致坠积性肺炎发生。吞咽功能不良患者或长期置胃管患者，食物或胃肠液易误吸入气管引起吸入性肺炎。肿瘤患者化疗后粒细胞缺乏或长期使用免疫抑制剂的患者，机体免疫力低下，肺部的免疫防御功能下降，容易发生下呼吸道感染。

（二）呼吸道侵入操作

气管插管机械通气是 HAP（尤其是 VAP）的重要危险因素。有研究表明，机械通气时间越长 VAP 越容易发生。机械通气时间增加 1 天，发生肺炎的危险性增加 1% ~ 3%。机械通气时间超过 3 周的患者 VAP 的发生率高达 83.33%。机械通气患者往往需要留置胃管行肠内营养，常导致食管下端括约肌的功能减弱，口咽分泌物淤积，从而增加胃食管反流和误吸的机会。

另外，机械通气患者的纤维支气管镜相关侵入性操作也是 VAP 发生的独立危险因素。很多研究报道耐药菌呼吸道感染暴发事件与使用污染的纤维支气管镜操作有关。

（三）广谱抗菌药物不合理使用

多疗程、大剂量广谱抗菌药物的长期使用，使得呼吸道正常菌群减少，诱导产生多重耐药菌，损坏机体的免疫功能，引起多重耐药菌的下呼吸道定植或感染。研究表明，ICU 内实施每个季度经验性抗菌药物轮换交替使用的方法，可以有效降低多重耐药菌肺部感染的发生率和病死率。

四、预防与控制

预防肺部感染的干预控制措施往往是一系列的措施组合而成的，干预组合措施中每一项内容都是至关重要的。如果在落实干预措施的过程中没有完全执行干预组合的内容，干预控制效果将不会一致，且不会取得最优效果。目前国际上 HAP 和 VAP 预防和控制指南较多，不同指南对每项预防措施的推荐级别存在一定程度的差异。综合几个指南的要点，提出预防控制措施如下。

（一）教育与培训

对医务人员加强 HAP 和 VAP 预防与控制知识的教育培训，提高医务人员医院感染防控意识，使其掌握相关防控关键技术，严格落实相应的干预措施。尤其关注 HAP 和 VAP 不同的预防控制措施，进行针对性教育培训。

（二）制定监测计划与监测评估

制定本医疗机构的 HAP 和 VAP 的目标监测计划，确定监测人群，了解 HAP 和 VAP 发病趋势，明确危险因素，致病菌构成及耐药状况，及早识别感染暴发。对关键措施执行情况进行监测评估，内容包括：医务人员手卫生依从性；每日镇静剂和尽早脱机评估的依从性；口腔护理措施的依从性；无禁忌证患者半卧位措施依从性。将监测数据和监测评估结果及时反馈给临床医务人员，并提出改进性建议，可以降低 HAP 和 VAP 的发生率和减少感染暴发。

（三）保持良好的口腔卫生

口腔卫生通常是为了保持口腔清洁，去除牙菌斑，降低和清除口咽部致病菌的定植，并使口腔处于湿润状态，以保持口腔正常功能而进行的口腔卫生操作。许多研究表明机械通气患者氯己定口腔护理可以显著降低 VAP 发病风险。对插管并接受机械通气患者应常规进行口腔卫生护理，包括使用消毒剂（如氯己定）漱口、口腔黏膜擦拭或口腔冲洗，每 6~8 小时一次。

（四）减少口咽部、上消化道细菌定植及误吸

口咽部分泌物误吸进入下呼吸道，是发生肺部感染的一个重要危险因素。长期鼻饲患者经常会发生胃内容物误吸，进而引起肺部感染。机械通气患者口咽部分泌物易于积聚在声门下区气囊上，成为细菌积聚定植场所，该处细菌浓度可达 $10^8 \sim 10^{10}$ CFU/ml，当气囊内压力低于 20cmH$_2$O 时，积聚于声门下的分泌物可漏入或误吸入下呼吸道，导致 VAP 发生。因此，长期鼻饲患者、卧床患者和机械通气患者，减少口咽部和上消化道细菌定植，避免误吸非常重要。

（五）患者的体位管理

机械通气患者的体位对误吸和 VAP 的发生产生重要影响。平卧位患者较半卧位胃液反流增加，使用呼吸机的患者若无禁忌证头胸部抬高 30°~45°，并应协助患者定时翻身拍背和震动排痰，这是预防 VAP 的有效措施之一。定时翻身拍背和震动排痰同样是预防长期卧床患者坠积性肺炎的有效措施之一。

（六）减少呼吸机设备污染

呼吸机外置管路机械通气过程中产生的冷凝水的细菌污染非常严重。因此，确保重复使用的呼吸机管路消毒合格，使用无菌湿化用水，机械通气过程中保证集水瓶处于最低部，并有效防止冷凝水反流至

患者呼吸道，对预防 VAP 非常重要。美国 CDC 和我国的 VAP 预防与控制指南均建议：机械通气患者无需定期更换呼吸机管路，在可见管路污染或管路工作性能障碍情况下更换管路即可。但目前我国大多数医疗机构规定呼吸机管路常规每周更换一次。没有足够的证据推荐机械通气患者常规使用密闭式吸痰管，但当机械通气患者是多重耐药菌感染或传染病患者，对周围环境或医务人员健康造成严重威胁时，吸痰操作推荐使用密闭式吸痰管。做到纤维支气管镜的规范消毒、灭菌与维护，对降低 VAP 的发病和呼吸道耐药菌的感染暴发具有重要的临床意义。

（七）控制外源性污染

引起下呼吸道感染的致病菌常常可以污染医护人员的手和周围环境，进而引起医院内不同患者之间的交叉传播。很多研究表明，进行严格的手卫生可以降低 HAP 和 VAP 的发病率。患者床单元等周围环境清洁消毒应遵循耐药菌防控和重症监护病房感染管理等规范执行，当有耐药菌感染或感染暴发时，应增加消毒频次。

第二节　泌尿系统医院感染

一、概述

我国常见的医院感染中泌尿系统感染仅次于下呼吸道感染，居第二位，占 11.56%。超过 80% 的医院获得性泌尿系统感染是患者留置导尿管后或拔除尿管 48 小时内发生的尿路感染，即导尿管相关尿路感染（catheter – associated urinary tract infection，CAUTI）。我国 2010 年和 2015 年 CAUTI 日感染率分别为 4.72‰ 和 1.89‰。而没有尿道插管病史发生泌尿系感染的住院患者仅占总泌尿系统感染的 1.4% ~ 2.9%。同时伴随广谱抗菌药物不合理使用的增加，尿路发生多重耐药菌感染，成为医院耐药菌感染重要的感染源。CAUTI 加重患者病情，增加患者医疗负担，延长住院时间，增加医疗成本。因此，本节重点讨论 CAUTI。

二、病因与发病机制

泌尿系统感染途径分为上行感染、血行感染。上行感染即逆行感染，主要是病原菌经尿道口上行至膀胱或输尿管、肾盂引起的泌尿系统感染，约占尿路感染的 90%。正常情况下前尿道和尿道口周围定居着少量不致病的细菌，如链球菌、乳酸菌、葡萄球菌等。某些因素如：导尿、尿路器械操作、性生活、尿路梗阻等可能引起尿道口周围细菌移位或致病菌进入尿道内，可导致上行感染的发生，以大肠埃希菌最常见。血行感染是指病原菌通过血行到达肾脏和尿路其他部位引起的感染。这种感染途径非常少见，多发生于患有基础慢性疾病或接受免疫抑制剂治疗的患者，致病菌以金黄色葡萄球菌最常见。

泌尿系统的免疫防御机制包括：尿动力使病原体难以在尿路中停留；尿路黏膜屏障分泌抑菌物质；弱酸性的尿液不利于细菌生长等。正常情况下，进入膀胱的细菌很快被清除，是否发生尿路感染与细菌的数量、毒力和机体的防御功能有关。而临床上长期留置导尿管，为细菌入侵尿路敞开门户，同时影响膀胱的排空能力，尿管的侵入性操作会损伤尿道黏膜，这些均易导致细菌生长繁殖，引起泌尿系统感染。

三、危险因素

CAUTI 多为逆行感染，维持泌尿道引流系统的完全密闭、保持会阴部清洁干燥、加强会阴护理、减少尿管周围分泌物附着所致的致病菌生长繁殖，可以有效降低 CAUTI 发生。医院获得性泌尿系统感染的危险因素除与女性患者、糖尿病、肾功能不全等患者因素有关外，主要与留置导尿操作、留置尿管时间和留置后日常护理有关。

（一）留置导尿操作

留置导尿时，应严格执行手卫生及无菌操作技术，充分消毒尿道口。操作时动作要轻柔，避免损伤尿道黏膜。急诊患者因病情危急，各项急救措施需要在短时间内集中实施，或因医生护士人力资源相对不足，急诊导尿可能存在无菌技术执行不严的情况，增加了患者泌尿系感染的机会。

（二）留置尿管时间

尿管留置时间过长，是 CAUTI 最重要的危险因素。留置超过 3 天的导尿管表面可见细菌附着及少量不定型基质物；留置时间超 7 天的导尿管管壁可见细菌聚集并有片状纤维样物质交联；随着留置时间的延长，达到 10 天以上的管壁可观察到逐渐成熟的细菌生物膜及大量的细菌附着。多项研究表明，泌尿系统感染发生率与留置尿管时间呈正相关关系，留置尿管时间≥7 天的患者 CAUTI 感染率显著增加。

（三）留置后日常护理

留置导尿管后，不佳的护理行为可增加患者感染的机会。包括：活动或搬运患者时未夹闭导尿管，发生尿液逆流；不同患者间共用尿液收集容器，发生感染患者交叉传播；尿液污染护理人员的手或手套，未严格落实手卫生，发生泌尿系感染耐药菌的交叉传播；忽视会阴护理，导致致病菌逆行感染。

膀胱冲洗属于有创操作，在冲洗过程中可能造成膀胱尿道黏膜的水肿甚至破损，也可能造成已经存在的感染播散；同时膀胱冲洗操作过程增加耐药菌交叉感染的概率。因此不提倡常规膀胱冲洗预防尿路感染。

四、预防与控制

针对可能引起医院获得性泌尿系感染的各种危险因素，采取行之有效的预防控制措施，可以降低尿路感染发生风险。

（一）制定监测计划、教育与培训

制定 CAUTI 的目标性监测计划，确定监测人群、诊断标准和感染上报方式等。将 CAUTI 监测数据和不同科室感染率及时反馈给临床医务人员，并提出改进性建议。医疗机构制定 CAUTI 的预防控制措施，并对临床医务人员进行教育培训，督导检查临床各项干预措施的落实情况。

（二）导尿管的适时正确使用

预防 CAUTI 的最佳方法是避免不必要的留置导尿管和尽可能缩短导尿管留置时间。提倡临时导尿或男性安全套导尿，杜绝因减轻护理操作负担而长期留置导尿管。医疗机构应建立每日评估系统，对留置导尿管患者进行每日评估留置的必要性，尽早拔除导尿管。同时长期留置导尿管，不建议频繁更换导尿管。

（三）导尿管的选择和正确护理

医务人员在导尿管置管过程和留置期间的尿管管理必须严格执行消毒、手卫生和无菌操作规程。保证集尿系统密闭和通畅，应保持集尿袋低于膀胱水平，防止反流，封闭性引流装置出现问题应立即更换。医务人员的手也是尿路感染中重要的传播媒介。在进行留置导尿、留取培养和倾倒尿液过程，均应进行严格的手卫生，阻断泌尿系定植或感染患者的耐药菌传播。

（四）抗菌药物的正确使用

研究表明全身使用抗菌药物和外用消毒剂等预防 CAUTI 的发生均无效，反而增加泌尿系统耐药菌定植或感染的机会。长期留置导尿的患者，往往 CAUTI 的发生难以避免，应用抗菌药物治疗 CAUTI 时，应区分无症状菌尿与有症状菌尿，一般患者的无症状性菌尿无需抗菌药物治疗，孕妇和糖尿病患者无症状性菌尿根据必要性可选择抗菌药物治疗。因此临床上抗菌药物治疗一般仅针对有明显尿路感染症状的泌尿系统感染。

第三节　手术部位医院感染

一、概述

手术部位感染（surgical site infection，SSI）是指发生在手术切口、深部器官和腔隙的感染，SSI 在我国常见医院感染中居第三位，仅次于呼吸道感染和泌尿系统感染，约占医院感染的 10%。SSI 是外科最常见的感染之一。2016 年世界卫生组织（WHO）发布了预防外科手术部位感染的全球指南。2010 年卫生部和 2019 年外科专业协会分别发布了外科手术部位感染预防的指南，指出术前、术中和术后的一系列防控措施可以降低 SSI 感染风险。因此加强 SSI 的预防与控制是医院感染管理的工作重点之一。

二、病因与发病机制

外科手术必然会破坏患者皮肤黏膜的自然屏障保护作用，在切开皮肤黏膜后，微生物病原体一旦进入切口，在温度适宜、营养丰富的切口内生长繁殖。SSI 是否发生取决于进入手术部位病原体数量、毒力和患者自身对感染抵抗力之间的相互作用。如果病原体适合在手术部位微环境中生长繁殖，产生的毒力足以抵抗患者机体自身的防御能力，发生 SSI 的危险会显著增加。研究表明，当植入物、切口缝线等手术部位异物存在时，导致感染所需要的病原体污染数量将会大大降低，低至 100CFU/g 组织。如果手术结束前的消毒、冲洗或抗菌药物等手术因素不利于病原体的生长繁殖，则 SSI 也不会发生。按照病原体来源的不同可将 SSI 分为内源性与外源性，内源性感染的大部分病原体来自患者手术切口范围涉及内脏器官，胃肠道 SSI 感染常见病原微生物来自胃肠道菌群，如：厌氧菌、大肠埃希菌等革兰阴性杆菌和肠球菌等革兰阳性球菌。外源性感染主要可能来源有：手术医务人员、手术设备和器械、手术室环境等。分枝杆菌等一些不常见的病原体也可通过某些特殊途径污染引起 SSI 发生甚至暴发流行。

三、危险因素

SSI 的危险因素包括患者和手术两个方面，患者方面包括：高龄、营养不良、免疫功能受损、吸烟、体重指数过高、基础疾病、长期住院等；手术方面的危险因素涉及术前、术中和术后三个环节，主要包括：术前皮肤准备、术中低体温、手术室环境控制、手术无菌操作、术后伤口换药等。

（一）患者方面的危险因素

老年人往往伴发多种基础疾病、各器官功能衰退、免疫力降低等，是 SSI 发生的高危人群。研究表明，肥胖患者（体重指数 $>30kg/m^2$）、围手术期高血糖、低蛋白血症、吸烟均是 SSI 发生的独立危险因素。低蛋白血症等营养不良可影响患者的免疫状态，增加患者对感染的易感性。

（二）手术方面的危险因素

1. 术前皮肤准备　手术区皮肤准备是预防 SSI 的重要环节，5%～15% 的手术感染是由患者皮肤污染所致。去除毛发虽然有利于暴露手术切口和做标记，但去除毛发的方法不当可增加皮肤的擦伤或破损，为局部细菌的滋生提供机会，继而增加 SSI 发生的风险。多项研究数据表明：不同方式的去除毛发与不去除毛发对降低 SSI 的发生率差异无统计学意义。因此，不推荐手术前去除毛发，如确有必要，只能使用剪刀去除毛发，任何情况下强烈反对使用剃刀去除毛发，因为剃刀非常容易损伤皮肤的完整性，更易发生切口感染。推荐手术前一晚或当日沐浴更衣。手术区域宜使用一次性无菌贴膜覆盖。

2. 术中低体温　术中和术后低体温是由麻醉引起的体温调节受损和手术室的低温暴露共同导致的。非预期的低体温会使心血管并发症增加、凝血功能障碍和伤口愈合减缓，从而增加 SSI 风险。

3. 手术室环境控制　研究表明手术室空气中细菌含量与 SSI 发生呈正相关关系，浮游菌总量达到 $700CFU/m^3$ 时，SSI 感染率明显升高；降至 $180CFU/m^3$ 时，SSI 感染的危险性大大降低。手术室空气中细菌主要来自参加手术的医务人员和患者，手术室内人员增多、活动增多、开门频次增加等均会使室内的微粒和细菌数增多。另外，洁净手术室净化系统和空调系统的维护保养非常重要，维护不当，可成为尘埃细菌的聚集地，甚至引起不常见病原体 SSI 的感染暴发。

4. 手术无菌操作　手术操作者无菌技术不严格，可以将细菌污染到手术切口和手术器官腔隙内。应按照手术切口的等级由清洁到污染依次进行手术操作；手术过程中由污染操作变无菌操作时，应重新更换无菌器械，消毒手术区域皮肤加盖无菌巾单。接台手术、手套破损或手被污染时，应重新进行外科洗手及消毒。

5. 术后因素　术后手术切口局部换药无菌操作不严格，细菌从切口局部污染进入。长期使用广谱抗生素，导致病原菌出现多重耐药现象。

四、预防与控制

（一）制定监测计划、教育与培训

制定 SSI 的目标性监测计划，确定监测手术种类、诊断标准和 SSI 上报方式等。将 SSI 监测数据和不同医生的感染专率及时反馈给临床医生，并提出改进性建议。欧洲国家监测网络发现仅动态监测而无干预措施就可以降低 SSI 发生率。对医务人员加强手术部位感染预防与控制知识的教育培训，提高医务人员 SSI 防控意识，使其掌握相关无菌操作技术，严格落实 SSI 的监测和干预措施。同时强调有条件医院可建立住院和出院后患者 SSI 监测系统，监测感染时间覆盖无植入物手术术后 1 个月或有植入物手术术后 1 年。

（二）患者自身因素的积极控制

术前应积极控制患者可控的危险因素，如纠正低蛋白血症、控制血糖、清除感染病灶等，使患者保持较好的状态进行手术，降低 SSI 发生风险。无论是否患有糖尿病，指南建议应将患者围手术期血糖控制目标设定为 6.1～8.3mmol/L，特殊人群的控制目标应综合判定。早期营养支持可改善营养不良或严重创伤手术患者的预后，减少感染性并发症的发生。

（三）皮肤消毒

手术区皮肤消毒应以手术切口为中心，清洁切口应由内向外进行消毒，污染切口应由外向内进行消毒。指南推荐戴无菌手套之前用抗菌肥皂和流动水刷手，或使用含乙醇的速干手消毒剂进行外科手消毒。

（四）术中维持体温

应采取保温措施，使手术患者体温维持在正常范围。如：尽可能输注保温的液体和使用保温的冲洗液冲洗手术部位，使用保温毯和保温被为患者保温；同时手术室内温度保持在 21～25℃，温度不宜过低。荟萃分析显示，术中采用保温措施可以显著降低 SSI 的发生率。但基于目前的研究，尚未获得维持体温的具体数值、方式和维持时间等一致的推荐意见。

（五）预防性抗菌药物合理使用

预防性抗菌药物正确使用可以降低 SSI 的发生。预防性使用抗菌药物主要针对手术路径中可能存在的污染菌。如心血管、头颈、胸腹壁、四肢软组织手术和骨科手术等经皮肤的手术，通常选择针对金黄色葡萄球菌的抗菌药物。结肠、直肠和盆腔手术，应选用针对肠道常见的革兰阴性菌和厌氧菌等有效的抗菌药物。我国《抗菌药物临床应用指导原则（2015 版）》中给出了不同手术围手术期预防用抗菌药物的品种选择，最常用的推荐选择是第一、二代头孢菌素。有循证医学证据的第一代头孢菌素主要为头孢唑啉，第二代头孢菌素主要为头孢呋辛。抗菌药物给药时机应确保在切口切开时，血清和组织中可达到有效的杀菌药物浓度，并在整个手术过程中维持治疗水平的血清和组织药物浓度。抗菌药物给药时间应在术前 0.5～1 小时内或麻醉开始时给药，如手术时间超过 3 小时或超过所用抗菌药物半衰期的 2 倍以上，或成人出血量超过 1500ml，术中应追加一次抗菌药物。抗菌药物总的预防用药时间不超过 24 小时，个别情况可延长至 48 小时。手术时间较短（＜2 小时）的清洁手术术前给药一次即可。

（六）术中手术室环境的合理控制

保证手术室门关闭，保持手术室正压通气，最大限度减少人员数量和人员流动。层流手术室采用空气滤过垂直层流方法，将关节置换术后感染从 10% 左右降至 1%～2%。根据手术感染风险，合理安排手术的区域与台次。连台手术按要求进行物体表面清洁消毒，保证手术间自净间隔时间。对洁净手术室定期进行专项监测，包括：静态下空气细菌浓度和表面清洁消毒监测，符合洁净手术室卫生学要求。

（七）术后的预防措施

医务人员进行切口换药时要严格手卫生和无菌操作规程。术后保持引流通畅，观察并记录引流液性质、数量，保持伤口敷料干燥，病情允许尽早拔除引流管。术后应及时停用预防性使用的抗菌药物，抗菌药物超时长使用，对降低手术部位感染没有作用，反而会增加耐药菌产生。医务人员应定时观察手术患者的切口情况，注意体温及血象变化，出现疑似感染，及时送检微生物培养和进行 SSI 的诊断和治疗。

第四节　消化系统医院感染

一、概述

患者住院期间获得的感染性胃肠炎可由多种病原体引起，常见的有：大肠埃希菌、痢疾杆菌、沙门菌、诺如病毒和艰难梭菌。近些年，随着临床微生物检验技术的进步，由艰难梭菌引起的医院感染性腹泻日益增多，并与临床抗菌药物使用密切相关，本节重点介绍抗菌药物相关性腹泻。抗菌药物相关性腹泻是指抗菌药物治疗引起的一系列严重程度不同的以腹泻为主要症状的肠道菌群失调症。目前认为，艰难梭菌是抗菌药物相关性腹泻的主要病因。

二、病因与发病机制

艰难梭菌是一种专性厌氧革兰阳性芽孢杆菌，广泛存在于自然界的土壤、水、动物粪便和人类肠道中。艰难梭菌繁殖体在结肠外 24 小时会死亡，但艰难梭菌芽孢可以在环境表面存活数个月，且对很多种清洁剂和消毒剂高度抵抗。产毒艰难梭菌芽孢被人体摄入后，在胃液中存活，在肠道中芽生为繁殖状态并定植于下消化道，产生毒素 A（肠毒素）和毒素 B（细胞毒素）。正常人每克粪便中约有 10^2 个艰难梭菌，当使用广谱抗菌药物时，肠道内正常菌群被大量杀伤，患者肠道微生态平衡被破坏，导致艰难梭菌在肠道内大量繁殖，达到每克粪便中 $10^5 \sim 10^8$。此时产生大量的毒素 A 和毒素 B 破坏肠道上皮细胞屏障功能，导致腹泻及伪膜形成。研究发现急诊住院患者中，无症状艰难梭菌定植率为 7%～26%。艰难梭菌可通过大便污染周围环境，通常通过粪 – 口途径传播，因此任何能导致微生物入口的途径均可引起艰难梭菌的传播。

三、危险因素

医疗机构的环境污染在艰难梭菌的传播中起到重要作用，尤其是高风险的医疗护理用品（如电子直肠温度计、便盆、马桶等）清洁不够或患者之间共用等造成艰难梭菌传播。另外，高龄、严重的基础疾病、胃肠道手术史、抗菌药物使用、ICU 入住和住院时间长等均是高危因素。

（一）抗菌药物的使用

发生艰难梭菌感染最重要的危险因素是暴露于抗菌药物，抗菌药物抑制肠道正常菌群生长，为艰难梭菌生长繁殖提供了条件。长期暴露于抗菌药物或暴露于多种抗菌药物均会增加艰难梭菌感染的风险。而未接受抗菌药物治疗的患者中，几乎没有艰难梭菌感染病例的报道。

（二）住院时间

艰难梭菌感染的风险随患者住院时间延长而增加，因为住院时间代表可能暴露于其他艰难梭菌患者的持续时间和可能暴露于艰难梭菌污染环境的持续时间。住院时间 >1 周的成人患者中，艰难梭菌大便中定植率 ≥20%，而社区居民大便中艰难梭菌定植率为 1%～3%。

（三）老年人

老年人是艰难梭菌感染的危险因素之一，研究证实 >64 岁年龄组的患者艰难梭菌感染发生率高出几倍。长期护理院的老年人中定植率 5%～7%。

（四）其他危险因素

艰难梭菌感染的其他危险因素包括：肿瘤化疗、胃肠手术、留置胃管等。

四、预防与控制

预防艰难梭菌感染的策略主要包括两个方面：防止艰难梭菌向患者传播和艰难梭菌传播后降低发生艰难梭菌感染的风险。

（一）接触隔离措施

艰难梭菌患者的大便可以污染病房周围环境，引起艰难梭菌医院内交叉传播。因此对患者床旁隔离，有条件单间隔离对阻断艰难梭菌传播非常有效。医务人员进入艰难梭菌感染患者房间，必须戴手套和穿隔离衣，强化医务人员的手卫生依从性。

（二）环境清洁消毒

对患者经常接触的物品表面、设备设施表面、病房环境等进行消毒。包括：餐具、药杯、拖把、抹布、厕所、便器及房间地面等。艰难梭菌为有芽孢的厌氧菌，对一般的消毒剂有较强耐受性，应使用在环境保护机构注册过的标明可杀死艰难梭菌孢子的消毒剂，使用消毒剂时应配制较高的浓度，如使用

2000～5000mg/L 的含氯消毒剂。

（三）手卫生

常用的含乙醇为主要成分的免洗手消毒液不能杀灭艰难梭菌芽孢，推荐艰难梭菌感染暴发时优选皂液和流动水洗手，用皂液洗手的优点是机械清除和减少手上的芽孢，而非杀死芽孢。

（四）合理应用抗菌药物

要减少艰难梭菌定植或感染，应合理规范使用抗菌药物，避免长时间经验性用药，尽早明确致病菌，选用窄谱抗菌药物进行目标性治疗，确保适当的剂量和疗程，尽早终止抗菌治疗。对某些接受抗菌药物治疗的高危患者进行预防性治疗，包括布拉酵母菌、乳酸杆菌等。

第五节　血流感染

一、概述

血流感染是指各种病原微生物及其毒素侵入血液循环导致的系统性炎症反应综合征，病原微生物在循环血液中呈一过性、间歇性或持续性存在。血流感染属于全身性感染，可分为原发性血流感染和继发性血流感染。由于感染病原微生物和感染途径较多，大部分血流感染是继发不同感染部位而来的，如：继发肺部感染的血流感染、继发泌尿系统感染的血流感染等，感染的预防与控制涉及环节与血流感染的原发部位基本一致，本章前四节已做相应感染部位的介绍。继发性血流感染不作为医疗相关感染进行诊断和报告。原发性血流感染通常只包括中心静脉导管相关血流感染和黏膜屏障损伤－实验室证实血流感染两种。黏膜屏障损伤－实验室证实血流感染是原发性血流感染的特殊类型，只在免疫缺陷人群中定义的、只针对肠黏膜屏障损伤后肠道细菌入血形成的血流感染。因此，本节重点讨论中心静脉导管相关血流感染（central line－associated blood stream infection，CLABSI）。

CLABSI 是指患者在留置中央导管期间或拔除中央导管 48 小时内发生的与其他部位感染无关的原发性血流感染。血管内导管的类型多样，不同角度分类不同。根据穿刺部位可分为：经外周静脉导管（peripherally inserted central catheter，PICC）、锁骨下静脉导管、颈内静脉导管和股静脉导管等。收集可靠的 CLABSI 监测数据是一件很复杂的事情，很多国家没有完善的监测系统，目前尚不清楚全球 CLABSI 的发病率情况。

二、病因与发病机制

血管内导管置管是侵入性操作，使皮肤完整性受损，皮肤保护屏障受到破坏，增加感染风险。导管污染的途径主要有几种：置管部位的皮肤微生物侵入皮下，并沿导管表面定植于导管尖端；通过接触手、污染的液体或设备等导致导管或导管接口直接被污染；其他部位的感染经血流播散至导管；输入污染的液体导致 CLABSI，后两种情况引起的感染非常少见。CLABSI 的重要致病因素还包括：导管的材料特性、易产生黏附蛋白的宿主因素、致病菌的内在毒性因素等。如硅胶导管与聚氨酯导管容易形成纤维蛋白鞘，更易引起病原微生物定植聚集，具有更高的感染风险。再如某些导管材料容易导致血栓形成，从而继发病原微生物的定植与感染。一些病原体（如金黄色葡萄球菌和念珠菌）会分泌胞外聚合物，使得导管表面容易形成生物被膜。生物膜细菌对抗生素和宿主免疫防御机制的抗性较强，不易被清除，发生 CLABSI 的风险增加。

三、危险因素

CLABSI 的发生可能与患者病情、免疫健康状态、导管选择、置管部位选择、管道维护等多方面因素有关，危险因素主要包括以下几方面。

（一）置管部位

不同置管部位按照感染的危险性由低到高依次为：锁骨下静脉、颈内静脉和股静脉。研究表明，股静脉置管导管相关感染并发症是锁骨下静脉置管组的 4.57 倍，股静脉置管导管相关血栓并发症是锁骨下静脉置管组的 11.53 倍。因此，从减少感染和血栓并发症的角度，置管部位尽量避免选择股静脉，而股静脉置管的机械并发症风险与锁骨下静脉置管组无统计学差异。

（二）留置导管的无菌技术

置管操作人员的置管经验是否丰富，置管过程是否顺利，均与 CLABSI 的发生密切相关。多个中心的研究显示：导管置管采用超声引导可明显提高导管置管成功率，减少导管置管时间。多项研究表明，置管过程采用最大无菌屏障可以预防长导丝污染，有效降低导管相关血流感染的发生。

（三）导管留置时间

导管留置时间越长，CLABSI 发生的风险越高。留置时间越长，日常输注液体、含脂肪的溶液或血液制品次数越多，封管、冲管及导管护理次数越多，感染的风险就越高。

四、预防与控制

医疗机构应当建立 CLABSI 的主动监测和报告体系，开展 CLABSI 的监测，定期进行分析反馈，制定相应的感染防控措施，并督导检查临床科室落实情况。CLABSI 的防控措施涉及置管前、置管中和置管后三个方面，主要包括以下内容。

（一）教育与培训

相关医务人员应当接受各类血管导管使用指征、置管操作程序、使用与维护、CLABSI 预防与控制措施的培训和教育，熟练掌握相关操作规程，并对患者及家属进行相关知识的宣教。近几年，国内许多医院成立 PICC 置管护理专业小组和 PICC 维护门诊，由有资质的护理人员操作导管。

（二）建立感染监测体系

医疗机构应建立 CLABSI 的完善监测体系，由医院感染专职人员和经过培训的医务人员进行前瞻性主动收集监测数据，定期进行统计分析反馈，持续质量改进。监测内容包括：感染病例、插管日数和干预控制措施的依从性。

（三）置管前预防措施

置管前的预防措施包括：严格掌握置管指征，减少不必要的置管。选择合适的置管部位，权衡降低感染并发症和增加机械损伤并发症的利弊，中心静脉置管成人建议首选锁骨下静脉，其次选颈内静脉，尽量避免股静脉作为穿刺点。如为血管条件较差的患者进行中心静脉置管或 PICC 置管有困难时，有条件的医院可使用超声引导穿刺，提高置管的成功率，以减少插管试穿次数和机械损伤并发症。并对超声引导定位人员进行全面培训。

（四）置管中预防措施

置管时严格执行无菌技术操作规程。采用最大无菌屏障进行预防感染，包括：穿无菌衣，戴帽子、口罩、无菌手套，患者全身覆盖无菌巾。完全植入式导管（输液港）的植入与取出应在手术室进行。采用符合国家相关规定的皮肤消毒剂消毒穿刺部位。建议采用含氯己定醇浓度 >0.5% 的消毒液进行皮肤局部消毒。中心静脉导管置管后应当记录置管日期、时间、部位、置管长度，导管名称和类型、尖端位置等，并签名。

（五）置管后预防措施

每日评估导管留置的必要性，尽早拔除中央导管，是预防 CLABSI 的最佳方法。应当尽量使用无菌透明、透气性好的敷料覆盖穿刺点，对高热、出汗、穿刺点出血、渗出的患者可使用无菌纱布覆盖。应定期更换置管穿刺点的敷料，无菌纱布至少 1 次/2 天，无菌透明敷料至少 1 次/7 天。医务人员接触置管穿刺点或更换敷料前，应当严格按照《医务人员手卫生规范》有关要求执行手卫生。保持导管连接端口的清洁，每次连接及注射药物前，应对连接端口周边进行消毒，如端口内出现血迹等污染时，应立即更换。告知患者沐浴时应注意保护导管，避免导管浸水。输液 1 天或停止输液后，应及时更换输液管路。输血时，应每隔 4 小时或完成每个单位输血更换输液装置和过滤器。单独输注静脉内脂肪剂时，应每隔 12 小时更换输液装置。不能保障无菌技术的紧急插管，应在 48 小时内拔除中央导管，病情需要时更换穿刺部位重新置管。应当每天观察患者导管穿刺点及全身有无感染征象。当患者穿刺部位出现局部炎症表现，或全身感染表现的，怀疑发生中心静脉导管相关血流感染，建议综合评估决定是否需要拔管。拔管时建议进行导管尖端培养、经导管取血培养及经对侧静脉穿刺取血培养。

第六节　皮肤软组织医院感染

一、概述

皮肤是人体重要的天然屏障，是人体的保护膜，能够抵御外界各种物理化学刺激和病原微生物的侵入。皮肤软组织感染的种类很多，多由化脓性致病菌侵犯表皮、真皮和皮下组织引起的炎症性疾病。皮肤软组织感染分为社区获得性感染和医院获得性感染，医院获得性皮肤软组织感染也是医院感染较常见的感染类型，我国全国医院横断面调查研究显示，皮肤软组织感染占全部医院感染的 5.69%。医院获得性皮肤及软组织感染最常见致病菌为金黄色葡萄球菌和铜绿假单胞菌，且耐甲氧西林金黄色葡萄球菌比例较高。

二、病因与发病机制

人体皮肤呈酸性，pH 为 5.5，不利于大部分病原菌的生长繁殖。表皮细胞不断新陈代谢，大约两周为一个周期，随细胞的角化脱落，病原菌也会被清除。皮肤软组织感染致病菌最常见来源于皮肤表面，皮肤表面大量病原菌附着定植，自身的屏障功能会消除这些病原菌的危害，这是一种平衡；如果病原菌的毒力增强或数量增加超过皮肤正常的屏障防御功能，导致平衡被打破，病原菌入侵，形成皮肤及软组织感染。

三、危险因素

正常皮肤表面有很多正常寄居菌群，多为金黄色葡萄球菌和凝固酶阴性葡萄球菌，由于健康皮肤有一定的屏障防御功能，处于一种平衡状态，不会形成皮肤及软组织感染。在某些危险因素的存在下，会发生皮肤软组织感染。常见的危险因素，主要包括以下几方面。

（一）生理性皮肤屏障功能不健全

新生儿或婴幼儿皮肤薄嫩，屏障防御功能不健全，致病菌可直接侵入正常皮肤形成感染，最常见的是婴幼儿脓疱疮。老年人由于皮脂腺功能下降，皮肤干燥和新陈代谢速度慢，清除皮肤病原菌的能力下降，较易发生皮肤软组织感染。

（二）某些皮肤疾病导致皮肤屏障功能下降

某些皮肤疾病会破坏正常皮肤组织的结构，皮肤屏障防御功能下降，例如特应性皮炎、手足癣、大疱性皮肤病等。

（三）外伤等引起的皮肤组织破坏

各种创伤或通过皮肤进行的侵袭性操作、理化因素导致的皮肤损伤，可使病原菌有机可乘，形成皮肤及软组织感染。包括：针刺伤、热力损伤、手术切口、造瘘口等。

（四）皮肤及软组织微循环障碍导致屏障功能受损

昏迷、瘫痪等长期卧床患者，骨性突起部位的皮肤在长期受压下容易出现微循环障碍，局部产生压疮，皮肤的正常屏障受损，进而容易发生压疮感染。

四、预防与控制

大部分皮肤软组织的感染都是轻症，但皮肤是各种致病菌的储存所，皮肤感染的致病菌可以通过血流、淋巴、组织间隙等传播到身体其他部位导致更为严重的感染，甚至会通过接触传播给其他人。因此，皮肤软组织感染必须严格控制，保护好正常皮肤的屏障功能，将起到良好的预防作用。

（一）保持正常皮肤清洁

保持皮肤清洁是预防皮肤感染的重要措施之一。个人皮肤的清洁可以减少皮肤表面致病菌的定植数量，并保持皮肤通畅的分泌和排泄功能，利于上皮细胞的新陈代谢，维持正常皮肤的健康生理功能。

（二）避免皮肤出现破损

避免或减少可能引起皮肤损伤的医疗护理行为，维持皮肤完整的屏障体系，如避免皮肤摩擦、防止汗液和大小便浸润、术前备皮不使用刮毛刀备皮等。

（三）避免皮肤及软组织长时间缺血缺氧的状态

减少皮肤及软组织长期受压的措施主要有：鼓励和协助患者定时改变体位，每 2 小时翻身一次，避免骨性突起长时间受压而产生压疮。可使用防压疮床垫、防压疮垫圈进行局部支撑等避免压疮的发生。

（四）警惕继发感染

已经出现皮肤及软组织感染时，要积极处理，同时警惕其他部位的继发感染。

⊕ 知识链接

呼吸机相关性肺炎预防关键核心措施

ICU 获得性医院感染中，呼吸机相关性肺炎（VAP）占 9%～40%。VAP 可能导致 ICU 患者住院时间延长、病死率增加。微误吸是 ICU 患者发生 VAP 的主要机制，误吸物来源包括胃内容物反流及口咽部分泌物下移。以上误吸物携带病原菌，沿呼吸道下行，大部分被气管导管的气囊阻挡，汇聚在其上方，形成气囊上滞留物，但仍有部分通过气囊与呼吸道之间的微小间隙，以微误吸的方式进入到患者肺部，诱发 VAP。目前，微误吸导致 VAP 的观点已受到国内外研究者的重视，随着临床研究的不断深入，较多指南和建议提出了应对措施，但各版本观点存在一定差异，且均未提出系统的干预方案。

有些研究所构建的预防 VAP 集束化方案是以预防微误吸为核心策略，从呼吸支持、镇静方案、气囊管理、早期康复、序贯护理及人员培训等多方面提出预防 VAP 的临床建议，具有较强的科学性、可靠性。尽管预防 VAP 的措施多种多样，但不同措施的具体预防效果有待循证医学数据支持，部分预防措施存在争议，因此还需要加大 VAP 预防策略研究的广度与深度，结合中国国情提出 VAP 预防的关键核心措施。

答案解析

目标检测

一、单选题

1. 有关医院感染预防与控制的概念错误的是（　　）

　　A. 外源性感染是可以预防的

　　B. 洗手是预防医院感染的重要措施

　　C. 做好消毒隔离就可以杜绝医院感染的发生

　　D. 滥用抗菌药物可致二重感染

2. 预防呼吸机相关肺炎，除禁忌证外，维持床头抬高（　　）

　　A. 10°～20°　　　　　　　　　　B. 30°～45°

　　C. 半卧位　　　　　　　　　　　D. 坐位

3. 留置尿管后，集尿袋高度应（　　）

　　A. 低于膀胱水平，高于地面　　　B. 低于床单位

　　C. 低于双下肢　　　　　　　　　D. 高于床面

4. 静脉置管，成人置管应首选（　　）

　　A. 锁骨下静脉　　　　　　　　　B. 股静脉

　　C. 肘静脉　　　　　　　　　　　D. 大隐脉

5. 艰难梭菌污染的环境，可选用的消毒剂有（　　）

　　A. 乙醇　　　　　　　　　　　　B. 乙醚

　　C. 次氯酸盐的消毒剂　　　　　　D. 氯己定

二、多选题

1. 预防和控制呼吸机相关肺炎的措施有（　　）

　　A. 应每天评估呼吸机及气管插管的必要性，尽早脱机或拔管。无禁忌证者应将患者头胸部抬高30°～45°，并应协助患者翻身拍背及震动排痰。应每天评估镇静药使用的必要性，尽早停用

　　B. 应使用有消毒作用的口腔含漱液进行口腔护理，每6～8小时一次

　　C. 应保持气管切开部位的清洁、干燥。宜使用气囊上方带侧腔的气管插管，及时清除声门下分泌物。气囊放气或拔出气管插管前应确认气囊上方的分泌物已被清除

　　D. 呼吸机管路湿化液应使用无菌水

2. 预防外科手术部位感染的措施包括（　　）

　　A. 当制定并完善外科手术部位感染预防与控制相关规章制度和工作规范，并严格落实

　　B. 加强对临床医师、护士、医院感染管理专业人员的培训，掌握外科手术部位感染预防工作要点

　　C. 开展外科手术部位感染的目标性监测，采取有效措施逐步降低感染率

　　D. 严格按照抗菌药物合理使用有关规定，术后预防抗菌药物使用可延长至3天

3. 与外科手术部位感染相关的手术方面的主要危险因素包括（　　）

　　A. 备皮方式及时间、手术部位皮肤消毒

　　B. 手术室环境和手术器械的灭菌情况

C. 手术过程的无菌操作及手术技术

D. 手术持续的时间和预防性抗菌药物使用情况

4. 导管相关血流感染的危险因素主要包括（　　）

A. 导管留置的时间　　　　　　　B. 置管部位及其细菌定植情况

C. 无菌操作技术、置管技术　　　D. 患者免疫功能和健康状态

5. 常见医院感染包括（　　）

A. 结核感染　　　　　　　　　　B. 肺部感染

C. 泌尿系统感染　　　　　　　　D. 手术部位感染

书网融合……

　　　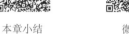　　　

本章小结　　　　　　微课　　　　　　题库

第五章 抗微生物药物与耐药

📖 **学习目标**

1. **掌握** 医院内细菌及真菌耐药的预防与控制措施。
2. **熟悉** 抗微生物药物分类、耐药菌的分类。
3. **了解** 抗微生物药物作用机制、细菌和真菌的耐药机制。
4. **学会** 合理使用抗微生物药物。

第一节 微生物与耐药菌

一、微生物

微生物是地球上最早定居的生命体，早在 35 亿年前就出现在地球上；且种类繁多，达数十万种以上，是地球上数量最大的生命群体。微生物个体微小，肉眼不可见，包括有益和有害微生物，与人类健康关系密切，广泛涉及诸多领域，尤其是医药领域。

（一）微生物的特点

微生物（microorganism）是一切肉眼看不见或看不清的微小生物的总称。它们是存在于自然界的一大群体，形体微小、结构简单、需要借助光学显微镜或电子显微镜才能观察到的低等生物。微生物具有以下主要特点：

1. 形体微小 微生物在形体上个体微小，肉眼一般看不见，需要借助光学显微镜或电子显微镜才能观察。光学显微镜下可观察到微米（μm）级别的微生物，如细菌；电子显微镜下可观察到纳米（nm）级别的微生物，如病毒。

2. 结构简单 微生物个体通常就是细胞本身，除大型真菌外，没有复杂的细胞分化现象，更不会分化为不同组织。如病毒没有细胞结构，只有核酸和外壳蛋白构成；（原核类）微生物除核糖体外无其他细胞器。

3. 种类繁多 微生物是地球上数量最大的生命群体，种类最多，目前发现的种类在数十万种以上。

4. 生长繁殖快 微生物的生长繁殖快，尤其是细菌。细菌生长繁殖的方式以简单的二分裂无性繁殖，在适宜条件下，分裂一次 20~30 分钟。

5. 分布广泛 由于微生物具有种类繁多、生长繁殖快、适应能力强的特点，导致微生物分布广泛，几乎地球上的每个角落都有微生物的存在；除了自然环境之外，微生物也存在在人的皮肤、口腔、肠道中，特别是肠道，细菌多样性很高，超过 500 种，数量高达 10^{14} 个。

6. 容易变异 相对高等生物而言，微生物的基因组小，而且大多处于活动状态，容易发生变异。微生物变异包括形态结构变异、菌落变异、毒力变异、耐药性变异等。

（二）微生物的分类

微生物一般按其大小、结构、组成等可分为三类，其中与医院感染密切相关的微生物主要为原核类的细菌与真核类的真菌。

1. 原核类　包括细菌、放线菌、支原体、立克次体、衣原体、蓝细菌（过去称为蓝藻或蓝绿藻）、螺旋体。

2. 真核类　细胞核分化程度高。包括真菌、原生动物和显微藻类。

3. 非细胞类　是最小的一类微生物，无典型的细胞结构，只能在活细胞内生长繁殖。包括病毒、类病毒、朊病毒等。

（三）病原微生物

虽然微生物的种类繁多，达数十万种以上，但只有少数微生物具有致病性，能引起人类、动物、植物发生疾病，这些微生物称为病原微生物，比如能引发人类新型冠状病毒感染的新型冠状病毒、艾滋病的人类免疫缺陷病毒、乙型肝炎的乙型肝炎病毒、伤寒的伤寒杆菌、破伤风的破伤风梭菌等病原微生物。卫生部于 2006 年 1 月公布实施的《人间传染的病原微生物名录》是我国第一部涉及人间传染的病原微生物目录，明确人间传染的病原微生物共涉及 160 种病毒、155 种细菌、59 种真菌、6 种朊病毒；但随着国际上病原微生物和实验室生物安全的最新研究进展，我们对新的人间传染的病原微生物类型以及生物学特点、致病性等有了更多新的认识，2021 年国家卫生健康委员会组织专家对 2006 年版《人间传染的病原微生物名录》进行了修订，拟将病原微生物分类与世界卫生组织分类接轨，修订后人间传染的病原微生物包括病毒 167 种、细菌 159 种、真菌 166 种、朊病毒 7 种。

从 20 世纪 70 年代以来，由新种或者新型病原微生物引起的人类感染病，或者已经存在的感染病但发病率迅速上升导致地区性或者国际性公共卫生问题的感染病统称为新发感染病（emerging infectious diseases，EID），包括现有微生物变化或进化导致的新的感染病、已知的感染病蔓延到新的地区或人群、生态环境的改变导致出现以前未被认知的感染病、已知微生物出现耐药性或公共卫生防控体系被破坏导致既往感染病复燃。目前新发传染病的出现，已成为全世界面临的共同难题，对人类的健康构成了严重威胁，并且病原微生物传播途径多样，传染性较强，容易造成社会恐慌和经济损失。新发传染病病原体种类繁杂，病毒性病原体所占比例最大，据 2006 年统计数据显示，新发现的病原微生物中有 23 种病毒和 10 种细菌。

（四）机会致病性微生物

有些微生物在正常情况下不致病，只有在特定情况下导致疾病，这类微生物称为机会致病性微生物，也称为条件致病微生物；条件致病微生物是人体的正常菌群之一，也广泛分布于医院环境物体表面。机会致病性微生物的致病条件包括定居部位改变，如大肠埃希菌一般在肠道不致病，在泌尿道或腹腔中就会引起相关感染；机体免疫功能低下正常菌群进入组织或血液扩散；菌群失调等。

二、耐药菌

细菌耐药是一种自然现象，主要伴随着抗菌药物的使用而出现，社会因素和人为因素加速其发展与传播，目前耐药菌问题已成为全球关注的焦点之一。医院由于存在宿主基础疾病多、宿主机体免疫力差、诊疗操作频繁、抗菌药物使用不合理等特点，故发生耐药菌的风险更高。耐药菌不仅延长患者住院时间、增加额外医疗支出、加重患者生理和心理痛苦，而且严重威胁医疗质量与患者安全，给患者、医院和社会带来沉重的经济负担。医院内出现的耐药菌主要为耐药细菌、其次为耐药真菌。

（一）耐药细菌

1. 耐药细菌分类　抗菌药物通过抑制或杀灭细菌发挥治疗作用，然而细菌作为一类广泛存在的生物体，也可以通过多种形式垂直或水平获得对抗菌药物的抵抗作用，这种抵抗作用被称为"细菌耐药",获得耐药能力的细菌就被称为"耐药细菌"。

细菌耐药可分为获得性耐药(acquired resistance)和固有耐药(intrinsic resistance)。获得性耐药是细菌通过基因水平转移和自发突变方式获得的耐药性;固有耐药也称天然耐药,指细菌对某些抗菌药物天然不敏感,细菌固有耐药性来源于细菌 DNA 上位置保守与耐药相关的耐药基因,具有典型的种属特异性。在临床中常规的药敏试验不检测天然耐药性;目前医院内常见细菌天然耐药对应的抗菌药物见表 5 - 1。

表 5 - 1　医院内常见细菌天然耐药的抗菌药物表

细菌名称	天然耐药的抗菌药物
革兰阴性菌	
肠杆菌目细菌[a]	
肺炎克雷伯菌、产酸克雷伯菌	氨苄西林、替卡西林
阴沟肠杆菌、产气克雷伯菌	氨苄西林、阿莫西林 - 克拉维酸、氨苄西林 - 舒巴坦、第一代头孢菌素(头孢唑林、头孢噻吩)、头霉素类(头孢西丁、头孢替坦)
弗劳地枸橼酸杆菌	氨苄西林、阿莫西林 - 克拉维酸、氨苄西林 - 舒巴坦、第一代头孢菌素(头孢唑林、头孢噻吩)、头霉素类(头孢西丁、头孢替坦)、第二代头孢菌素(头孢呋辛)
奇异变形杆菌	四环素类、替加环素、呋喃妥因、多黏菌素 B 和黏菌素
黏质沙雷菌	氨苄西林、阿莫西林 - 克拉维酸、氨苄西林 - 舒巴坦、第一代头孢菌素(头孢唑林、头孢噻吩)、头霉素类(头孢西丁、头孢替坦)、第二代头孢菌素(头孢呋辛)、呋喃妥因、多黏菌素 B 和黏菌素
非肠杆菌目细菌[b]	
鲍曼不动杆菌	氨苄西林和阿莫西林、阿莫西林 - 克拉维酸、氨曲南、厄他培南、甲氧苄啶、氯霉素、磷霉素
洋葱伯克霍尔德菌	氨苄西林和阿莫西林、哌拉西林、替卡西林、氨苄西林 - 舒巴坦、阿莫西林 - 克拉维酸、厄他培南、多黏菌素 B 和黏菌素、磷霉素
铜绿假单胞菌	氨苄西林和阿莫西林、氨苄西林 - 舒巴坦、阿莫西林 - 克拉维酸、头孢噻肟、头孢曲松、厄他培南、四环素类/替加环素、甲氧苄啶、甲氧苄啶 - 磺胺甲噁唑、氯霉素
嗜麦芽窄食单胞菌[c]	氨苄西林和阿莫西林、哌拉西林、替卡西林、氨苄西林 - 舒巴坦、阿莫西林 - 克拉维酸、哌拉西林 - 他唑巴坦、头孢噻肟、头孢曲松、氨曲南、亚胺培南、美罗培南、厄他培南、氨基糖苷类、甲氧苄啶、磷霉素
革兰阳性菌	
葡萄球菌属[d]	
腐生葡萄球菌	新生霉素、磷霉素、夫西地酸
头状葡萄球菌	磷霉素
科氏葡萄球菌	新生霉素
木糖葡萄球菌	新生霉素
肠球菌属[e]	
粪肠球菌	头孢菌素、氨基糖苷类、克林霉素、喹奴普丁 - 达福普汀、甲氧苄啶、甲氧苄啶 - 磺胺甲噁唑、夫西地酸
屎肠球菌	头孢菌素、氨基糖苷类、克林霉素、甲氧苄啶、甲氧苄啶 - 磺胺甲噁唑、夫西地酸
鹑鸡肠球菌/铅黄肠球菌	头孢菌素、万古霉素、氨基糖苷类、克林霉素、喹奴普丁 - 达福普汀、甲氧苄啶、甲氧苄啶 - 磺胺甲噁唑、夫西地酸

注:a:肠杆菌目对克林霉素、达托霉素、夫西地酸、糖肽类(万古霉素、替考拉宁)、脂肽类(奥利万星、特拉万星)、利奈唑胺、特地唑胺、喹奴普丁 - 达福普汀、利福平、大环内酯类(红霉素、克拉霉素、阿奇霉素)也存在天然耐药,然而,有例外存在于大环内酯类(如沙门菌属和志贺菌属对阿奇霉素不存在天然耐药)。

b:葡萄糖不发酵革兰阴性菌对青霉素类(比如苄青霉素)、第一代头孢菌素(头孢噻吩、头孢唑林)、第二代头孢菌素(头孢呋辛)、头霉素类(头孢西丁、头孢替坦)、克林霉素、达托霉素、夫西地酸、糖肽类(万古霉素、替考拉宁)、利奈唑胺、大环内酯类(红霉素、阿奇霉素、克拉霉素)、喹奴普丁 - 达福普汀和利福平等也存在天然耐药。

c:嗜麦芽窄食单胞菌对四环素天然耐药,但对多西环素、米诺环素或替加环素无天然耐药。

　　d：金黄色葡萄球菌、路邓葡萄球菌、表皮葡萄球菌、溶血葡萄球菌、腐生葡萄球菌、头状葡萄球菌、科氏葡萄球菌、木糖葡萄球菌对氨曲南、多黏菌素 B 和黏菌素和萘啶酸也存在天然耐药。

　　e：粪肠球菌、屎肠球菌、鹑鸡肠球菌/铅黄肠球菌对氨曲南、多黏菌素 B 和黏菌素和萘啶酸也存在天然耐药。

　　目前国内医院对耐药细菌分为多重耐药（multi - drug resistance bacteria，MDRO）菌、泛耐药（extensive drug resistance，XDR）菌和全耐药（pan - drug resistance，PDR）菌。多重耐药菌指对通常敏感的常用的 3 类或 3 类以上（每一类中的 1 种或 1 种以上）抗菌药物同时呈现不敏感的细菌；泛耐药菌指对通常敏感的常用的 15 类或 15 类以上（每一类中的 1 种或 1 种以上）抗菌药物同时呈现不敏感的细菌；全耐药菌指对通常敏感的常用代表性的药物均不敏感的细菌。耐药菌包括多重耐药菌、泛耐药菌以及全耐药菌，三者之间的关系见图 5 - 1。临床常见多重耐药菌包括耐甲氧西林金黄色葡萄球菌（MRSA）、耐万古霉素肠球菌（VRE）、产超广谱 β - 内酰胺酶（ESBLs）细菌、耐碳青霉烯类肠杆菌科细菌（CRE）、耐碳青霉烯类铜绿假单胞菌（MDR/PDR - PA）、耐碳青霉烯类鲍曼不动杆菌（CRAB）等。

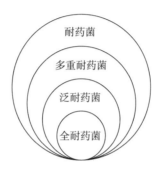

图 5 - 1　耐药菌、多重耐药菌、泛耐药菌、全耐药菌之间的关系

⊕ 知识链接

世界卫生组织发布了重要的耐药细菌

　　2017 年世界卫生组织发布了 12 种重要的耐药细菌名单，并根据这些细菌对新型抗菌药物需要的紧急程度由高到低分为三类：危急（critical）级别包括耐碳青霉烯类鲍曼不动杆菌、铜绿假单胞菌、肠杆菌，耐三代头孢菌素肠杆菌；严重（high）级别包括耐万古霉素屎肠球菌、耐万古霉素/甲氧西林金黄色葡萄球菌、耐克拉霉素幽门螺杆菌、耐氟喹诺酮类弯曲菌/沙门菌/淋球菌、耐三代头孢淋球菌；中等（medium）级别包括耐青霉素肺炎链球菌、耐氨苄西林流感嗜血杆菌、耐氟喹诺酮类志贺菌。

　　2. 耐药细菌的现状　不同的监测网、不同的地区、不同的医院、同一医院不同的科室、不同时期的耐药细菌的监测结果会有差异。

　　根据中国细菌耐药监测网（China antimicrobial surveillance network，CHINET）结果显示，我国 MRSA 检出率呈现逐年下降的趋势，从 2010 年 51.7% 持续下降至 2022 年的 28.7%。VRE 检出率也呈下降趋势，偶尔有波动；其中耐万古霉素粪肠球菌、屎肠球菌的检出率 2010 年分别为 0.6%、3.6%，下降至 2022 年的 0.1%、2.2%。产 ESBLs 大肠埃希菌和产 ESBLs 肺炎克雷伯菌的检出率近 10 年变化不大，其中产 ESBLs 大肠埃希菌检出率 2010 年为 56.3%，2013 年为 54%，2019 年为 56.2%；产 ESBLs 肺炎克雷伯菌检出率 2010 年为 43.6%，2013 年为 31.8%，2019 年为 47.2%。

　　CR - AB 检出率 2005 年至 2019 年在较多医院出现并开始较快增长，近年来维持在稳定的状态；CR - AB 对亚胺培南与美罗培南的耐药率 2005 年为 32.9% 和 41.3%，开始逐年上升，至 2019 年其耐药率分别为77.7%和79%，近年来耐药率维持在70%左右，至2022年其耐药率分别为71.2%和71.9%。耐碳青霉烯类药物铜绿假单胞菌的检出率在医院呈缓慢下降趋势；耐碳青霉烯类药物铜绿假单胞菌对亚胺培南与美罗培南的耐药率2005年分别为36.8%和35.5%，缓慢出现波动性的下降，至2022年其耐药率分别下降到22.1%和17.6%。

近年来CRE检出率呈上升趋势；耐碳青霉烯类大肠埃希菌对亚胺培南与美罗培南的耐药率2010年分别为1.6%和1.4%，至2022年其耐药率分别为1.9%和2.0%；耐碳青霉烯类肺炎克雷伯菌对亚胺培南与美罗培南的耐药率2010年分别为9.2%和9.2%，至2022年其耐药率上升至22.6%和24.2%；虽然目前耐碳青霉烯类肺炎克雷伯菌对碳青霉烯类耐药率约为23%，但是相比2010年，其耐药率增高了1倍多，更需要引起高度重视。

3. 细菌发生耐药的机制

（1）固有耐药 细菌固有耐药主要指细菌代代相传、由染色体基因导致的天然耐药性。该耐药性属于细菌的一种自然生物本能，与细菌的种属密切关系。细菌固有耐药主要由细胞外膜的低水平渗透性、染色体编码的外排泵、外排泵调控基因突变、药物作用位点基因突变等机制引起。

（2）获得性耐药 主要是指细菌与抗菌药物接触后，细菌为更好地适应周围环境出现的变化，通过改变代谢途径、遗传基因等机制导致细菌出现耐药性；由于其繁殖速度较快，且本身的遗传物质具有不稳定性，因此大大提高了细菌变异的概率。细菌获得性耐药可因不再接触抗菌药物而消失，也可由质粒将耐药基因转移给染色体而遗传后代，成为固有耐药。临床上抗菌药物不合理使用是细菌出现获得性耐药的主要原因。目前细菌主要通过以下五种方式产生获得性耐药。

① 改变抗菌药物作用靶位：药物作用靶位是抗菌药物与细菌结合并发挥抗菌效果的作用位点。药物作用靶位改变的方式包括通过改变细菌细胞内膜上与抗菌药物结合部位的靶蛋白，降低与抗菌药物的亲和力，使抗菌药物不能与其结合，导致抗菌的失败；细菌与抗菌药物接触后产生一种新的、原来敏感菌没有的靶蛋白，使抗菌药物不能与新的靶蛋白结合，产生高度耐药；通过增加靶蛋白数量，即使药物存在时仍有足够的靶蛋白可以维持细菌正常功能和形态，使细菌继续生长、繁殖，从而对抗药物产生耐药。如临床上最常用的 β - 内酰胺类抗菌药物作用靶位是青霉素结合蛋白（penicillin binding proteins, PBPs），PBPs改变从而产生耐 β - 内酰胺类抗菌药物的细菌。

② 产生灭活酶使抗菌药物失去活性：此为细菌耐药最主要的机制之一。细菌能产生可修饰或水解抗菌药物的酶，使抗菌药物在作用于细菌前即被破坏或失效，失去抗菌作用。目前耐药菌可产生的灭活酶包括 β - 内酰胺酶、氨基糖苷类抗菌药物钝化酶、氯霉素乙酰转移酶等。

③ 降低细菌外膜的通透性：细菌在对抗抗菌药物的过程中，为了免遭伤害，可通过降低细胞膜的渗透性，从而减少抗菌药物进入细胞内，产生耐药性。此种耐药机制往往对抗菌药物特异性较差，具有广泛耐药性。如细菌多次接触抗菌药物后产生突变，可以使细胞外膜上的OmpF蛋白的结构基因失活，引起OmpF通道蛋白丢失，从而降低细菌外膜的通透性，导致 β - 内酰胺类、喹诺酮类等药物进入细菌体内的量减少。

④ 影响主动外排机制：是指某些细菌能将进入细菌体内的药物主动泵出体外，对抗菌药物具有选择性。大肠埃希菌、金黄色葡萄球菌、表皮葡萄球菌、铜绿假单胞菌对四环素、氟喹诺酮类、大环内酯类、氯霉素、β - 内酰胺类抗菌药物通过主动外排机制产生耐药性。

⑤ 形成细菌生物被膜：细菌生物被膜（bacterial biofilm, BBF）是细菌适应自然环境，有利于生存而特有的生命现象。生物被膜下的细菌代谢活性低，甚至处于休眠状态，不进行频繁的细胞分裂，对各种物理、化学、应激反应以及药物均不敏感；并且由于生物被膜渗透屏障作用，导致抗菌药物渗入延缓并减少接触生物被膜下的细菌，达不到抑菌、杀菌浓度，从而使抗菌药物失效。细菌在生物被膜保护下

可以逃避抗菌药物抑制或者杀灭作用和免疫细胞吞噬作用，从而成为医院感染难以清除的感染源。目前医院内细菌生物被膜感染主要与生物医学材料相关，当细菌吸附在生物医学材料表面后，通过分泌多糖基质、纤维蛋白、脂蛋白等多糖蛋白复合物，使细菌相互粘连并将其自身克隆聚集缠绕其中形成膜样物，导致生物医学材料相关感染迁延不愈。

（二）耐药真菌

1. 耐药真菌分类　根据真菌耐药性的表现形式分为天然耐药性、获得耐药性、临床耐药性。天然耐药性是指真菌在没有接触抗真菌药物之前就已经存在的耐药性，临床上常见真菌的天然耐药对应的抗真菌药物见表5-2。获得性耐药是指真菌接触抗真菌药物之后产生的耐药性。临床耐药性指有些致病真菌尽管体外药敏试验显示对某种抗真菌药物敏感，但在临床中用此种抗真菌药物不能有效控制感染或停药一段时间后感染复发。临床耐药性也有多种原因，包括机体免疫功能低下、药动学特征、药物剂量不合理或药物不易到达感染部位等。

表 5 – 2　临床常见真菌天然耐药的抗真菌药物表

微生物	抗真菌药物
克柔念珠菌	氟康唑
新型隐球菌	棘白菌素（卡泊芬净、米卡芬净）
烟曲霉	氟康唑
黄曲霉	氟康唑
土曲霉	氟康唑、多烯类（两性霉素 B）
毛孢子菌	棘白菌素（卡泊芬净、米卡芬净）
接合菌（犁头霉属、毛霉属、根霉属）	氟康唑、伏立康唑、棘白菌素（卡泊芬净、米卡芬净）
组织胞浆菌	棘白菌素（卡泊芬净、米卡芬净）

注：临床常见的白念珠菌、热带念珠菌、光滑念珠菌、近平滑念珠菌对氟康唑、伊曲康唑、伏立康唑、棘白菌素（卡泊芬净、米卡芬净）、多烯类（两性霉素 B）无天然耐药。

2. 耐药真菌的现状　临床常见的真菌感染多为条件致病微生物，主要有念珠菌、曲霉菌及新型隐球菌，由于广谱抗真菌药物、抗肿瘤药物、免疫抑制剂、激素等药物的使用，器官移植、介入性治疗技术的开展，艾滋病、糖尿病、恶性肿瘤等引起机体免疫力低下等原因，导致真菌病的发病率呈明显上升趋势，且越来越多的真菌出现耐药性。目前临床上耐药真菌引起的深部感染，已经成为治疗失败的主要危险因素。

侵袭性念珠菌临床常见菌包括白念珠菌、光滑念珠菌、热带念珠菌、近平滑念珠菌和克柔念珠菌，但以白念珠菌检出居多。中国侵袭性真菌耐药监测网（CHIF – NET）报告显示白念珠菌和近平滑念珠菌对氟康唑、伏立康唑高度敏感（耐药性 <6%）；但光滑念珠菌对氟康唑的耐药率明显呈上升趋势，国内 CHIF – NET 数据显示光滑念珠菌对氟康唑的耐药率从 2009 年的 12.2% 上升至 2014 年的 24.0%，全球最大规模的抗真菌监测网络 ARTEMIS 项目（ARTEMIS program）报道 1992—2001 年其耐药率为 9.0%，而 2001—2007 年上升至 14.0%；热带念珠菌对氟康唑耐药率从 2009 年的 5.7% 持续上升至 2018 年的 31.8%，以及热带念珠菌对伏立康唑耐药率从 2009 年的 5.7% 上升至 2018 年的 29.1%。

非念珠菌主要以新型隐球菌检出最多，CHIF – NET 报告显示新型隐球菌 5 年期间对氟康唑的敏感率为 74.1%，并呈下降趋势，从 2009 年的 90% 下降至 2014 年的 67%；但对伏立康唑保持高敏感率（>95%）。曲霉菌是丝状真菌感染最常见的病原菌，CHIF – NET 监测数据显示近年曲霉菌对三唑类抗真菌药物的敏感性显著下降，烟曲霉对三唑类抗真菌药物的耐药率为 0.6% ~27.8%。

3. 真菌发生耐药的机制　真菌可通过一系列方法减弱或避免药物的作用，从而达到抗药目的。

（1）改变药物作用的靶位　①靶酶基因发生改变，从而改变药物靶向蛋白的结构，降低药物敏感性而产生耐药。唑类抗真菌药物的作用靶酶是 14α - 去甲基化酶（CYP51），由 ERG11 基因编码，耐唑类药物的白念珠菌中 ERG11 基因发生改变，可引起 CYP51 蛋白结构发生改变，最终可导致唑类药物与 CYP51 亲和力下降而产生耐药性。②靶酶基因过度表达，导致过量表达药物靶向蛋白，使抗真菌药物不能完全发挥作用。在唑类药物存在下，作为代偿反馈机制之一，菌株上调 ERG11 的表达，菌体内药物不能完全抑制靶酶的活性，导致菌株对唑类药物的耐药；对唑类药物耐药的光滑念珠菌中 ERG11 基因存在过度表达。③靶位缺乏。细胞膜中缺少麦角甾醇的真菌变种常对多烯类药物有耐药性，其细胞膜中的主要甾醇成分已不是麦角甾醇，此为真菌对多烯类药物（两性霉素 B 等）产生耐药的主要机制。

（2）通过降低真菌内药物浓度　可以通过下列方式降低真菌内药物浓度：①降低真菌细胞的通透性，使药物进入真菌内的量减少；细胞膜甾醇类成分的改变导致唑类药物的膜通透性降低，细胞摄取和蓄积的药物量减少。如耐药克柔念珠菌表现出对唑类药物的通透性明显降低。②细胞膜外排泵表达增加，从而加速将药物排到胞外，此为真菌耐药的主要机制。外排泵（MDR 蛋白）包括 ATP 结合转运蛋白和易化扩散载体超家族。外排泵的作用增强可见于白念珠菌、克柔念珠菌、光滑念珠菌、烟曲霉菌等对氟康唑耐药时。

（3）改变代谢途径　真菌在胞嘧啶通透酶的作用下将 5 - 氟胞嘧啶摄入细胞内，经胞嘧啶脱氨酶转变成氟尿嘧啶，再经多步反应转变成氟尿苷三磷酸（FUTP），FUTP 能掺入到真菌 RNA 中去，影响蛋白质的合成；氟尿嘧啶还能转变成氟脱氧尿苷 - 磷酸，竞争性抑制胸苷酸合成酶，影响 DNA 的合成。真菌突变引起的胞嘧啶通透酶、胞嘧啶脱氨酶、尿苷 - 磷酸焦磷酸化酶（UMPP）三者中任何一个酶变异，都能使真菌产生耐药性。在抗 5 - 氟胞嘧啶白念珠菌中最常见的变异酶是 UMPP，最少见变异的酶是胞嘧啶通透酶。缺乏胞嘧啶通透酶和胞嘧啶脱氨酶的真菌对该药具有固有耐药性。获得性耐药的机制是编码胞嘧啶通透酶、胞嘧啶脱氨酶、尿苷 - 磷酸焦磷酸化酶的基因发生点突变，从而导致其中一种酶失活。

（4）生物膜的形成　生物膜是真菌形成群落后分泌在细胞外并包裹在真菌表面的一种多糖蛋白复合物。耐药机制可能与以下几种因素有关：①生物膜具有天然屏障作用，阻碍药物渗入菌体内；②形成生物膜后菌体生长缓慢，从而也限制了和外界的物质交换，降低药物摄取；③表面诱导性耐药基因的表达。转运蛋白表达上调可能与生物膜耐药有关。④膜表面甾醇代谢异常。在成熟生物膜中，白念珠菌的麦角固醇含量减少及麦角固醇生物合成基因表达水平下降，此为白念珠菌生物膜导致耐药的机制之一。

（5）细胞壁的适应性改变　真菌生长与形态改变过程当中，细胞壁合成、修护会受到严密的调控，然而细胞壁在长期抗真菌药物的刺激下会形成适应性改变，最终产生耐药性。真菌细胞壁组成的变化可引起曲霉菌对多烯类药物的耐药；细胞壁 β - 葡聚糖的变化可能导致指数生长期白念珠菌对两性霉素 B 产生耐药性；真菌细胞壁的几丁质含量低时，可诱导酵母菌产生耐药性。

（三）病原微生物、抗微生物药物、耐药菌三者之间关系

医院是一个特殊的环境，是预防疾病、治疗疾病及保健的场所，也是病原微生物聚集的地方。病原微生物是引起人体疾病的重要原因之一，也是导致医院感染的主要原因之一；抗微生物药物通过抑制或杀灭病原微生物，从而起到病因治疗的作用；然而在临床中，如不合理使用抗微生物药物，可以导致病原微生物通过不同的机制产生耐药性，从而降低抗微生物药物的治疗作用。病原微生物、抗微生物药物、耐药菌三者之间关系如图 5 - 2 所示。

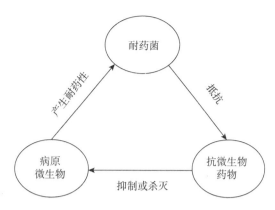

图 5-2 病原微生物、抗微生物药、
耐药菌三者之间关系

第二节 抗微生物药物

一、抗微生物药物概论

抗微生物药物主要包括抗菌药物、抗真菌药物、抗结核药物、抗麻风病药物、抗病毒药物等。应用各类抗微生物药物治疗病原微生物感染所致疾病的过程中，应注意机体、病原微生物和药物三者之间在防治疾病过程中的相互关系（图 5-3）。理想的抗微生物药物应具有以下特点：对病原微生物作用特异性强、对人体无毒或毒性较低、不良反应较小，病原微生物对其不容易产生耐药性、具有很好的药动学特点；最好为强效、速效和长效的药物；使用方便，价格低廉。

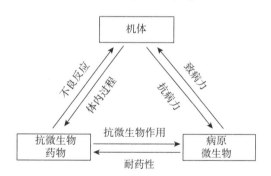

图 5-3 机体、病原微生物和药物三者之间在防治疾病过程中的相互关系

（一）抗微生物药物的常用术语

抗微生物药物（antimicrobial agents） 用于治疗各种病原体（细菌、衣原体、支原体、立克次体、螺旋体、病毒、真菌、原虫等）所致感染的各种药物。

抗菌药物（antibacterial agents） 具有抑制或杀灭病原菌能力的化学物质，包括存在于自然界中的抗生素和人工合成的化合物。不包括因毒性强不可内服或注射、仅供局部使用的消毒杀菌剂，如硝酸银、碘酊等。

抗生素（antibiotics） 狭义的抗生素是指微生物（细菌、真菌、放线菌等）在代谢过程中产生的对其他特异性微生物有杀灭或抑制作用的次级代谢产物。

抗菌谱（antibacterial spectrum） 指抗菌药物的抗菌范围，包括广谱（broad/extended spectrum）

和窄谱（narrow spectrum）两种。广谱抗菌药物指对多种病原微生物有效的抗菌药物，如碳青霉烯类、广谱头孢菌素类、三/四代喹诺酮类、四环素类等。窄谱抗菌药物指对一种细菌或局限于某一个属细菌具有抗菌作用的药物，如异烟肼对结核分枝杆菌有效。

杀菌药（bactericidal drugs）　指具有杀灭细菌作用的抗菌药物，如青霉素类、头孢菌素类、氨基糖苷类等。

抑菌药（bacteriostatic drugs）　指仅具有抑制细菌生长繁殖而无杀灭细菌作用的抗菌药物，如四环素类、红霉素类、磺胺类等。

抗菌活性（antibacterial activity）　指抗菌药物杀灭或抑制病原微生物的能力。体外抗菌活性常用最低抑菌浓度（minimum inhibitory concentration，MIC）和最低杀菌浓度（minimum bactericidal concentration，MBC）表示。

抗菌药物后效应（post antibiotic effect，PAE）　指细菌与抗菌药物接触后，当药物浓度下降到低于最低抑制细菌浓度，或消除后细菌生长和复制繁殖仍受到抑制的效应。

（二）药物敏感试验及其临床意义

测定药物在体外对病原微生物有无抑制作用及其抑制作用大小的试验，称之为药物敏感试验（简称药敏试验）。

1. 药敏试验目的

（1）协助临床医生根据药敏试验结果选择最合适的抗感染药物，指导临床制定治疗方案。

（2）进行本医院、本地区甚至全国细菌耐药性调查、监测，了解某些致病菌的耐药变迁情况。协助制定抗感染药物的管理措施。

（3）对研制出的新的抗感染药物的抗菌活性进行客观评价。

2. 药敏试验测定指标

（1）MIC（最低抑菌浓度）　指在体外细菌培养 18～24 小时后能抑制培养基内病原菌生长的最低药物浓度。

（2）MIC50　指使 50% 菌株生长受到抑制所需抗感染药物的最低浓度。

（3）MIC90　指使 90% 菌株生长受到抑制所需抗感染药物的最低浓度。

（4）MBC（最低杀菌浓度）　指能够杀灭培养基内细菌或使细菌数量减少 99.9% 的最低药物浓度。

（5）MTC（最低中毒浓度）　使机体中毒所需抗感染药物的最低浓度。

（6）抑菌率　指在临界浓度时某种抗感染药物抑制受试细菌的百分率。

3. 药敏常用测定方法

（1）稀释法　以一定的抗菌药物与含有被实验菌株的培养基进行一系列的不同倍数稀释（通常为双倍稀释），经培养后观察其最低抑菌浓度。包括试管稀释法、微量稀释法和琼脂稀释法。

（2）纸片扩散法（K-B 法）　是指在涂有细菌的琼脂平板培养基上按照一定要求贴浸有抗菌药的纸片，培养一段时间后测量抑菌圈大小，并根据相关解释标准进行结果分析。

（3）E-test 方法　系在琼脂扩散法的基础上改良而成。E-test 法可广泛应用于需氧菌、厌氧菌以及真菌的药敏测试。

（4）自动化药敏测定仪　如 Micro Scan（Auto Scan）、ATB 系统、Vitek 系统等。

（5）特殊的药敏试验　如厌氧菌药敏试验、分枝杆菌药敏试验等。

4. 判断标准及临床意义　根据 NCCLS 规定的药敏结果标准来判定，通常分为 3 级：

（1）高度敏感　常规用药时平均血药浓度超过细菌 MIC 的 5 倍以上。

（2）中度敏感　常规用药时平均血药浓度相当于或略高于细菌的 MIC。

（3）耐药　药物对细菌的药敏浓度高于该药物在血液或体液中所能达到的浓度，或细菌能产生灭活抗菌药物的酶。

5. 联合药敏试验

（1）协同作用　两种药物联合后的抗菌活性显著大于单药抗菌作用之和。

（2）相加作用　两种药物联合后的抗菌活性比任何单药的抗菌活性稍强。

（3）无关作用　两种抗菌药物的活性不受另一种药物的影响。

（4）拮抗作用　一种抗菌药物的活性被另一种药物所减弱。

二、抗菌与抗真菌药物

抗微生物药物是指用于治疗病原微生物所致感染性疾病的药物。此类药物选择性的作用于病原微生物，抑制或杀灭病原体而对人体细胞几乎没有损害。本章节主要简单描述抗菌药物、抗真菌药物。

（一）抗菌药物

1. 抗菌药物作用机制　抗菌药物的作用机制主要通过特异性干扰细菌的生化代谢过程，影响其结构和功能，使其失去正常生长繁殖的能力，从而达到抑制或杀灭细菌的作用。

（1）影响叶酸代谢　细菌不能利用环境中的叶酸，而必须自身合成叶酸供菌体利用。细菌以蝶啶、对氨甲苯酸（PABA）为原料，在二氢蝶酸合成酶作用下生成二氢蝶酸，二氢蝶酸与谷氨酸生成二氢叶酸，在二氢叶酸还原酶的作用下形成四氢叶酸，四氢叶酸作为一碳单位载体的辅酶参与了嘧啶核苷酸和嘌呤核苷酸的合成。磺胺类与 PABA 氨甲苯酸（PABA）结构相似，与 PABA 竞争二氢叶酸合成酶，影响细菌体内的叶酸代谢，由于叶酸缺乏，细菌体内核酸合成受阻，导致细菌生长繁殖不能进行。

（2）影响核酸代谢　喹诺酮类药物能抑制 DNA 回旋酶，从而抑制细菌 DNA 复制产生杀菌作用；利福平特异性地抑制细菌 DNA 依赖的 RNA 多聚酶，阻碍 mRNA 的合成而杀灭细菌。

（3）抑制细菌细胞壁的合成　细菌细胞壁位于细胞膜外，能抗御菌体内强大的渗透压，具有保护和维持细菌正常形态的功能。细菌细胞壁主要结构成分是肽聚糖（胞壁黏肽），由 N-乙酰葡萄糖胺和与五肽相连的 N-乙酰胞壁酸重复交替联结而成。肽聚糖的生物合成可分为胞浆内、胞浆膜与胞浆外三个阶段。青霉素与头孢菌素类抗菌药物则能阻碍直链十肽二糖聚合物在胞浆外的交叉联接过程。青霉素等的作用靶位是胞浆膜上的青霉素结合蛋白表现为抑制转肽酶的转肽作用，从而阻碍了交叉联接。能阻碍细胞壁合成的抗菌药物可导致细菌细胞壁缺损。由于菌体内的高渗透压，在等渗环境中水分不断渗入，致使细菌膨胀、变形，在自溶酶影响下，细菌破裂溶解而死亡。

（4）改变胞质膜的通透性　细菌胞浆膜主要是由类脂质和蛋白质分子构成的一种半透膜，具有渗透屏障和运输物质的功能。多黏菌素类抗菌药物具有表面活性物质，能选择性地与细菌胞浆膜中的磷脂结合；而制霉菌素和两性霉素等多烯类抗菌药物则仅能与真菌胞浆膜中固醇类物质结合。它们均能使胞浆膜通透性增加，导致菌体内的蛋白质、核苷酸、氨基酸、糖和盐类等外漏，从而使细菌死亡。

（5）抑制蛋白质的合成　核糖体是蛋白质的合成场所。细菌核糖体为 70S 核糖体复合物，由 30S 和 50S 亚基组成，人体核蛋白体为 80S，由 40S 与 60S 亚基构成。人体细胞的核糖体与细菌核糖体的生理、生化与功能不同，抗菌药物对细菌的核蛋白体有高度的选择性毒性，而不影响哺乳动物的核蛋白体和蛋白质合成。多种抗菌药物能抑制细菌的蛋白质合成，但它们的作用点有所不同。①能与细菌核蛋白体 50S 亚基结合，使蛋白质合成呈可逆性抑制的有氯霉素、林可霉素和大环内酯类抗菌药物（红霉素等）。②能与核蛋白体 30S 亚基结合而抑菌的抗菌药物如四环素能阻止氨基酰 tRNA 向 30S 亚基的 A 位结合，从而抑制蛋白质合成。③能与 30S 亚基结合的杀菌药有氨基甙类抗菌药物（链霉素等）。

2. 抗菌药物分类

（1）β-内酰胺类　指化学结构中具有β-内酰胺环的一大类抗菌药物，包括临床最常用的青霉素与头孢菌素，以及新发展的头霉素类、硫霉素类、单环类和非典型β-内酰胺类抗菌药物。此类抗菌药物具有杀菌活性强、不良反应少、临床疗效好的共同特点。因此，在临床上得到广泛的应用。β-内酰胺类抗菌药物分类。

1）青霉素类　按照抗菌药物和耐药性可分为6类：天然青霉素、窄谱青霉素类、耐酶青霉素类、广谱青霉素类、抗铜绿假单胞菌广谱青霉素类、抗革兰阴性菌青霉素类。

①天然青霉素：以青霉素G为代表。1940年Florey、Chain等研制出第一个可供临床应用的抗生素，成为抗菌药物发展史上的一个重要里程碑。本品属于窄谱抗菌药物，主要作用于革兰阳性菌、革兰阴性球菌、嗜血杆菌属以及各种致病螺旋体等。

②苯氧青霉素：以青霉素V为代表。该组抗菌药物适用于A组溶血性链球菌所致的扁桃体炎、猩红热、丹毒等感染，肺炎链球菌所致的肺炎、鼻窦炎、中耳炎、软组织感染等疾病的治疗，对惠普耳病和莱姆病有效；也可用于风湿热和细菌性心内膜炎的预防。

③半合成耐酶的新青霉素类：该组青霉素为异噁唑类青霉素，具有耐酸、耐酶的特点。对产酶金黄色葡萄球菌等细菌的抗菌活性增强，但对A组溶血性链球菌、肺炎球菌、草绿色链球菌、表皮葡萄球菌等革兰阳性球菌的作用比青霉素略差。粪肠球菌对其均耐药。

④广谱青霉素：属于该组青霉素的包括以下几类。A. 氨基青霉素，如氨苄西林及其前体药物（海他西林、匹氨西林、美坦西林、酞氨西林、巴氨西林）、阿莫西林、依匹西林、环己西林等；B. 抗假单胞菌青霉素，如替卡西林、磺苄西林、森西林、呋苄西林、苯咪唑类青霉素、哌拉西林、阿帕西林等；C. 氨基酸型青霉素，如阿扑西林等。

⑤抗革兰阴性菌青霉素类：主要包括美西林、匹美西林、替莫西林和正在研发的福莫西林。本品主要作用于革兰阴性菌，以对某些肠杆菌目细菌有较强抗菌活性为特点，对革兰阳性菌的抗菌活性差。

2）头孢菌素类　头孢菌素类（cephalosporins）是以冠头孢菌培养得到的天然头孢菌素C为原料，经半合成（改造其侧链）后得到的一类抗菌药物。它们与青霉素类药物同属β-内酰胺类抗菌药物。头孢菌素类药物与青霉素类药物相比，具有抗菌作用强、耐青霉素酶、过敏反应较少（与青霉素约有10%的交叉过敏反应）等特点，在临床得到了广泛的应用。头孢菌素类为杀菌药，抗菌原理与青霉素类相同，根据其发明年代的先后和抗菌性能，头孢菌素可分为4代，具体见表5-3。

表5-3　头孢菌素类抗菌药物分类

分代	研制时间	临床常用品种
第1代	20世纪60年代末	头孢噻吩、头孢噻啶、头孢唑林、头孢拉定、头孢硫脒
第2代	20世纪70年代末	头孢呋辛、头孢孟多、头孢替安、头孢尼西、头孢雷特
第3代	20世纪70年代末	头孢噻肟、头孢唑肟、头孢曲松、头孢地嗪、头孢他啶、头孢哌酮、头孢匹安、头孢甲肟、头孢磺啶、头孢咪唑
第4代	20世纪80年代末	头孢匹罗、头孢吡肟、头孢克定

①第一代头孢菌素：对G+菌抗菌作用较第二、三代强，但对G-菌的作用差。可被细菌产生的β-内酰胺酶破坏。主要用于治疗敏感菌所致呼吸道和尿路感染、皮肤和软组织感染。

②第二代头孢菌素：对G+菌作用略逊于第一代，对G-菌有明显作用，对厌氧菌有一定作用，但对铜绿假单胞菌无效。对多种β-内酰胺酶比较稳定。可用于治疗敏感菌所致肺炎、胆道感染、菌血症和尿路感染及其他组织器官感染等。

③第三代头孢菌素：对G+菌作用不及第一、二代，对G-菌包括肠杆菌、铜绿假单胞菌及厌氧菌均

有较强作用。对 β – 内酰胺酶有较高稳定性。可用于危及生命的败血症、肺炎、脑膜炎、骨髓炎及尿路严重感染治疗。

④第四代头孢菌素：对 G^+ 菌、G^- 菌均有高效，对 β – 内酰胺酶高度稳定，可用于治疗对第三代头孢耐药的细菌感染。

⑤头霉素类：头孢西丁为半合成头霉素 C，相当于第 2 代头孢菌素。

本品抗菌谱广，对革兰阳性菌和革兰阴性菌、厌氧菌和需氧菌均有较强的抗菌活性，对质粒或染色体介导的 β – 内酰胺酶高度稳定。一些对于其他头孢菌素耐药的菌株对本品仍敏感。革兰阳性球菌、MRSA、MRSE 和单核细胞增多性李斯特菌均对本品耐药。对厌氧菌（包括脆弱类杆菌）有高度抗菌活性，是本品的特点，优于第 1~3 代头孢菌素。

⑥氧头孢烯类：拉氧头孢为氧头孢烯衍生物，具有第 3 代头孢菌素的特点。本品对产酶的革兰阴性耐药菌有很强的抗菌作用，对肠杆菌目细菌（除聚团肠杆菌外）作用强，抑菌率在 90% 以上，与头孢他啶、亚胺培南、氨曲南和环丙沙星相似。本品对厌氧菌的作用强。对脆弱类杆菌的作用比头孢西丁强 2~8 倍，对其他厌氧菌的作用与头孢噻肟和头孢西丁相似。

3）单环 β – 内酰胺类　单环 β – 内酰胺类抗菌药物是由土壤中多种寄生细菌产生，但不能用于临床，化学结构经修饰后得到第一个应用于临床的药物——氨曲南，对 G^- 菌有强大的抗菌作用，对 G^+ 菌、厌氧菌作用弱，并具耐酶、低毒等特点。

4）碳青霉烯类　化学结构与青霉素类似，主要是在噻唑环中的 C2 和 C3 间为不饱和键，以及 1 位上的 S 被 C 取代。

第一个抗菌药物为硫霉素，具有抗菌谱广、抗菌活性强和毒性低等优点，但稳定性极差，临床不适用。对其进行化学结构改造后得到优点突出、临床可用的亚胺培南，又称亚胺硫霉素。该药对 PBPs 亲和力强，具有抗菌谱广、抗菌作用强、耐酶且稳定（但可被某些细菌产生的金属酶水解）等特点；本品不能口服，在体内易被脱氢肽酶水解失活，临床所用的制剂是与脱氢肽酶抑制药西司他汀等量配比的复方注射剂，即为亚胺培南西司他汀（称为泰能）。临床主要用于 G^+ 和 G^- 需氧菌和厌氧菌所致的各种严重感染，且为其他常用药物疗效不佳者，如尿路、皮肤软组织、呼吸道、腹腔、妇科感染，以及败血症、骨髓炎等。美罗培南对肾脱氢肽酶稳定，因此不需要配伍脱氢肽酶抑制药。帕尼培南与一种氨基酸衍生物倍他米隆组成复方制剂。倍他米隆可抑制帕尼培南在肾皮质的积蓄而减轻其肾毒性。同类药还有厄他培南、法罗培南、多利培南等。

5）β – 内酰胺酶抑制剂　克拉维酸（clavulanic acid，棒酸）为氧青霉烷类广谱 β – 内酰胺酶抑制剂，抗菌谱广，但抗菌活性低。与多种 β – 内酰胺类抗菌药物合用时，抗菌作用明显增强。

舒巴坦（sulbactam，青霉烷砜）为半合成 β – 内酰胺酶抑制剂，对金黄色葡萄球菌与革兰阴性杆菌产生的 β – 内酰胺酶有很强且不可逆抑制作用，抗菌作用略强于克拉维酸，但需要与其他 β – 内酰胺类抗菌药物合用，有明显抗菌协同作用。

（2）大环内酯类、林可霉素类及多肽类　大环内酯类抗菌药物是一类分子结构中具有 12~16 碳内酯环的抗菌药物的总称，通过阻断 50S 核糖体中肽酰转移酶的活性来抑制细菌蛋白质合成，属于快速抑菌剂。主要用于治疗需氧革兰阳性球菌和阴性球菌、某些厌氧菌以及军团菌、支原体、衣原体等感染。

林可霉素类抗菌药物包括林可霉素和克林霉素。两药对革兰阳性菌的作用与红霉素类似，克林霉素的抗菌活性比林可霉素强 4~8 倍，对各类厌氧菌有强大抗菌作用，对需氧革兰阳性菌有显著活性，对部分需氧革兰阴性球菌、人型支原体和沙眼衣原体也有抑制作用，但肠球菌、革兰阴性杆菌、耐甲氧西林金黄色葡萄球菌（MRSA）、肺炎支原体对本类药物不敏感。

多肽类抗菌药物是具有多肽结构特征的一类抗菌药物。包括多黏菌素类（多黏菌素 B、多黏菌素

E）、杆菌肽类（杆菌肽、短杆菌肽）和万古霉素。

多黏菌素 B 及多黏菌素 E：两种具有相同的抗菌谱。大多数革兰阴性杆菌如铜绿假单胞菌、大肠埃希菌、克莱布斯杆菌属、肠杆菌属对其非常敏感，对嗜血流感杆菌、百日咳杆菌、沙门菌属、志贺菌属有较好抗菌作用，对变形杆菌属、黏质塞拉蒂（原译沙雷）杆菌则相对耐药，奈瑟尔菌属、布鲁斯杆菌属对其不敏感。对革兰阳性菌无效。厌氧菌中除脆弱拟杆菌外，其他拟杆菌和梭形杆菌等均敏感。

杆菌肽及短杆菌肽：分别由苔藓样杆菌及短芽孢杆菌分离得到，均是由肽链连结的氨基酸组成。两种抗菌药物对大部分革兰阳性细菌有高度抗菌活性。金黄色葡萄球菌、β-溶血性链球菌对其很敏感，对 B 组链球菌常耐药。杆菌肽对致病性奈瑟尔球菌敏感，短杆菌肽则稍弱。对革兰阴性杆菌则完全无效。

万古霉素：可以有效地对抗革兰阳性菌，包括金黄色葡萄球菌、表皮葡萄球菌、肺炎链球菌、草绿色链球菌及肠球菌等。炭疽杆菌、白喉杆菌、破伤风杆菌、梭状芽孢杆菌等均对其敏感，但对大多数革兰阴性菌、立克次体、衣原体、菌质体、真菌等均无效。

（3）氨基糖苷类　氨基糖苷类是一类由氨基醇环与氨基糖分子以苷键相结合的碱性抗菌药物。包括天然和半合成产品两大类：天然来源的由链霉菌和小单胞菌产生，如链霉素、卡那霉素、妥布霉素、大观霉素、新霉素、庆大霉素、小诺米星、西索米星、阿司米星等；半合成品包括奈替米星、依替米星、异帕米星、卡那霉素 B、阿米卡星。本类药物为有机碱，尤其对需氧 G^- 杆菌有效。与 β-内酰胺类合用时不能混合于同一容器，否则易使氨基糖苷类药物失活。

氨基苷类对各种需氧 G^- 杆菌包括大肠埃希菌、铜绿假单胞菌、变形杆菌属、克雷伯菌属、肠杆菌属、志贺菌属和枸橼酸杆菌属具有强大抗菌活性；对沙雷菌属、沙门菌属、产碱杆菌属、不动杆菌属和嗜血杆菌属也有一定抗菌作用；对淋病奈瑟菌、脑膜炎奈瑟菌等 G^- 球菌作用较差；对多数 G^+ 菌作用差，但庆大霉素、阿米卡星等对产酶和不产酶的金黄色葡萄球菌及耐甲氧西林金黄色葡萄球菌敏感；对肠球菌和厌氧菌不敏感；链霉素、卡那霉素还对结核分枝杆菌有效。

（4）四环素类及氯霉素类　四环素类及氯霉素类药物属广谱菌，它们是 G^+ 菌和 G^- 菌的快速抑制剂，对立克次体、支原体和衣原体也有较强的抑制作用，四环素类药物可抑制某些螺旋体和原虫。

①四环素类：第一代四环素类抗菌药物包括四环素、土霉素、金霉素和地美环素，属天然四环素类，其中金霉素是第一个化学提纯的四环素类药物；第二代四环素类抗菌药物属半合成四环素类，包括美他环素、多西环素（强力霉素）和米诺环素；替加环素是第三代四环素类抗菌药物，属甘氨酰环肽类抗菌药物。本类药物的抗菌谱、抗菌作用机制和临床应用相似，属快速抑菌药。药物的抗菌活性依次为替加环素＞米诺环素＞多西环素＞美他环素＞地美环素＞四环素＞土霉素。

近年来，由于四环素和土霉素的耐药菌株日益增多，且二者的不良反应较多，尤其是四环素，已不再作为本类药物的首选药。但土霉素仍可用于治疗肠阿米巴病（对肠外阿米巴病无效），土霉素通过抑制肠道共生菌丛的代谢，使阿米巴原虫失去生长条件，间接发挥抗阿米巴作用，疗效优于其他四环素类药物。金霉素的口服和注射制剂均已被淘汰，目前仅保留外用制剂，用于治疗结膜炎和沙眼等疾患。

②氯霉素类：氯霉素于 1947 年首次由委内瑞拉链丝菌分离得到，并于当年在玻利维亚试用于斑疹伤寒暴发，取得良好效果。并于 1948 年广泛用于临床。其化学结构简单，可采用化学合成法大量生产，成为第一个人工合成的抗菌药物。1950 年发现氯霉素诱发致命性不良反应（抑制骨髓造血功能），临床应用受到极大限制。

该类抗菌药物对革兰阴性菌的抗菌作用强于阳性菌，属抑菌药；但是对流感嗜血杆菌、脑膜炎奈瑟菌、肺炎链球菌具有杀灭作用；对革兰阳性菌的抗菌活性不如青霉素类和四环素类。氯霉素对结核分枝杆菌、真菌和原虫无效。由于氯霉素的毒性作用，临床已很少应用。

（5）喹诺酮类　喹诺酮类药物是目前临床应用广泛的一类抗菌药物，抗菌谱广，对革兰阴性菌的抑制作用强于革兰阳性菌，是治疗各种感染性疾病高效且安全的一类药物。常用氟喹诺酮类包括诺氟沙星、环丙沙星、氧氟沙星、左氧氟沙星、洛美沙星、氟罗沙星、司帕沙星等。20世纪90年代后期至今新研制的氟喹诺酮类为第4代，已用于临床的有莫西沙星、加替沙星、吉米沙星和加雷沙星等。

氟喹诺酮类药物属杀菌药，其杀菌浓度相当于MIC的2~4倍。第三、四代喹诺酮类属广谱杀菌药，20世纪90年代后期研制的莫西沙星、加替沙星等，除保留了对革兰阴性菌的良好抗菌活性外，进一步增强了对革兰阳性菌、结核分枝杆菌、军团菌、支原体及衣原体的杀灭作用，特别是提高了对厌氧菌如脆弱拟杆菌、梭杆菌属、消化链球菌属和厌氧芽孢梭菌属等的抗菌活性。对于铜绿假单胞菌，环丙沙星的杀灭作用仍属最强。氟喹诺酮类口服吸收良好，多数氟喹诺酮类药物的口服生物利用度接近或大于90%。

（6）磺胺类　磺胺类药物是最早应用于临床的人工合成抗菌药，对多数革兰阳性菌和革兰阴性菌均有良好的抗菌活性，属广谱抑菌药，因其突出的不良反应使临床应用明显受限，但磺胺类药仍是重要的治疗感染的药物。磺胺药对流行性脑脊髓膜炎、鼠疫等感染性疾病疗效显著，在抗感染治疗中仍占有一定的位置。

磺胺药分为三大类，包括用于全身性感染的肠道易吸收类如磺胺嘧啶（sulfadiazine，SD）和磺胺甲噁唑（sulfamethoxazole，SMZ），用于肠道感染的肠道难吸收类如柳氮磺吡啶（sulfasalazine，SASP），以及外用磺胺类如碱胺醋酸钠（sulfacetamide sodium，SA－Na）和磺胺嘧啶银（sulfadiazine silver，SD－Ag）。

磺胺药对大多数革兰阳性菌和阴性菌有良好的抗菌活性，其中最敏感的是A群链球菌、肺炎链球菌、脑膜炎奈瑟菌、淋病奈瑟菌、鼠疫耶尔森菌和诺卡菌属；也对沙眼衣原体、疟原虫、卡氏肺孢子虫和弓形虫滋养体有抑制作用。但是，对支原体、立克次体和螺旋体无效，甚至可促进立克次体生长。磺胺嘧啶银尚对铜绿假单胞菌有效。

（二）抗真菌药物

真菌感染一般分为两类：表浅部真菌感染和深部真菌感染。前者常由各种癣菌引起，主要侵犯皮肤、毛发、指（趾）甲、口腔或阴道黏膜等，发病率高。后者多由白念珠菌和新型隐球菌引起，主要侵犯内脏器官和深部组织，病情严重，病死率高。

抗真菌药物是指具有抑制或杀死真菌生长或繁殖的药物。根据化学结构的不同可分为：抗生素类抗真菌药，如两性霉素B；唑类抗真菌药，如酮康唑；丙烯胺类抗真菌药，如特比萘芬；嘧啶类抗真菌药，如氟胞嘧啶等。

1. 抗生素类　抗生素类抗真菌药包括多烯类抗生素，包括两性霉素B、制霉菌素等抗生素和非多烯类抗生素如灰黄霉素，其中两性霉素B抗真菌活性最强，是唯一可用于治疗深部和皮下真菌感染的多烯类药物。其他多烯类只限于局部应用治疗浅表真菌感染。

（1）两性霉素B　两性霉素B自20世纪50年代以来，已成为治疗各种严重真菌感染的首选药之一。静脉滴注用于治疗深部真菌感染。治疗真菌性脑膜炎时，除静脉滴注外，有时还可以联合鞘内注射。口服仅用于肠道真菌感染。局部应用治疗皮肤、指甲及黏膜等表浅部真菌感染。

（2）制霉菌素　为多烯类抗真菌药，抗真菌作用和机制与两性霉素B相似，对念珠菌属的抗菌活性较高，且不易产生耐药性。制霉菌素主要局部外用治疗皮肤、黏膜浅表真菌感染。口服吸收很少，仅适于肠道白念珠菌感染。注射给药时制霉菌素毒性大，故不宜用作注射。

2. 唑类　唑类抗真菌药可分成咪唑类和三唑类。咪唑类包括酮康唑、咪康唑、益康唑、克霉唑和联苯苄唑等，酮康唑等可作为治疗表浅部真菌感染首选药。三唑类包括伊曲康唑、氟康唑和伏立康唑等，可作为治疗深部真菌感染的首选药。

（1）酮康唑　是第一个广谱口服抗真菌药，口服可有效地治疗深部、皮下及浅表真菌感染。亦可局部用药治疗表浅部真菌感染。

（2）咪康唑和益康唑　咪康唑为广谱抗真菌药。口服时生物利用度很低，静脉注射给药时不良反应较多。目前临床主要局部应用治疗阴道、皮肤或指甲的真菌感染。因皮肤和黏膜不易吸收，无明显不良反应。益康唑抗菌谱、抗菌活性和临床应用均与咪康唑相仿。

（3）克霉唑　为广谱抗真菌药。口服不易吸收，血药峰浓度较低，代谢产物大部分由胆汁排出，1% 由肾脏排泄。局部用药治疗各种浅部真菌感染。

（4）伊曲康唑　抗真菌谱较酮康唑广，体内外抗真菌活性较酮康唑强 5～100 倍，可有效治疗深部、皮下及浅表真菌感染，已成为治疗罕见真菌如组织胞浆菌感染和芽生菌感染的首选药物。

（5）氟康唑　具有广谱抗真菌包括隐球菌属、念珠菌属和球孢子菌属等作用，体内抗真菌活性较酮康唑强 5～20 倍。本品是治疗艾滋病患者隐球菌性脑膜炎的首选药，与氟胞嘧啶合用可增强疗效。口服和静脉给药均有效。

（6）伏立康唑　为广谱抗真菌药，对多种条件性真菌和地方流行性真菌均具有抗菌活性，抗真菌活性为氟康唑的 10～500 倍，对多种耐氟康唑、两性霉素 B 的真菌深部感染有显著治疗作用。

（7）卡泊芬净　为棘白菌素类抗真菌药物，是葡聚糖合成酶抑制剂，能有效抑制 $\beta - 1,3 - D -$ 葡聚糖的合成，从而干扰真菌细胞壁的合成。本品有广谱抗真菌活性，对白念珠菌、热带念珠菌、光滑念珠菌、克柔念珠菌等有良好的抗菌活性，对烟曲霉、黄曲霉、土曲霉和黑曲霉及除曲菌以外的几种丝状真菌和二形真菌也有抗菌活性。

3. 丙烯胺类　丙烯胺类抗真菌药包括萘替芬和特比萘芬，为鲨烯环氧化酶的非竞争性、可逆性抑制剂，鲨烯环氧酶与鲨烯环化酶一起将鲨烯转化为羊毛固醇。在真菌细胞中，如果鲨烯不能转化为羊毛固醇，羊毛固醇向麦角固醇的转化也被阻断，继而影响真菌细胞膜的结构和功能。

特比萘芬　是通过对萘替芬结构进行改造而发现的活性更高、毒性更低和口服有效的丙烯胺类衍生物。对曲霉菌、镰孢和其他丝状真菌具有良好抗菌活性。

4. 嘧啶类氟胞嘧啶（5 - 氟胞嘧啶）　是人工合成的广谱抗真菌药。主要用于隐球菌感染、念珠菌感染和着色霉菌感染，疗效不如两性霉素 B。由于易透过血 - 脑屏障，对隐球菌性脑膜炎有较好疗效，但不主张单独应用，常与两性霉素 B 合用。

第三节　微生物耐药的预防与控制措施

由细菌、真菌、病毒、支原体、衣原体等多种病原微生物所致的感染性疾病遍布临床各科室，其中以细菌、真菌感染常见，抗细菌和抗真菌药物也成为临床广泛应用的药物之一，因此细菌耐药和真菌耐药在医院中较为多见，且呈上升趋势。如何预防与控制细菌耐药和真菌耐药已经引起医学界、政府、社会的高度关注，本节主要介绍医院内细菌耐药和真菌耐药的预防与控制措施。

一、耐药菌在医院内传播途径

耐药菌感染及定植患者是医院内主要的生物性传染源；被耐药菌污染的医疗器械、医疗环境物体表面等是非生物传染源。在医院内，耐药菌传播途径呈现多种形式，其中接触传播是耐药菌传播的最主要、最重要途径，如医务人员的双手通过接触耐药菌感染患者或定植者，耐药菌可能污染医务人员双手，如果医务人员没有执行手卫生可能会导致耐药菌在医院内的交叉传播；患者咳嗽能使口咽部及呼吸道的耐药菌通过飞沫传播；空调出风口被耐药菌污染时还可发生空气传播。其他产生飞沫或者气溶胶的操作（如吸痰操作、气管插管、辅助呼吸等）也可增加医院内耐药菌传播的风。

二、耐药菌的预防与控制措施

（一）细菌耐药的预防与控制措施

1. 加强耐药菌的监测　对耐药菌感染患者或定植高危患者要进行监测，及时采集有关标本送检，必要时开展主动筛查，以便及时发现、早期诊断耐药菌感染患者和定植患者。监测方法包括日常监测、主动筛查和暴发监测。

（1）日常监测　包括病例监测和环境卫生学监测。

1）病例监测　2009 年 4 月 1 日卫生部发布了《医院感染监测规范》（WS/T 312—2009），此项卫生行业标准首次提出对我国重要的耐药菌进行监测，2015 年，国家卫生和计划生育委员会也将多重耐药菌医院感染（例次）发生率和多重耐药菌感染检出率纳入了医院感染管理质量控制指标。2023 年 8 月 20 日，国家卫生健康委员会发布了 WS/T312－2023《医院感染监测标准》，代替了 2009 版。目前医院内需要监测的耐药菌包括但不限于：耐甲氧西林金黄色葡萄球菌（MRSA）、耐万古霉素肠球菌（VRE）、耐碳青酶烯类肠杆菌科细菌（CRE）、耐碳青酶烯类鲍曼不动杆菌（CRABA）、耐碳青酶烯类铜绿假单胞菌（CRPAE）。

耐药菌监测内容包括耐药菌检出的株数/例次数、耐药菌主要标本来源（痰液、尿液等来源）、检出耐药菌的科室、检出耐药菌为感染（医院感染、社区感染）、定植或污染菌。耐药菌监测指标包括耐药菌检出率、耐药菌医院感染（例次）发生率等；耐药菌检出率为特定耐药菌检出菌株数与该病原体检出菌株总数的比例，反映医疗机构内多重耐药菌检出情况。耐药菌医院感染（例次）发生率是指住院患者发生耐药菌医院感染的发病频率，反映医院内耐药菌医院感染情况。注意为避免高估耐药菌感染或定植情况，分析时间段内，1 名患者住院期间多次送检相同部位分离出的同种耐药菌应视为重复菌株，只计算第 1 次的培养结果。

$$耐药菌检出率 = \frac{住院患者中检出耐药菌的例次数}{同期住院患者中检出耐药菌的例次数} \times 100\%$$

（此处病原体检出数包括医院感染、社区感染、定植、重复的病原体，但要排除污染的病原体）

$$耐药菌医院感染（例次）发生率 = \frac{住院患者中检出导致医院感染的特定耐药菌的人数（例次数）}{同期住院患者人数} \times 100\%$$

（此处为导致医院感染的特定耐药菌，排除社区感染、定植、重复、污染的病原体）

2）环境卫生学监测　通过环境卫生学监测可以了解医院内环境表面耐药菌污染状态，医疗机构可根据实际情况，对于易被耐药菌污染的床单元、设备仪器、水槽等适时开展采样和检测以了解污染情况，用于指导和评价清洁消毒的效果。当出现耐药菌医院感染暴发或疑似医院感染暴发时，医疗卫生机构应根据流行病学调查结果，对环境和物体进行针对性的采样和检测，查找引起暴发的原因。

（2）主动筛查　主动筛查是指对没有相关感染临床表现的患者进行筛查，或对患者感染部位之外的其他部位进行筛查，以发现其是否携带有耐药菌。耐药菌主动筛查通常选择细菌定植率较高且方便采样的部位，通常采集 2 个或 2 个以上部位的标本来提高检出率；如 MRSA 主动筛查常选择鼻前庭拭子并结合肛拭子或伤口取样结果；VRE 主动筛查常选择粪便、肛拭子样本；多重耐药革兰阴性菌主动筛查标本为肛拭子，并结合咽喉部、会阴部、气道内及伤口部位的标本。

（3）暴发监测　暴发监测指重点关注短时间内一定区域患者分离的同种同源耐药菌及其感染情况。在医疗机构或其科室的患者中，短时间内 3 例及以上患者分离出相同的耐药菌，且药敏试验结果完全相同，可认为是疑似耐药菌医院感染暴发；如 3 例及以上患者分离的耐药菌，经分子生物学检测基因型相同，可认为暴发。注意此处耐药菌为医院感染耐药菌，如果为社区感染耐药菌或者定植菌均不能认为耐药菌医院感染暴发。

2. 合理使用抗菌药物 在抗菌药物治愈并挽救了患者生命的同时，也出现了因抗菌药物不合理应用导致的细菌耐药性。抗菌药物选择性压力是细菌产生耐药性的主要原因。合理、正规地使用抗菌药物可以减少细菌耐药的产生。

（1）尽早确定病原学、根据病原种类及药敏结果选用抗菌药物 患者出现症状时如发热、咳嗽等不适，应尽早从患者的感染部位留取标本送检病原学检查，如发热时抽血培养，完善痰培养和中段尿培养，培养阳性时对细菌进行药敏实验，从而根据药敏实验选择合理的抗菌药物，制定治疗方案。在获取病原学以前，可以根据本地细菌流行病学及耐药性变迁情况，选择适当的药物进行经验性的治疗。

（2）根据适应证选择药物 不同抗菌药物的抗菌谱有差异，即使某些药物抗菌谱类似但还存在药效学和药代学差异，因此，不同抗菌药物的临床适应证有差异。首先，应用抗感染药物控制感染时必须在感染部位达到有效的抗菌浓度。此外，选择抗感染药物时还需要考虑患者的全身状况和肝、肾功能，如已经出现肾功能损伤患者需尽量避免使用对肾脏损伤的药物。最后，需要考虑细菌对拟选药物耐药性产生的可能性、不良反应、药物来源及药物价格等综合因素，选择科学的治疗方案。

（3）抗菌药物的预防性应用 预防使用抗菌药物的目的是防止细菌可能引起的感染，目前占了抗菌药物使用量的20%~40%。不适用地预防用药可引起耐药，发生继发感染难以控制。预防性用药常见于以下两种情况：

1）抗菌药物在非手术患者中的预防性应用

①预防用药目的：预防一种或两种特定病原体的入侵。

②预防用药基本原则：预防用药的对象应是在非手术患者中尚无细菌感染，但暴露于致病菌感染的危险人群。预防用药目的只针对一种或两种特定的病原菌感染，选用窄谱抗菌药物；而非针对体内多部位的细菌感染盲目选用广谱抗菌药物。预防用药仅限于针对在一段特定时间内可能发生的感染，而非针对任何时间内可能发生的感染长期用药。导致感染风险增加的原发疾病或基础情况可以治愈、缓解或控制者，预防用药可能有效。原发疾病或基础情况不能治愈或缓解或控制者（如艾滋病等免疫缺陷者），预防用药效果有限，应权衡利弊后决定是否使用预防用药。以下情况不宜常规预防使用抗菌药物：普通感冒、麻疹、水痘等病毒性疾病，昏迷、休克、中毒、心力衰竭、肿瘤、应用肾上腺皮质激素等患者。对留置导尿、留置静脉导管及人工气道等患者不需局部或全身预防用药。综合考虑下述因素选择预防用药品种：除针对特定病原菌选用窄谱抗菌药物以外，应选用已有循证医学证据预防用药安全有效的品种，不易产生耐药性且价格相对较低。

③预防用药指征：在某些细菌和病毒感染的高危人群中有指征预防应用抗感染药物。如流行性脑膜炎发病季节，可以口服磺胺嘧啶作为预防用药；进入疟疾流行区2周前开始服用乙胺嘧啶与磺胺多辛的复方制剂，一般服用时间不超过3个月。如苄星青霉素、普鲁卡因青霉素或红霉素常用于风湿性心脏病患儿及常发生链球菌咽炎或风湿热的儿童和成人，以防风湿热的发作，而且需要数年以上的预防疗程。

2）围手术期抗菌药物的预防应用

①预防用药目的：预防手术部位感染，包括切口感染和手术所涉及的器官和腔隙感染，但不包括与手术无直接关系、术后可能发生的其他部位感染和全身性感染。

②预防用药原则：根据手术切口类别（表5-4）、手术野是否有细菌污染或污染的程度、手术持续时间、发生感染风险及其危害大小、抗菌药物预防效果的循证医学证据、对细菌耐药性的影响等因素，决定是否使用抗菌药物。

A. 清洁手术（Ⅰ类切口）：手术野为人体无菌部位，局部无炎症、无损伤，也不涉及呼吸道、消化道、泌尿生殖道等人体与外界相通的器官。手术野无污染，通常不需要预防用药。但在以下情况可考虑使用：a. 手术范围大、时间长，污染机会增加；b. 手术涉及重要器官，一旦感染将造成严重后果，如头颅手术、心脏手术、眼内手术等；c. 异物植入手术，如心脏瓣膜植入、永久性心脏起搏器植入、人工关节植入等；d. 有感染高危因素：高龄、糖尿病等。

B. 清洁－污染手术（Ⅱ类切口）：手术部位存在大量人体定植菌群，手术时可能污染手术野引起感染，此类手术需预防使用抗菌药物。

C. 污染手术（Ⅲ类切口）：已造成手术野严重污染的手术，此类手术需预防使用抗菌药物。

D. 污秽－感染手术（Ⅳ类切口）：应在手术前即开始使用抗菌药物，术中、术后继续，此类不属于预防用药。

表 5－4　手术切口类别

切口类别	定义
Ⅰ类切口（清洁手术）	手术不涉及炎症区，不涉及呼吸道、消化道、泌尿生殖道等人体与外界相通的器官
Ⅱ类切口（清洁－污染手术）	上、下呼吸道，上、下消化道，泌尿生殖道手术，或经以上器官的手术，如经口咽部手术、胆道手术、子宫全切除术、经直肠前列腺手术，以及开放性骨折或创伤手术
Ⅲ类切口（污染手术）	造成手术部位严重污染的手术，包括手术涉及急性炎症但未化脓区域；胃肠道内容物有明显溢出污染；新鲜开放性创伤但未经及时扩创；无菌技术有明显缺陷如开胸、心脏按压者
Ⅳ类切口（污秽－感染手术）	有失活组织的陈旧创伤手术；已有临床感染或脏器穿孔的手术

3）围手术期预防用抗菌药物的选择及给药方法

①选择抗菌药物的原则：抗菌药物的选择视预防目的而定。为预防术后切口感染，应针对金黄色葡萄球菌选用药物。A. 选用针对性强、有充分的预防有效的循证医学证据、安全、使用方便及价格低廉的品种。B. 尽量选择单一抗菌药物预防、避免不必要的联合用药。C. 对 MRSA 定植可能性高，且发生手术部位感染后果较重的手术，如心脏人工瓣膜置换术、人工关节置换术等，可选用万古霉素预防感染，但应严格控制用药时间。D. 不应随意选用广谱抗菌药物作为围手术期预防用药。E. 鉴于国内大肠埃希菌对喹诺酮类耐药率高，应严格限制其预防用药。

②预防用药给药方案：A. 给药方法。大部分给予静脉给药，仅有少部分为口服给药。静脉给药应在皮肤、黏膜切开前0.5～1 小时内或麻醉开始时给药，一般 20～30 分钟内滴完，万古霉素或氟喹诺酮类应在手术前 2 小时内给药。B. 维持时间。抗菌药物的有效覆盖时间应包括整个手术过程。手术时间较短（<2 小时）的清洁手术，术前给药 1 次即可。如手术时间超过 3 小时或超过所用药物的半衰期 2 倍以上，术中应追加 1 次。

（4）抗菌药物的联合应用

① 联合用药的适应证：A. 病因未明的严重感染，根据临床情况和用药经验，评估病原体类型选择合理的联合用药方案，待病原体明确后再调整方案。B. 单一抗菌药物不能控制的严重感染，如感染性心内膜炎、免疫缺陷或粒细胞缺乏者发生的严重感染，单一药物不能有效控制感染。C. 单一抗感染药物不能有效控制的混合感染，腹部严重创伤或肠穿孔引起的腹腔感染为严重的混合感染，致病菌种类较多，包括需氧菌、厌氧菌，甚至合并真菌感染，可选用哌拉西林或第 2、3 代头孢菌素联合氨基糖苷类或甲硝唑、克林霉素等药物。D. 单一用药易产生耐药菌株，常见的为结核病、慢性骨髓炎、复杂尿路感染等疾病，单一用药容易产生耐药，可联合用药。E. 为了减少药物的毒副反应，如单独两性霉素 B 治疗隐球菌脑膜炎，所需剂量大、副作用大，联合应用氟胞嘧啶，可减少两性霉素 B 剂量，减少不良反应。F. 治疗细菌性脑膜炎时，应用大剂量的青霉素的同时，联合应用磺胺药或氯霉素等易于渗入脑脊液中的药物，可提高疗效。

② 联合用药的效果：通过体外和动物实验研究发现，联合用药可能出现四种不同的结果：无关、累加、协同和拮抗。为达到联合用药的目的，需根据抗菌药物的作用性质选择恰当的配伍。患者病情稳定或好转后尽快降阶梯治疗。

（5）防止抗菌药物的不合理使用 ①病毒感染时不推荐使用抗菌药物抗感染治疗，除非伴有细菌感染或继发感染；②原因未明的发热患者，发热原因未明确的患者最重要的是寻找病因，除非伴有感染，一般不用抗菌药物，否则容易掩盖典型的临床症状和难以检出病原体而延误治疗；③应尽量避免抗菌药物的局部使用；④选择合适的剂量和疗程，病情控制后尽早停用抗菌药物。

（6）加强抗菌药物分级管理 根据抗菌药物特点、临床疗效、细菌耐药、不良反应以及当地社会经济状况、药品价格等因素，将抗菌药物分为非限制使用、限制使用与特殊使用三类进行分级管理。①非限制使用抗菌药物：为经临床长期应用证明安全、有效，对细菌耐药性影响较小，价格相对较低的抗菌药物，如阿莫西林。②限制使用抗菌药物：与非限制使用抗菌药物相比较，这类药物在疗效、安全性、对细菌耐药性影响、药品价格等方面存在局限性，不宜作为非限制药物使用，如头孢他啶。③特殊使用抗菌药物：为不良反应明显，不宜随意使用或临床需要倍加保护以免细菌过快产生耐药而导致严重后果的抗菌药物；新上市的抗菌药物；其疗效或安全性任何一方面的临床资料尚较少，或并不优于现用药物者；药品价格昂贵，如美罗培南。

临床选用抗菌药物应根据感染部位、严重程度、致病菌种类以及细菌耐药情况、患者病理生理特点、药物价格等因素加以综合分析考虑，参照各类细菌性感染的治疗原则及病原治疗，一般对轻度与局部感染患者应首先选用非限制使用抗菌药物进行治疗；严重感染、免疫功能低下者合并感染或病原菌只对限制使用抗菌药物敏感时，可选用限制使用抗菌药物治疗；特殊使用抗菌药物的选用应从严控制。临床医师可根据诊断和患者病情开具非限制使用抗菌药物处方；患者需要应用限制使用抗菌药物治疗时，应经具有主治医师以上专业技术职务任职资格的医师同意，并签名；患者病情需要应用特殊使用抗菌药物，应且有严格临床用药指征或确切依据，经抗感染或有关专家会诊同意，处方需经具有高级专业技术职务任职资格医师签名。紧急情况下临床医师可以越级使用高于权限的抗菌药物，但仅限于1天用量。

（7）建立处方审核制度 医院要建立和完善临床抗菌药物处方审核制度，定期向临床医师提供最新的抗菌药物敏感性总结报告和趋势分析，正确指导临床合理使用抗菌药物，提高抗菌药物处方水平。

（8）中药联合抗菌药物 中药可以通过消除细菌的耐药质粒或降低细菌耐药质粒中耐药基因的表达，以及通过多靶点、多途径影响细菌生物被膜的形成或清除已形成的生物被膜，有效提高耐药细菌对抗菌药物的敏感性，提高抗菌药物的生物利用度和生物效力，减少抗菌药物的使用量，降低细菌的耐药性。

3. 加强手卫生 手卫生是国际公认的最简单、最经济且行之有效的预防与控制耐药菌传播的方法，是耐药菌基础防控措施，正确的手卫生可降低30%~40%的耐药菌感染。

（1）加强医务人员手卫生 医务人员在进行护理和诊疗等工作中，容易与患者产生密切接触，会直接接触到患者的皮肤表面、血液体液或其他分泌物，在这个过程中特别容易造成手污染，如未正确及时地执行手卫生，接触患者或医疗环境表面，就可以直接或间接导致患者医院感染。手卫生是针对医护人员在工作中存在交叉感染的风险而采取的主要措施。

（2）加强对患者与陪护人员的手卫生宣教 患者在治疗过程中，也常常会接触到医院内的环境表面，比如医疗仪器设备、门把手、桌面、水龙头等；陪护人员作为患者的直接接触者，更容易被患者耐药菌污染双手，从而成为耐药菌传播的媒介，并且患者与陪护人员往往缺乏手卫生知识和手卫生培训，手卫生意识淡薄，手卫生依从性差，因此更有可能传播耐药菌，导致耐药菌交叉感染，所以有必要加强对患者与陪护人员的手卫生宣教。医务人员积极引导陪护人员形成良好的手卫生习惯，同时加强日常照护时有效地监督与指导。

4. 严格实施隔离措施 医疗机构应当对所有患者实施标准预防措施,对确定或高度疑似耐药菌感染患者或定植患者,应当在标准预防的基础上,实施接触隔离措施,预防耐药菌传播。

(1)耐药菌感染/定植患者安置 由于定植或者感染耐药菌的患者均是传染源,所以对耐药菌感染/定植患者尽量选择单人单间隔离,有单独的卫生间。当需要隔离的人数多或隔离单人间不够时,将大小便失禁、使用侵入性设备,或伤口持续有分泌物的患者优先进行单人单间隔离;将感染或定植同一碳青霉烯类耐药肠杆菌菌种的其他患者隔离在同一个多人间。比如病房中有 3 例耐药菌感染患者,其中有 2 例为 CRE 尿路感染,1 例为 CR‐AB 肺部感染,那么 2 例 CRE 尿路感染的患者可以放在一间房间进行隔离,而另外一例 CR‐AB 肺部感染的患者需要另外安置在另一单间。隔离房间应当有醒目的隔离标识,确保医务人员能够一眼识别,以便医务人员知晓此患者为耐药菌患者。不宜将耐药菌感染或者定植患者与留置各种管道、有开放伤口或者免疫功能低下的患者安置在同一房间。耐药菌感染或者定植患者转诊之前应当通知接诊的科室,采取相应隔离措施。没有条件实施单间隔离时,应当进行床旁隔离。

(2)器械物品专人专用 与患者直接接触的相关医疗器械、器具及物品如听诊器、血压计、体温表、输液架等要专人专用,并及时消毒处理。轮椅、担架、床旁心电图机等不能专人专用的医疗器械、器具及物品要在每次使用后擦拭消毒。

(3)注意诊疗护理操作 医务人员对患者实施诊疗护理操作时,应当将高度疑似或确诊耐药菌感染患者或定植患者安排在最后进行。建议对 CRE 感染或定植患者实行分组护理;护理 CRE 感染或定植患者的人员不宜参与其他患者的护理。接触耐药菌感染患者或定植患者的伤口、溃烂面、黏膜、血液、体液、引流液、分泌物、排泄物时,应当戴手套,必要时穿隔离衣,完成诊疗护理操作后,要及时脱去手套和隔离衣,并进行手卫生。

5. 减少导管使用率 导管(包括中心静脉导管、呼吸机导管、导尿管)使用是患者感染的危险因素之一,尽量减少导管使用率是耐药菌防控的重要措施之一,医务人员应定期评估导管使用的必要性,不需要使用时立即拔除导管。医务人员在实施各种侵入性操作时,也应当严格遵守无菌技术操作和标准操作规程,避免污染,有效预防耐药菌感染。

6. 优化患者转运流程 医务人员需要充分评估耐药菌感染或定植患者转运的必要性,避免不必要的转运;对大小便难以控制、有伤口分泌物的耐药菌感染或定植患者,对其转运应该尤其慎重。确需转运时,转出科室医务人员需要对患者和转运人员进行告知,说明转运中的注意事项。医务人员和转运人员在转运全程均应该采取接触预防措施,包括戴手套,充分遮盖患者躯干、四肢和伤口等;对气道开放患者在转运前应评估其吸痰指征,并依据评估结果做相应处置,需吸痰时宜采用密闭式吸痰方式;对大小便难以控制的患者,应该在转运前处理大小便,并采取相应保护措施。对耐药菌感染或定植患者需外出检查和诊疗时,转出科室工作人员应该提前告知接诊科室,提前做好防控。耐药菌感染或定植患者在院内转科时,转出科室应在患者转科记录上注明其耐药菌检出情况、并提前通知接收科室。

7. 加强清洁和消毒工作 耐药菌通过污染医疗环境表面间接传播也是耐药菌传播的主要途径之一,并且部分致病菌可以在医疗环境表面持续存活,比如金黄色葡萄球菌、肠球菌、鲍曼不动杆菌等;因此物体表面的定期清洁或清洁消毒或污染时及时清洁消毒是非常必要的。

医院要加强耐药菌感染患者或定植患者诊疗环境的清洁、消毒工作,特别要做好重症监护病房、新生儿室、血液科病房、呼吸科病房、神经科病房、烧伤病房等重点部门物体表面的清洁、消毒。清洁与消毒要遵循以下原则与方法:①要使用专用的抹布等物品对耐药菌患者进行清洁和消毒。②要遵循先清洁,再消毒的原则。③对被感染/定植的耐药菌患者的少量体液、血液、排泄物、分泌物等感染性物质小范围污染的环境表面,先去除污染物,再清洁消毒。④对于感染/定植耐药菌患者不能专人专用的医疗器械、器具及物品，须在每次使用后擦拭消毒，如床旁心电图机可使用75%乙醇进行擦拭消毒。⑤在多重耐药菌感染患者或定植患者诊疗过程中产生的医疗废物，应当按照医疗废物有关规定进行处置和管理。如耐万古霉素的金黄色葡萄球菌需要放入双层医疗废物袋中。⑥出现耐药菌感染暴发或者疑似暴发时，应当增加清洁、消毒频次，而不是过度地增加消毒剂浓度。

8. 加强培训，增强意识 细菌耐药的预防与控制措施的落实，需要通过多形式、分层次培训来增强医务人员的耐药菌防控意识，强化对耐药菌防控知识的学习，以提高对预防与控制耐药菌感染的重要性的认识以及人员自身素质，使之在临床工作中能够自觉地做好各项耐药菌预防及控制工作，才能做到有效地控制和预防耐药菌的传播与感染。开展多形式培训包括专题学术讲座、学术会议、学习进修班科室自主讨论以及举办知识竞赛等形式，进行学术交流和专业理论的提高；因为医务人员中医生、护士以及保洁人员的工作范围与文化素质不同，应该针对不同的人员，分层次进行培训，侧重不同岗位不同的耐药菌防控措施，才能有效达到细菌耐药的预防与控制措施的落实。

9. 开发新药 研发、寻找具有新型化学结构、新作用机制、新作用靶位的新抗菌药物或者在作用机制和耐药机制与构效关系指导下，对现有抗菌药物的结构进行修饰也是控制耐药菌的有效途径。

（二）真菌耐药的预防与控制措施

1. 增强宿主免疫力 改善感染宿主的免疫功能是防止真菌耐药性产生的主要措施。临床上许多治疗失败与机体免疫功能低下有关，有些药物的体外抗真菌效果很好，但体内疗效不理想。在抗真菌治疗的同时，使用免疫调节剂提高感染宿主的免疫功能，可能更有利于迅速清除感染真菌，减少真菌产生耐药性的机会。

2. 抗真菌药物的合理使用 合理确定药物的剂量和疗程，避免间断性或长期使用低剂量的抗真菌药物治疗。相比抗细菌药物，抗真菌药物种类虽不多，但各个药物具有其特定的抗菌谱，避免使用天然耐药的无效抗真菌药物。如新型隐球菌对卡泊芬净、米卡芬净天然耐药；此外，同一药物在体内针对不同组织部位的感染也具有特定的浓度，例如氟康唑在尿液的药物浓度高于血液浓度，卡泊芬净在肝肾的药物浓度高于血液浓度，在脑脊液中浓度极低。因此，根据抗真菌药物的特点，选择合理高效的药物。

3. 尽可能优化已有的药物 比如新型的抗真菌药物，必要时调整用药或启动联合治疗方案。可选择联合中药制剂；研究发现我国学者发现小檗碱可降低耐药性念珠菌 CDR1 基因的过度表达，且小檗碱、黄芩素等与氟康唑对耐药性念珠菌具有协同抑制作用。

4. 提高真菌以及真菌耐药性的检测能力 利用先进手段快速检测耐药菌株，对临床选择合理的抗真菌药物具有重要的指导作用。

5. 真菌耐药监测 及时了解和掌握真菌耐药性的发展趋势，比如及时了解中国侵袭性真菌耐药监测网 CHIF‑NET 发布的最新数据。

目标检测

答案解析

一、单选题

1. 下列哪项不属于原核微生物（ ）

    A. 细菌   B. 支原体、衣原体

    C. 真菌   D. 立克次体

2. 多重耐药菌的定义是指对几种抗菌药物呈现不敏感的细菌（ ）

    A. 3 类   B. 3 类及以上

C. 4 类　　　　　　　　　　　　　　D. 4 类及以上

3. 青霉素的抗菌机制是（　）

  A. 抗叶酸代谢　　　　　　　　　　B. 抑制菌体蛋白质合成

  C. 影响核酸　　　　　　　　　　　D. 干扰菌体细胞壁黏肽的合成

4. 下列药物属于抑菌药物的是（　）

  A. 青霉素　　　　　　　　　　　　B. 头孢噻肟

  C. 卡那霉素　　　　　　　　　　　D. 四环素

5. MRSA 肺部感染患者，如不能单间安置最好与下列哪一类患者同置一个房间（　）

  A. 重度昏迷患者　　　　　　　　　B. 使用呼吸机患者

  C. 开放性创口患者　　　　　　　　D. MRSA 尿路感染患者

6. 某院 2021 年住院患者中检出耐碳青霉烯类鲍曼不动杆菌 45 株，检出鲍曼不动杆菌 60 株；检出耐碳青霉烯类肺炎克雷伯菌 20 株，检出肺炎克雷伯菌 60 株。某院 2021 年耐碳青霉烯类鲍曼不动杆菌的检出率是（　）

  A. 75%　　　　　　　　　　　　　B. 33.33%

  C. 54.17%　　　　　　　　　　　D. 37.50%

7. 下列手术切口属于 I 类（清洁）切口的是（　）

  A. 经口咽部手术　　　　　　　　　B. 胆道手术

  C. 子宫全切除术　　　　　　　　　D. 甲状腺手术

8. 下列情况可以预防性使用抗菌药物的是（　）

  A. 昏迷　　　　　　　　　　　　　B. 中毒

  C. 麻疹　　　　　　　　　　　　　D. 人工关节移植手术

二、多选题

1. 细菌主要通过以下哪些方式产生获得性耐药（　）

  A. 改变抗菌药物作用靶位

  B. 产生灭活酶使抗菌药物失去活性

  C. 降低细菌外膜的通透性，形成细菌生物被膜

  D. 影响主动外排机制

2. 细菌耐药的预防与控制措施包括（　）

  A. 加强耐药菌的监测　　　　　　　B. 合理使用抗菌药物

  C. 加强手卫生　　　　　　　　　　D. 严格实施隔离措施

书网融合……

本章小结

微课

题库

第六章　医院感染监测与暴发处置 微课
PPT

第一节　医院感染监测概述

一、医院感染监测的定义

医院感染监测（nosocomial infection surveillance）是指长期、系统、连续地收集、分析医院感染在一定人群中的发生、分布及其影响因素，并将监测结果报送和反馈给有关部门和科室，为医院感染的预防、控制和管理提供科学依据。

二、医院感染监测的目的

1. 掌握医院感染发病的本底率　通过医院感染监测可以掌握医院感染发病基本情况，测算出可用于比较和评价的医院感染发病（例次）率的基线值。90%~95%的医院感染病例呈散发的形式，而非暴发形式，且大多通过监测发现。通过监测收集资料、统计分析，可建立医院感染发病（例次）率的基线值，为控制医院感染发病（例次）率提供数据支持。

2. 找出感染危险因素，制定防控措施　通过统计分析、风险评估，深入认识医院感染发生的规律，充分利用监测过程取得的预期结果，找出感染危险因素，从而有针对性地制定有效的感染防控措施，降低医院感染发病率，提高医疗质量。

3. 及时发现医院感染暴发和流行　确定医院感染发病（例次）率的基线值后，医院感控专职人员可根据基线值识别偏差，当高于基线值时存在（疑似）医院感染暴发的可能性。医院感染的暴发流行占5%~10%，通过监测可以及时发现流行和暴发流行的苗头，将暴发流行控制在萌芽阶段。

4. 用监测数据说服医务人员遵守医院感染防控措施　用医院感染监测数据对全院医务人员进行医院感染相关知识的培训和反馈，说服医务人员严格执行医院感染防控措施，同时提高医务人员的医院感染防控意识和判别医院感染暴发的警觉性。增强医务人员感染防控措施落实的依从性，使医务人员理解并易于接受推荐的预防措施，从而降低医院感染率。

5. 评估感染控制措施的成效　感控措施实施后，需通过不断地监测进行持续质量改进，评价措施实施的成效。通过监测若发现采取的措施无效，则需重新制定有效措施并实施。评估医院感染控制措施的成效应从效果、效益、效率等多方面加以考虑。

6. 为感控委员会作出决策提供依据　通过医院感染监测可以发现医院感染控制目前面临的主要问

题，为感控委员会规划医院感染发展目标提供数据支持和科学依据。

7. 为医院在法律诉讼中提供辩护依据　当医院收到患者在医院感染方面的投诉指控时，完善的监测资料能反映患者医院感染发生的情况及医院在医院感染控制方面所做的工作和努力，以及是否违反医院感染管理相关的法律法规，为医院提供有力的辩护依据。

8. 发现科研切入点　通过医院感染监测可以发现医院感染工作中存在的采取日常控制措施无法解决的问题，亟待深入研究，从而为开展科学研究提供切入点。

三、医院感染监测的发展趋势

1. 监测方法　由全面综合性监测向多样化的目标性监测发展。

2. 监测范围　从仅对住院患者的监测扩大到以住院患者为主，并对门诊就诊患者、陪护人员、医务人员等均进行监测。

3. 监测内容　从单纯的医院感染病例监测发展到重点部门、重点人群、重点部位的监测。

4. 监测评估　医院感染发病率已不能作为评估医院感染监测工作成效的单一指标，还应全面考虑由于感染增加的住院时长以及给患者造成的灾难性疾病支出，以及患者发生医院感染的预后情况。从卫生经济学角度去衡量医院感染的成本 – 效果和成本 – 效益。

5. 监测管理　医院感染管理是医院质量管理的一项重要内容，管理手段由人工管理向软件管理转变，向无纸化办公方向发展，从而大大地提高了工作效率和监测资料的准确性。

6. 方法使用　使用 PCR、质谱分析等技术进行病原菌同源性分析，用于医院感染聚集性发生或暴发流行的判断。随着医院感染学科的不断发展，必将会不断地研究和引进新的有效的监测方法。

第二节　医院感染监测的方法

医院感染监测根据监测范围不同可分为全院综合性监测和目标性监测两大类。

一、全院综合性监测

全院综合性监测是指连续不断地对所有临床科室的全部住院患者和医务人员进行医院感染及其有关危险因素的监测。是从多方面进行监测，可掌握医院的总体情况，及时发现潜在的感染聚集风险。通过全院综合性监测还可了解全院各临床科室的感染发病率、感染部位构成、各种危险因素、病原体及其耐药情况、抗菌药物使用情况等，从而有针对性地进行反馈、培训和指导。

（一）医院感染病例监测

医院感染病例的监测是长期系统连续地观察收集全院感染在医院住院患者中的发生和分布及其影响因素，并将监测结果及时反馈给相关人员，为医院感染的预防控制和宏观管理提供科学依据。

1. 医院感染发病率监测

（1）目的　了解医院感染情况包括发病率、各种危险因素和医院感染部位构成比，各科室医院感染发病率和感染趋势，病原体及细菌耐药情况，抗菌药物使用情况等，为目标性监测提供依据。

（2）监测对象　住院患者（监测手术部位感染发病率时可包括出院后一定时期内的患者）。

（3）监测内容　基本情况：监测月份、住院号、科室、床号、姓名、性别、年龄、入院日期、出院日期、住院天数、住院费用、疾病诊断、疾病转归（治愈、好转、未愈、死亡、其他）、切口类型（清洁切口、清洁 – 污染切口、污染切口、感染切口）。

医院感染情况：感染日期、感染诊断、感染与原发疾病的关系（无影响、加重病情、直接死亡、间接死亡）、医院感染危险因素（中心静脉插管、泌尿道插管、使用呼吸机、气管插管、气管切开、使用肾上腺糖皮质激素、放射治疗、抗肿瘤化学治疗、免疫抑制剂）及相关性、医院感染培养标本名称、送检日期、病原体名称、药物敏感试验结果。

监测月份患者出院情况：按科室记录出院人数，按疾病分类记录出院人数，按高危疾病记录出院人数，按科室和手术切口类型记录出院人数；或者同期住院患者住院日总数。

（4）监测方法　宜采用主动监测，感控专职人员主动、持续地对调查对象的医院感染发生情况进行跟踪观察与记录。各医疗机构应建立医院感染报告制度，临床科室医师应及时报告医院感染病例，通过院感实时监测系统填报或者填写医院感染病例报告卡（表6-1）。

表6-1　医院感染病例报告卡

报告科室：　　　　　报告医生：　　　　　报告日期：　　　年　　　月　　　日
病历号：_____　患者姓名：_____　性别：_____　年龄：_____
入院日期：_____年_____月_____日　出院日期：_____年_____月_____日　住院天数：_____天
床号：_____　入院诊断：_____　疾病：_____　审核人：_____
感染日期：_____年_____月_____日　感染部位：_____
感染诊断：_____　感染类型：_____
转归情况：_____　转归日期：_____
确诊日期：_____
易感因素：□肿瘤　□昏迷　□慢性病　□易感人群　□抗菌药物　□受凉
□营养不良　□激素　□重型颅脑外伤　□产后　□早产　□老年人
□气管切开　□白血病　□使用免疫抑制剂　□污染手术　□外伤　□肠梗阻
□留置导尿管　□脑出血　□肺部损伤　□新生儿免疫力低下　□婴幼儿
□使用呼吸机　□长期卧床　□插管等侵入性治疗　□手术　□中心静脉插管　□糖尿病
□免疫力低下　□化疗　□其他
插管相关感染操作：□中心静脉插管　□导尿管　□呼吸机
与手术相关因素：手术名称：_____　手术日期：_____年_____月_____日
切口类型：_____
相关致病菌：
送检日期：_____年_____月_____日　标本名称：_____
送检项目：_____　病原体名称：_____
多耐类型：_____
抗菌药物名称：_____　药敏结果：_____
_____

抗菌药物使用						
名称	剂量	频次	天数	用药途径	开嘱时间	停嘱时间

填表说明：医院感染病例由报告人于24小时之内报告医院感染科。报告人必须是患者经治医生；医院感染管理科发现医院感染流行趋势，应于24小时之内报告主管院长和医务处；医疗机构调查证实出现医院感染流行，应于24小时之内报告当地卫生行政部门。

各医疗机构应制定符合本院实际的、切实可行的医院感染监测计划并付诸实施。专职人员应以查阅病历和临床调查患者相结合的方式调查医院感染病例。医院感染资料的来源，包括以患者为基础和以实验室检查结果为基础的信息。

（5）资料分析　医院感染发病（例次）率　在指定时间段内住院患者中医院感染新发感染（例次）的比例。

$$医院感染发病（例次）率 = \frac{指定时间段内医院感染新发病例（例次）数}{同期住院患者总数} \times 100\%$$

其中，观察期间危险人群人数以同期出院人数替代（此处指采用手工监测方法的情况；如果采用电子系统进行监测，则可得到准确的观察期间危险人群人数）。式中的"例次"是指同一患者可能同时或先后发生多个部位或多种病原体感染的情况，统计时应将这些情况进行合计。

医院感染日发病（例次）率　患者医院感染日发病率（nosocomial infection incidence per patient-day）是一种累计暴露时间内的发病密度，指单位住院时间内住院患者新发医院感染的频率，单位住院时间通常用 1000 个患者住院日表示。

$$医院感染日发病（例次）率 = \frac{指定时间段内医院感染新发病例（例次）数}{同期住院患者住院总日数} \times 1000‰$$

（6）总结和反馈　结合历史同期和前期医院感染发病情况，对监测资料进行总结分析，发现监测中的问题，报告医院感控委员会，并向临床科室反馈监测结果和提出改进建议。

2. 医院感染现患率监测　现患率调查是全院综合性监测中另一个重要的类型，即利用普查或抽样调查的方法，搜集一个特定时间内实际处于一定危险人群中的医院感染实际病例的资料（包括以往发病至调查时尚未痊愈的旧病例），从而描述医院感染及其影响因素的关系。现患率调查是短时间的前瞻性调查不易漏掉病例，能够全面了解医院感染的情况和控制效果评价。

（1）调查对象　指定时间段内所有住院患者（应去除住院时间不满 48 小时的患者）。

（2）调查内容　基本资料：监测日期、住院号、科室、床号、姓名、性别、年龄、调查日期、疾病诊断、切口类型（清洁切口、清洁－污染切口、污染切口、感染切口）。医院感染情况：感染日期、感染诊断、医院感染危险因素（动静脉插管、泌尿道插管、使用呼吸机、气管插管、气管切开、使用肾上腺糖皮质激素、放射治疗、抗肿瘤化学治疗、免疫抑制剂）及相关性、病原体培养标本名称、送检日期、检出病原体名称。按科室记录应调查人数与实际调查人数。

（3）调查方法　应制定符合本院实际的医院感染现患率调查计划，培训调查人员。应以查阅运行病历和床旁调查患者相结合的方式调查。填写医院感染现患率调查表。每病区填写床旁调查表。

（4）资料分析　医院感染现患（例次）率指定时间段或时间点住院患者中，医院感染患者（例次）数占同期住院患者总数的比例。

$$医院感染现患（例次）率 = \frac{指定时间段内存在的新旧医院感染（例次）数}{同期实际调查的住院患者人数} \times 100\%$$

$$实查率 = \frac{指定时间段内实际调查住院患者数}{同期应调查住院患者数} \times 100\%$$

（5）总结和反馈　结合历史同期资料进行总结分析，提出调查中发现问题，报告医院感控委员会，并向临床科室反馈调查结果和建议。

（二）医院环境卫生学监测

医院环境，尤其是患者周围区域存在大量病原微生物，医院感染的暴发流行与环境中长时间存活的病原微生物有关联。改善环境卫生质量可减少医院感染的发生、终止医院感染的暴发流行。《医院消毒卫生标准》提出医院各类环境空气、物体表面菌落总数卫生标准。怀疑医院感染暴发或疑似暴发与医院环境有关时，应进行目标微生物检测，监测频率按照医院感染管理科相关要求进行。

医院环境分为四类：Ⅰ类环境为采用空气洁净技术的诊疗场所，分洁净手术部和其他洁净场所。Ⅱ类环境为非洁净手术部（室）；产房；导管室；血液病病区、烧伤病区等保护性隔离病区；重症监护病区；新生儿室等。Ⅲ类环境为母婴同室；消毒供应中心的检查包装灭菌区和无菌物品存放区；血液透析中心（室）；其他普通住院病区等。Ⅳ类环境为普通门（急）诊及其检查、治疗室；感染性疾病科门诊和病区。

医院环境卫生学监测包括：空气卫生学监测、物体表面卫生学监测、医务人员手卫生学监测、医疗用水卫生学监测等。

1. 空气卫生学监测 洁净手术室及其他洁净场所，新建与改建验收时以及更换高效过滤器后应进行监测。

（1）采样时间 Ⅰ类环境在洁净系统自净后与从事医疗活动前采样；Ⅱ、Ⅲ、Ⅳ类环境在消毒或规定的通风换气后与从事医疗活动前采样。

（2）采样方法 Ⅰ类环境可选择平板暴露法和空气采样器法，参照《医院洁净手术部建筑技术规范》（GB 50333—2013）要求进行检测。当用平板暴露法测定沉降菌浓度时，细菌浓度测点数应和被测区域含尘浓度测点数相同，同时应满足表6-2规定的最少培养皿数的要求。采样点可布置在地面上或不高于地面0.8m的任意高度上。细菌浓度检测方法，应有2次空白对照。第1次对用于检测的培养皿或培养基条做对比试验，每批一个对照皿。第2次是在检测时，应每室或每区1个对照皿，对操作过程做对照试验：模拟操作过程，但培养皿或培养基条打开后应又立即封盖。两次对照结果都必须为阴性。整个操作应符合无菌操作的要求。采样后的培养基条或培养皿，应置于37℃条件下培养24小时，然后计数生长的菌落数。菌落数的平均值均四舍五入进位到小数点后1位。当某个皿菌落数太大受到质疑时，应重测，当结果仍很大以两次均值为准；如果结果很小可再重测或分析判定。布皿和收皿的检测人员必须遵守无菌操作的要求。

表6-2 平板暴露法最小培养皿数

被测区域洁净度级别	每区最小培养皿数（Φ90，以沉降30分钟计）
5级	13
6级	4
7级	3
8级	2
8.5级	2

注：如沉降时间适当延长，则最少培养皿数可以按比例减少，但不得少于含尘浓度的最少测点数。采样时间略低于或高于30分钟时，可进行换算。

空气采样器法可选择六级撞击式空气采样器或其他经验证的空气采样器。检测时将采样器置于室内中央0.8~1.5m高度，按采样器使用说明书操作，每次采样时间不应超过30分钟。房间>10m²者，每增加10m²增设一个采样点。

Ⅱ、Ⅲ、Ⅳ类环境采用平板暴露法：室内面积≤30m²，设内、中、外对角线3点，内、外点应距墙壁1m处；室内面积>30m²，设4角及中央5点，4角的布点部位应距墙壁1m处。将普通营养琼脂平皿（Φ90mm）放置各采样点，采样高度为距地面0.8~1.5m；采样时将平皿盖打开，扣放于平皿旁，暴露规定时间（Ⅱ类环境暴露15分钟，Ⅲ、Ⅳ类环境暴露5分钟）后盖上平皿盖及时送检。

将送检平皿置36℃±1℃恒温箱培养48小时，计数菌落数，必要时分离致病性微生物。

（3）结果计算 平板暴露法按平均每皿的菌落数报告：CFU/（皿·暴露时间）。空气采样器法计算公式：

$$空气中菌落总数（CFU/m^3）= \frac{采样器各平皿菌落数之和（CFU）}{采样速率（L/min）\times 采样时间（min）}\times 1000$$

（4）结果判断 洁净手术室、ICU空气中的细菌菌落总数要求应符合GB 50333—2013，详见表6-3，表6-4。

表6-3　洁净手术部的等级标准（空态或静态）

洁净用房等级	平板暴露法（空气采样器法）细菌最大平均浓度		空气洁净度级别		参考手术
	手术区	周边区	手术区	周边区	
I	0.2CFU/30min · Φ90 皿（5CFU/m³）	0.4CFU/30min · Φ90 皿（5CFU/m³）	5	6	假体植入、某些大型器官移植、手术部位感染可直接危及生命及生活质量等手术
II	0.75CFU/30min · Φ90 皿（25CFU/m³）	1.5CFU/30min · Φ90 皿（50CFU/m³）	6	7	涉及深部组织及生命主要器官的大型手术
III	2CFU/30min · Φ90 皿（75CFU/m³）	4CFU/30min · Φ90 皿（150CFU/m³）	7	8	其他外科手术
IV		6CFU/30min · Φ90 皿	8.5		感染和重度污染手术

注：眼科专用手术室周边区比手术区可低2级。

表6-4　洁净辅助用房的等级标准（空态或静态）

洁净用房等级	平板暴露法（空气采样器法）细菌最大平均浓度	空气洁净度级别	用房名称
I	局部集中送风区域：0.2 个/30min · Φ90 皿 其他区域：0.4 个/30min · Φ90 皿	局部5级，其他区域6级	需要无菌操作的特殊用房
II	1.5CFU/30min · Φ90 皿	7 级	体外循环室
III	4CFU/30min · Φ90 皿	8 级	手术室前室
IV	6CFU/30min · Φ90 皿	8.5 级	刷手间、术前准备室、无菌物品存放室、预前室、消毒仪器室、洁净区走廊或任何洁净通道、麻醉苏醒室

非洁净手术部（室）、非洁净骨髓移植病房、产房、导管室、新生儿室、器官移植病房、烧伤病房、重症监护病房、血液病病区空气中的细菌菌落总数≤4CFU/（15min · Φ90 皿）。

儿科病房、母婴同室、妇产科检查室、人流室、治疗室、注射室、换药室、输血科、消毒供应中心、血液透析中心（室）、急诊室、化验室、各类普通病房室、感染疾病科门诊及其病房空气中的细菌菌落总数≤4CFU/（5min · Φ90 皿）。

2. 物体表面卫生学监测

（1）采样时间　根据采样目的选择采样时间，如进行常规物体表面监测，选择消毒处理后进行采样；若是暴发流行时的环境微生物学检测，则尽可能对未处理的现场进行采样。

（2）采样面积　被采表面<100cm²，取全部表面；被采表面≥100cm²，取100cm²。

（3）采样方法　用5cm×5cm灭菌规格板放在被检物体表面，用浸有无菌0.03mol/L磷酸盐缓冲液或生理盐水采样液的棉拭子1支，在规格板内横竖往返各涂抹5次，并随之转动棉拭子，连续采样1~4个规格板面积，剪去手接触部分，将棉拭子放入装有10ml采样液的试管中送检。门把手等小型物体则采用棉拭子直接涂抹物体采样。若采样物体表面有消毒剂残留时，采样液应含相应中和剂。

（4）检测方法　把采样管充分振荡后，取不同稀释倍数的洗脱液1.0ml接种平皿，将冷至40~45℃的熔化营养琼脂培养基每皿倾注15~20ml，36℃±1℃恒温箱培养48小时，计数菌落数，必要时分离致病性微生物。

（5）结果计算

$$物体表面菌落总数（CFU/cm^2）= \frac{平均每皿菌落数 × 采样液稀释倍数}{采样面积（cm^2）}$$

（6）结果判断　清净手术部、其他洁净场所，非洁净手术部、非洁净骨髓移植病房、产房、导管室、新生儿室、器官移植病房、烧伤病房、ICU、血液病病区等物体表面细菌菌落总数，现代医院感染管理质量控制数应≤5CFU/cm²。

儿科病房、母婴同室、妇产科检查室、人流室、治疗室、注射室、换药室、输血科、消毒供应中心、血液透析室、急诊室、化验室、各类普通病室、感染科门诊及非病房等，物体表面细菌菌落总数应≤10CFU/cm²。

3. 医务人员手卫生学监测　手卫生是减少医院感染最简单、最有效、最经济的方法。医务人员每日坚持高质量的洗手消毒可使医院感染发生率降低25%～50%。手卫生是预防和控制医院感染散发和流行暴发的重要措施，是有效的医院感染控制措施。

（1）采样时间　采取手卫生后，在接触患者或从事医疗活动前采样。

（2）采样方法　嘱被采样人员双手五指并拢，并举高于胸前，采样人员将浸有无菌0.03mol/L磷酸盐缓冲液或生理盐水采样液的棉拭子一支在双手指曲面从指根到指端来回涂擦各两次（一只手涂擦面积约30cm²），并随之转动采样棉拭子，剪去手接触部位，将棉拭子放入装有10ml采样液的试管内送检。采样面积按平方厘米（cm²）计算。若采样时手上有消毒剂残留，采样液应含相应中和剂。

（3）检测方法　把采样管充分振荡后，取不同稀释倍数的洗脱液1.0ml接种平皿，将冷至40～45℃的熔化营养琼脂培养基每皿倾注15～20ml，36℃±1℃恒温箱培养48小时，计数菌落数，必要时分离致病性微生物。

（4）结果计算

$$医务人员手菌落总数（CFU/cm²）= \frac{平均每皿菌落数 × 采样液稀释倍数}{30 × 2}$$

（5）判断标准　手消毒效果应达到如下要求：①卫生手消毒监测的细菌菌落总数应≤10CFU/cm²；②外科手消毒监测的细菌菌落总数应≤5CFU/cm²。

4. 医疗用水卫生学监测　医疗用水是指医疗机构从事诊疗活动时使用的各种水，包括血液透析治疗用水、口腔科治疗用水、各种湿化水、内镜器械冲（清）洗用水、消毒供应中心（室）的器械（具）冲洗及灭菌用水、外科洗手（卫生洗手）用水和各类消毒剂配制用水等。

（1）采样原则　直接采样，无需稀释，采样时严格遵循无菌操作，一般采集水样量为50～200ml。如透析用水进行化学污染物检测，应再采集2000ml水样，采样后应无菌封存。送检时间不得超过4小时，若样品保存0～4℃时，送检时间不得超过24小时。

（2）采样要求　透析用水采样应在水处理装置输出口或循环输出管路末端，透析液采样应在透析机的透析液入口处，应用无热源无菌瓶直接采样。手机（柄）或口腔冲洗水，采样应分别在手机喷水口和三用枪口。湿化水可用无菌试管或无菌注射器直接在使用的瓶（罐、槽）中采样。内镜器械采样应按照GB 15982的要求进行。外科洗手、卫生洗手用水、配制消毒剂用水、消毒或灭菌内镜器械冲（清）洗用水及高水平消毒或灭菌的医疗器械冲洗用水均用无菌试管（瓶）直接采样。

（3）检测方法　分别取水样1.0ml接种于2个无菌平皿中，每皿倾注45～55℃的溶化营养琼脂培养基15～20ml，置于37℃恒温箱培养48小时，计数菌落数，计算出平均菌落数，即为水样的细菌菌落总数。内镜器械细菌菌落总数检验方法应按照GB 15982方法进行。

（4）判定标准　水中细菌菌落总数≤100CFU/ml，不得检出铜绿假单胞菌、沙门菌和大肠菌群致病菌。

二、目标性监测

目标性监测是指针对高危人群、高发感染部位等开展的医院感染及其危险因素的监测，如手术部位感染的监测、成人及儿童重症监护病房（ICU）医院感染监测、新生儿病房医院感染监测、细菌耐药性监测、医院感染暴发监测等。这种监测是在全面综合性监测的基础上，对全院的感染情况和存在问题有了基本了解之后，为了将有限的人力和物力用在最需要抉择的问题上而采取的某种特定监测。医院应在全面综合性监测的基础上开展目标性监测。常用的目标性监测有重点部门医院感染监测、重点部位医院感染监测。

（一）重点部门医院感染监测

1. ICU 医院感染监测

（1）ICU 感染定义 指患者在 ICU 发生的感染，即患者住进 ICU 时，该感染不存在也不处于潜伏期；患者转出 ICU 到其他病房后，48 小时内发生的感染仍属 ICU 感染。

（2）监测对象 ICU 患者。

（3）监测内容 基本资料：监测月份、住院号、科室、床号、姓名、性别、年龄、疾病诊断、疾病转归（治愈、好转、未愈、死亡、其他）。医院感染情况：感染日期、感染诊断、感染与侵入性操作相关性（中心静脉插管、泌尿道插管、使用呼吸机）、医院感染培养标本名称、送检日期、检出病原体名称、药物敏感结果。ICU 患者日志：每日记录新住进患者数、住在患者数、中心静脉插管、泌尿道插管及使用呼吸机人数、记录临床病情分类等级及分值（表 6-5）。

表 6-5 临床病情分类标准及分值

分类级别	分值	分类标准
A 类	1 分	需要常规观察，不需加强护理和治疗，（包括手术后只需观察的患者）。这类患者常在 48 小时内从 ICU 中转出
B 级	2 分	病情稳定，但需要预防性观察，不需要加强护理和治疗的患者，例如某些患者因需要排除心肌炎、心肌梗死以及因需要服药而在 ICU 过夜观察
C 级	3 分	病情稳定，但需要加强护理和（或）监护的患者，如昏迷患者或出现慢性肾衰竭的患者
D 级	4 分	病情不稳定，需要加强护理和治疗，需要经常评价和调整治疗方案的患者。如心律不齐、糖尿病酮症酸中毒（但尚未出现昏迷、休克、DIC）
E 级	5 分	病情不稳定，且处在昏迷或休克状态，需要心肺复苏或需要加强护理治疗，并需要经常评价护理和治疗效果的患者

（4）监测方法 宜采用专职人员主动监测，也可专职人员监测与临床医务人员报告相结合。获取医院感染病例信息。每日获取 ICU 患者日志，见表 6-6。

表 6-6 ICU 患者日志

ICU 科别：□内科、□外科、□妇科、□儿科、□综合、□其他
监测月份： 年 月

日期	新住进患者数[a]	住在患者数[b]	留置导尿管患者数[c]	中心静脉插管患者数[d]	使用呼吸机患者数[e]
1					
2					
3					
……	……	……	……	……	……
28					

续表

日期	新住进患者数[a]	住在患者数[b]	留置导尿管患者数[c]	中心静脉插管患者数[d]	使用呼吸机患者数[e]
29					
30					
31					
合计[f]					

a：指当日新住进 ICU 的患者。

b：包括新住进和已住进 ICU 的患者。

c、d、e：均指当日使用该器械的患者数。

d：中心静脉插管包括 CVC、PICC、输液港，其中两项或两项以上同时使用只计数一次。

f：为 ICU 患者日志各项的累计。

进行临床病情等级评定。对当时住在 ICU 的患者按"临床病情分类标准及分值"（表 6 - 7）进行病情评定，每周一次（时间相对固定），按当时患者的病情进行评定。每次评定后记录各等级（A、B、C、D 及 E 级）的患者数，填写 ICU 患者各危险等级登记表，见表 6 - 7。

表 6 - 7　ICU 患者各危险等级登记表

临床病情等级	分值	第 1 周	第 2 周	第 3 周	第 4 周
A	1				
B	2				
C	3				
D	4				
E	5				

（5）资料分析

①病例感染发病率和患者日感染发病率

$$病例（例次）感染发病率 = \frac{感染患者（例次）数}{处在危险中的患者数} \times 100\%$$

$$患者（例次）日感染发病率 = \frac{感染患者（例次）数}{患者住院总日数} \times 1000‰$$

②器械使用率及其相关感染发病率

$$导尿管使用率 = \frac{指定时间段内留置导尿管日数}{同期患者住院总日数} \times 100\%$$

$$中心静脉导管使用率 = \frac{指定时间段内中心静脉插管日数}{同期患者住院总日数} \times 100\%$$

$$有创呼吸机使用率 = \frac{指定时间段内使用有创呼吸机日数}{同期患者住院总日数} \times 100\%$$

$$导尿管相关尿路感染发病率 = \frac{指定时间段内导尿管相关尿路感染人数}{同期患者留置导尿管总日数} \times 1000‰$$

$$中心静脉导管相关血流感染发病率 = \frac{指定时间段内中心静脉插管相关血流感染人数}{同期患者中心静脉插管总日数} \times 1000‰$$

$$呼吸机相关肺炎感染发病率 = \frac{指定时间段内使用有创呼吸机发生呼吸机相关肺炎人数}{同期患者使用有创呼吸机总日数} \times 1000‰$$

③调整感染发病率

$$平均病情严重程度（分）= \frac{每周根据临床病情分类标准评定的患者总分值}{每周参加评定的 ICU 患者总数}$$

$$调整感染发病率 = \frac{患者（例次）感染率}{平均病情严重程度}$$

（6）总结和反馈　结合历史同期资料进行总结分析，提出监测中发现问题，报告医院感控委员会，并向临床科室反馈监测结果和分析建议。

2. 新生儿病房医院感染监测

（1）新生儿病房（包括新生儿重症监护室）医院感染　发生在新生儿病房或新生儿重症监护室的感染。

（2）监测对象　新生儿病房或新生儿重症监护室进行观察、诊断和治疗的新生儿。

（3）监测内容　基本资料：住院号、姓名、性别、天数、出生体重（BW，分≤1000g，1001～1500g，1501～2500g，>2500g 四组。以下体重均指出生体重）。医院感染情况：感染日期、感染诊断、感染与侵入性操作（脐或中心静脉插管、使用有创呼吸机）相关性、手术情况、病原体培养标本名称、送检日期、检出病原体名称、药物敏感试验结果。新生儿日志：按新生儿体重每日记录新住进新生儿数、住在新生儿数、脐或中心静脉插管及使用呼吸机新生儿数。

（4）监测方法　宜采用主动、前瞻、持续监测，也可采取专职人员监测与临床医务人员报告相结合的方式。新生儿发生感染时获取医院感染病例相关信息。获取新生儿病房日志（表6-8）和月报表（表6-9）。

表6-8　新生儿病房日志

监测时间：　　　年　　　月

日期	BW≤1000g				BW 1001g～1500g				BW 1501g～2500g				BW >2500g			
	新入院新生儿数[a]	已住新生儿数[b]	脐/中心静脉插管人数[c]	使用有创呼吸机人数[d]	新入院新生儿数[a]	已住新生儿数[b]	脐/中心静脉插管人数[c]	使用有创呼吸机人数[d]	新入院新生儿数[a]	已住新生儿数[b]	脐/中心静脉插管人数[c]	使用有创呼吸机人数[d]	新入院新生儿数[a]	已住新生儿数[b]	脐/中心静脉插管人数[c]	使用有创呼吸机人数[d]
1																
2																
……					……											
30																
31																
合计																

a：指当日新住进新生儿病房或新生儿重症监护室的新生儿数。

b：指当日住在新生儿病房或新生儿重症监护室的新生儿数，包括新住进和已住进新生儿病房或新生儿重症监护室的新生儿。

c、d：指当日应用该器械的新生儿数。中心静脉插管包括 CVC、PICC、输液港，若患者既置脐导管又置中心静脉导管，只记数一次。

表6-9　新生儿病房或新生儿重症监护室月报表

监测时间：　　　年　　　月

体重组别（g）	新入院新生儿数	已住新生儿数	脐或中心静脉插管日数	使用有创呼吸机日数
≤1000				
1001～1500				
1501～2500				
>2500				

（5）资料分析

①医院感染日发病率

$$不同体重组新生儿医院感染日发病率 = \frac{不同体重组新发医院感染新生儿数}{同期不同体重组新生儿住院总日数} \times 1000‰$$

②器械使用率及其相关感染发病率

$$不同体重组新生儿血管导管使用率 = \frac{不同体重组新生儿脐及中心静脉插管日数}{同期不同体重组新生儿住院总日数} \times 100\%$$

$$不同体重组新生儿有创呼吸机使用率 = \frac{不同体重组新生儿使用有创呼吸机日数}{同期不同体重组新生儿住院总日数} \times 100\%$$

$$不同体重组新生儿血管导管相关血流感染发病率 =$$

$$\frac{不同体重组脐及中心静脉插管相关血流感染新生儿数}{同期不同体重组新生儿脐及中心静脉插管总日数} \times 1000‰$$

$$不同体重组新生儿有创呼吸机相关肺炎发病率 =$$

$$\frac{不同体重组使用有创呼吸机发生呼吸机相关肺炎新生儿数}{同期不同体重组新生儿使用有创呼吸机总日数} \times 1000‰$$

（6）总结和反馈　结合历史同期资料进行总结分析，提出监测中发现问题，报告医院感控委员会，并向临床科室反馈监测结果和建议。

3. 血液透析相关感染监测

（1）透析室物体表面和空气监测　每月对透析室空气、物体、机器表面及医务人员手抽样进行病原微生物的培养监测，保留原始记录，建立登记表。空气平均细菌菌落总数应≤4CFU/（5min·9cm 直径平皿），物体表面平均细菌菌落总数应≤10CFU/cm²，医务人员卫生手消毒后手表面细菌菌落总数应≤10CFU/cm²。

（2）透析患者传染病病原微生物监测　首次开始血液透析的患者、由其他血液透析室（中心）转入或近期接受血液制品治疗的患者，即使血源性传染疾病标志物检测阴性，至少 3 个月内重复检测传染病标志物。长期透析的患者应每 6 个月检查 1 次乙型肝炎病毒、丙型肝炎病毒、梅毒螺旋体及人类免疫缺陷病毒标志物，保留原始记录并登记。存在不能解释的肝脏转氨酶异常升高的血液透析患者，应进行 HBV－DNA 和 HCV－RNA 定量检测。

血液透析室（中心）出现乙型肝炎病毒标志物（HBsAg 或 HBV－DNA）或丙型肝炎病毒标志物（HCV 抗体或 HCV－RNA）阳转的患者，应立即对密切接触者（使用同一台血液透析机或相邻透析单元的患者）进行乙型肝炎病毒或丙型肝炎病毒标志物［抗原和（或）抗体］检测，包括 HBV－DNA 和 HCV－RNA 检测；检测阴性的患者应 3 个月内重复检测。

建议乙型肝炎病毒易感（HBsAb 阴性）患者接种乙型肝炎病毒疫苗。建议丙型肝炎患者进行药物治疗。传染病标志物监测过程中，如果出现传染病标志物阳转，则转回隔离透析治疗室/区进行血液透析；如果持续传染病标志物阴性，则在普通透析治疗室/区进行血液透析。

（3）透析用水和透析液监测　每年每台透析机应至少进行 1 次透析液的细菌和内毒素检测。透析用水和透析液培养方法参照《血液透析及相关治疗用水》（YY 0572—2015）标准规范执行，可选择胰化蛋白胨葡萄糖（tryptone glucose extract agar, TGEA）培养基、R2A 营养琼脂培养基或其他确认能提供相同结果的培养基，不能使用血琼脂培养基和巧克力琼脂培养基。推荐 17～23℃ 的培养温度和 7 天的培养时间。应使用鲎试剂法测定内毒素，或其他确认能提供相同结果的检测方法。

每月 1 次进行透析用水和透析液的细菌检测，保持细菌数量≤100CFU/ml；细菌数量＞50CFU/ml 应进行干预。至少每 3 个月进行 1 次内毒素检测，保持透析用水内毒素≤0.25EU/ml 及透析液内毒素≤0.5EU/ml；超过最大允许水平的 50% 应进行干预。透析用水的细菌或内毒素水平达到干预水平，应对水处理系统进行消毒；透析用水的细菌和内毒素水平合格，而透析液的细菌或内毒素水平超标，应对所有同型号透析机进行透析液细菌和内毒素检测，并校验透析机消毒程序。对于不符合或达到干预标准的水处理系统和（或）透析机，必须重新消毒且符合标准后方可使用。

（4）血液透析感染事件监测　监测门诊血液透析感染事件发生情况，主要包括使用抗菌药物（包括口服、肌注和静脉使用所有抗细菌药物和抗真菌药物）、血培养阳性和血管通路部位出现脓液、发红或肿胀加剧等 3 类。

①监测对象：进行维持性血液透析的门诊患者。

②监测内容：门诊血液透析患者基本情况、血液透析感染事件、感染事件发生日期、病原学检测结果、感染患者结局（好转、恶化、死亡）、抗菌药物使用情况、血培养标本送检情况及检测结果等。

③监测方法：宜采用主动、前瞻、持续监测；也可采取专职人员监测与临床医务人员报告相结合的方式。填写门诊血液透析患者月报表（表 6 - 10）。血液透析患者发生感染事件时填写血液透析感染事件监测表（表 6 - 11）。血液透析感染事件均遵循 21 天原则，即两次同类血液透析感染事件发生的间隔时间≥21 天，才能确认为 2 次不同事件，应分别填写血液透析感染事件监测表。

表 6 - 10　门诊血液透析患者月报表

监测时间：　　　　年　　　　月

编号	姓名	就诊号	血液透析用血管通路类型	血液透析用导管穿刺部位	发生血液透析事件	
					否	是/发生日期
1						
2						
3						
……						

本月合计：血管通路类型：内瘘 _____ 人工血管_____
隧道式中心导管_____ 非隧道式中心导管_____
导管穿刺部位：锁骨下静脉_____ 颈内静脉_____ 股静脉_____
其他部位_____

表 6 - 11　门诊血液透析感染事件监测表

监测时间：　　　　年　　　　月

基本信息
姓名：_____ 性别：_____ 年龄：_____ 就诊/住院号：_____ 联系电话：_____

血液透析用血管通路相关信息
血管通路类型：□内瘘　□人工血管　□隧道式中心导管　□非隧道式中心导管
导管穿刺部位：□锁骨下静脉　□股静脉　□颈内静脉　□其他
插管日期：_____ 年 _____ 月_____ 日

血液透析感染事件
□全身使用抗菌药物
抗菌药物名称 _____ 开始使用抗菌药物日期 _____
原因：□穿刺部位感染　□血流感染　□其他感染
□血培养阳性
送检日期 _____ 检出病原体_____
来源：□血管通道　□非血管通道　□污染　□不确定
□血管通路部位出现脓液、发红或肿胀加剧
部位：□穿刺点/隧道口 □穿刺点/隧道口周围皮肤 □穿刺点/隧道口皮下组织
临床表现：□脓液　□发红　□肿胀加剧
处理：□局部使用抗菌药物 □抗菌药物封管 □全身使用抗菌药物 □其他_____

续表

感染结局
□通道拔除
□重新插管 类型：□内瘘 □人工血管 □隧道式中心导管
□非隧道式中心导管 □其他
□住院
□死亡

④资料分析

$$血液透析感染事件发生率 = \frac{指定时间段内血液透析感染事件总数}{同期监测患者总数} \times 100\%$$

$$血管通路感染发生率 = \frac{指定时间段内血管通路感染人数}{同期监测患者总数} \times 100\%$$

$$血管通路相关性血流感染发生率 = \frac{指定时间段内血管通路相关性感染人数}{同期监测患者总数} \times 100\%$$

$$血管穿刺部位感染发生率 = \frac{指定时间段内血管穿刺部位感染人数}{同期监测患者总数} \times 100\%$$

⑤总结与反馈：结合历史同期、前期感染情况进行总结分析，提出监测中发现的问题，报告医院感染管理委员会，并向临床科室反馈监测结果和提出改进建议。

（二）重点部位医院感染监测

1. 呼吸机相关肺炎感染监测

（1）监测目的　了解呼吸机相关性肺炎发病率及危险因素，及时采取措施，控制住院患者医院感染的发生，降低医院感染率、提高医疗质量、保证患者医疗安全。

（2）监测对象　所有使用呼吸机的患者。

（3）监测指标　呼吸机相关肺炎感染发病率（incidence of ventilator – associated pneumonia）使用有创呼吸机住院患者单位机械通气日呼吸机相关肺炎的发病频率。

$$呼吸机相关肺炎感染发病率 = \frac{指定时间段内使用有创呼吸机发生呼吸机相关肺炎人数}{同期患者使用有创呼吸机总日数} \times 1000‰$$

（4）监测方法　医院宜采用主动、前瞻的监测方法；也可专职人员监测与临床医务人员报告相结合。每例监测对象应获取呼吸机相关肺炎感染信息。

（5）总结与分析　专人负责，认真填写，避免遗漏，及时整理完善数据。如发现数据缺失，及时查找和分析原因（人的因素、概念、流程、方法），并采取改善措施。每月汇总每季度总结分析，不断提高监测数据收集的准确性，将统计结果向相关科室、人员反馈。分析感染发生的可能因素以及感染率的变动趋势，并确定下一步工作目标。

2. 导尿管相关尿路感染监测

（1）监测目的　了解留置尿管患者的医院感染发生率；发现危险因素，积极进行干预；评价控制效果，有效降低医院泌尿道感染。

（2）监测对象　留置尿管期间及拔除尿管48小时内的住院患者。

（3）监测指标　导尿管相关尿路感染发病率（incidence of catheter – related urinary tract infection）使用导尿管住院患者单位导尿管日导尿管相关尿路感染的发病频率。

$$导尿管相关尿路感染发病率 = \frac{指定时间段内导尿管相关尿路感染人数}{同期患者留置导尿管总日数} \times 1000‰$$

（4）监测方法　医院宜采用主动、前瞻的监测方法；也可专职人员监测与临床医务人员报告相结合。每例监测对象应获取导尿管相关尿路感染信息。

（5）总结与分析 专人负责，认真填写，避免遗漏，及时整理完善数据。如发现数据缺失，及时查找和分析原因（人的因素、概念、流程、方法），并采取改善措施。每月汇总每季度总结分析，不断提高监测数据收集的准确性，将统计结果向相关科室、人员反馈。分析感染发生的可能因素以及感染率的变动趋势，并确定下一步工作目标。

3. 血管导管相关血流感染监测

（1）监测目的 了解留置血管导管患者的医院感染发生率；发现危险因素，积极进行干预；评价控制效果，有效降低血管导管相关血流感染。

（2）监测对象 留置血管导管期间及拔除血管导管48小时内的住院患者。

（3）监测指标 血管导管相关血流感染发病率（incidence of catheter related bloodstream infection） 使用血管导管住院患者单位导管日血管内导管相关血流感染的发病频率。

$$血管导管相关血流感染发病率 = \frac{指定时间段内中心静脉插管相关血流感染人数}{同期患者中心静脉插管总日数} \times 1000‰$$

（4）监测方法 医院宜采用主动、前瞻的监测方法；也可专职人员监测与临床医务人员报告相结合。每例监测对象应获取血管导管相关血流感染监测登记表。

（5）总结与分析 专人负责，认真填写，避免遗漏，及时整理完善数据。如发现数据缺失，及时查找和分析原因（人的因素、概念、流程、方法），并采取改善措施。每月汇总每季度总结分析，不断提高监测数据收集的准确性，将统计结果向相关科室、人员反馈。分析感染发生的可能因素以及感染率的变动趋势，并确定下一步工作目标。

4. 手术部位感染监测

（1）手术部位感染监测定义 指因手术操作而导致的发生在手术切口或手术深部器官或腔隙的感染。按卫生部2001年颁布的《医院感染诊断标准（试行）》中将手术部位感染分为三类：表浅切口感染、深部切口感染、器官腔隙感染。

1）表浅手术切口感染 仅限于切口涉及的皮肤和皮下组织，感染发生于术后30天内，并具有下述两条之一者即可作出临床诊断：①表浅切口有红、肿、热、痛或有脓性分泌物。②临床医生诊断的表浅切口感染；病原学诊断在临床诊断基础上细菌培养阳性。

2）深部手术切口感染 无植入物手术后30天内、有植入物（如人工心脏瓣膜、人造血管、机械心脏、人工关节等）术后1年内发生的与手术有关并涉及切口深部软组织（深筋膜和肌肉）的感染，并具有下述四条之一即可作出临床诊断：①从深部切口引流出或穿刺抽到脓液，感染性手术后引流液除外。②自然裂开或由外科医生打开的切口，有脓性分泌物或有发热≥38℃，局部有疼痛或压痛。③再次手术探查、经组织病理学或影像学检查发现涉及深部切口脓肿或其他感染证据。④临床医生诊断的深部切口感染。病原学诊断在临床诊断基础上，分泌物细菌培养阳性。

3）器官（或腔隙）感染 无植入物手术后30天、有植入物手术后1年内发生的与手术有关（除皮肤、皮下、深筋膜和肌肉以外）的器官或腔隙感染，并具有下述三条之一即可作出临床诊断。①引流或穿刺有脓液。②再次手术探查、经组织病理学或影像学检查发现涉及器官（或腔隙）感染的证据。③由临床医生诊断的器官（或腔隙）感染。病原学诊断在临床诊断基础上，细菌培养阳性。

说明：①创口包括外科手术切口和意外伤害所致伤口，为避免混乱，不用"创口感染"一词，与伤口有关感染参见皮肤软组织感染诊断标准。②临床和（或）有关检查显示典型的手术部位感染，即使细菌培养阴性，亦可以诊断。③手术切口浅部和深部均有感染时，仅需报告深部感染。④经切口引流所致器官（或腔隙）感染，不须再次手术者，应视为深部切口感染。⑤切口缝合针眼处有轻微炎症和少许分泌物不属于切口感染。⑥切口脂肪液化，液体清亮，不属于切口感染。⑦局限性的刺伤切口感不算外科切口感染，应根据其深度纳入皮肤软组织感染。⑧外阴切开术切口感染应计在皮肤软组织感染中。

（2）监测对象　所有进行监测手术的日间手术、择期手术和急诊手术患者。

（3）监测内容　基本资料：监测月份、住院号、科室、床号、姓名、性别、年龄、调查日期、疾病诊断、切口类型（清洁切口、清洁－污染切口、污染切口、感染切口）。手术资料：手术日期、手术名称、风险因素评分标准（表6-12），包括手术持续时间、手术切口清洁度分类、ASA（表6-13）、围手术期抗菌药物使用情况、手术医师、术中失血量、手术时间、术中保温、术中血糖、是否置入植入物等。手术部位感染资料：感染日期、感染部位与诊断、病原体及其耐药性。

表6-12　危险因素评分标准

危险因素	评分标准	分值
手术时间（h）	≤75 百分位数	0
	>75 百分位数	1
切口清洁度	清洁、清洁—污染	0
	污染	1
ASA 评分	Ⅰ、Ⅱ	0
	Ⅲ、Ⅳ、Ⅴ	1

表6-13　ASA 评分表

分级	分值	标准
Ⅰ级	1	健康。除局部病变外，无全身性疾病。如全身情况良好的腹股沟疝
Ⅱ级	2	有轻度或中度的全身疾病。如轻度糖尿病和贫血，新生儿和80 岁以上老年人
Ⅲ级	3	有严重的全身性疾病，日常活动受限，但未丧失工作能力。如重症糖尿病
Ⅳ级	4	有生命危险的严重全身性疾病，已丧失工作能力
Ⅴ级	5	病情危急，属紧急抢救手术。如主动脉瘤破裂等

（4）监测方法　医院宜采用主动、前瞻的监测方法；也可专职人员监测与临床医务人员报告相结合；宜住院监测与出院监测相结合。每例监测对象应获取手术部位感染监测登记表。

（5）资料分析

$$手术部位感染率 = \frac{指定时间内某种手术患者的手术部位感染数}{指定时间内某种手术患者数} \times 100\%$$

$$某风险指数手术部位感染率 = \frac{指定手术某风险指数患者的手术部位感染数}{指定手术某风险指数患者的手术台数} \times 100\%$$

$$某类切口手术部位感染率 = \frac{某类切口发生手术部位感染病例数}{同期接受某类切口手术患者总数} \times 100\%$$

$$某外科医师感染发病专率 = \frac{该医师在某时期的手术部位感染病例数}{该医师在某时期进行的手术病例数} \times 100\%$$

$$某医师某风险指数感染发病专率 = \frac{该医师某风险指数患者的手术部位感染病例数}{该医师某风险指数等级患者手术例数} \times 100\%$$

$$平均危险指数 = \frac{\sum 危险指数等级 \times 手术例数}{手术例数总和}$$

$$医师调整感染发病专率 = \frac{某医师的感染专率}{某医师的平均危险指数等级}$$

（6）总结和反馈　结合历史同期和前期感染情况进行总结分析，发现监测中的问题，报告医院感控委员会，并向临床科室反馈监测结果和提出改进建议。

5. 术后肺炎感染监测

（1）术后肺炎定义　外科手术患者在术后30天内新发的肺炎，包括出院后但在术后30天内发生的肺炎。

（2）监测对象　外科手术患者。

（3）监测内容　包括监测范围、监测前准备和术后肺炎病例的发现等。①监测范围：应结合本机构实际情况，可对所有手术科室进行普遍监测，也可通过横断面调查和散发病例监测对术后肺炎发生率较高的手术类型或科室进行重点监测。②监测前准备：对参与监测科室的医护人员进行培训，明确各级人员的职责和任务，正确掌握术后肺炎的定义及判断标准，准确、如实记录患者相关症状，及时送检，保证收集数据的质量和一致性。③术后肺炎病例的发现：监测人员（如医院感染管理专职人员或病房感控医师和护士）应持续观察每一个被调查的术后患者直至术后第30天；每天查看医师病程记录、检验报告单（主要是胸部X光片和呼吸道分泌物培养）、护理记录、体温单等，向管床医师、护士了解患者情况等。

（4）监测方法　所有选定手术类型或科室/病房的手术患者，从手术结束开始立即进行监测（包括术后进入麻醉复苏室或监护室的患者，可通过病历进行追踪），直至术后30天；若术后30天内患者转出至其他科室则进行病历追踪，若出院则进行电话追踪。

（5）资料分析

$$术后肺炎发生率 = \frac{指定时间内某种手术患者的术后肺炎例数}{指定时间内某种手术患者例数} \times 100\%$$

（6）总结和反馈　结合历史同期资料进行总结分析，提出监测中发现问题，报告医院感控委员会，并向临床科室反馈监测结果和分析建议。

6. 医务人员职业暴露监测

（1）监测目的　了解医务人员职业暴露发生情况；发现危险因素，积极进行干预；评价控制效果，有效降低医务人员职业暴露的发生。

（2）监测对象　医院工作人员，包括所有医务人员及其他相关工作人员，如医生、护士、医技、护工、后勤、保洁、保安等人员。

（3）监测内容　职业暴露发生经过、原因、患者病原携带情况、暴露方式、处理措施及感染情况等信息。

（4）监测方法　医院感染管理科对全院工作人员进行健康宣教，实施预防职业暴露干预措施。工作人员发生职业暴露后立即报告并填写医院工作人员感染性疾病职业暴露登记表（表6-14）后，由专业医生对其暴露情况进行评估及处置，并对其后续情况进行跟踪随访。医院感染管理科接上报后对职业暴露情况进行登记、跟踪，每半年进行汇总，并反馈各科室。

表6-14　医院工作人员感染性疾病职业暴露登记表

一、基本情况							
姓名		性别		年龄/工龄		岗位/职业	
科室/部门		电话					
暴露时从事何种医疗活动			是否接受职业安全培训				
二、暴露方式							
1. 接触暴露		皮肤：□破损　□未破损		黏膜：□鼻　□口腔　□眼　□其他			

续表

2. 针刺伤或锐器割伤	器械类型	□空心针 □实心针 □其他	□手术刀等手术器械	□玻璃类

3. 呼吸道吸入	□未戴口罩	□戴口罩但不严密	口罩类型：_____
	□肺结核	□其他呼吸道传染病：_____	

4. 经消化道	□经口误食 □其他

5. 污染物来源	□血液 □脑脊液 □胸腔积液 □腹腔积液 □呼吸道分泌物 □创面分泌物 □其他

三、暴露源情况

患者姓名		住院号		住院科室	

□无症状 HIV 感染者 □艾滋病患者：CD4 细胞计数（ ）个/μl

□无症状乙肝携带者 □乙肝患者：病毒载量 拷贝/ml

□HCV 携带者 □丙肝患者：病毒载量 拷贝/ml

□无症状梅毒携带者 □梅毒患者：

□肺结核
□其他呼吸道传染病（ ）

□甲肝
□其他肠道传染病（ ）

□疥疮
□其他经接触感染性疾病（ ）

□不详

四、暴露后处理情况

皮肤	清水冲洗：□是 □否	消毒：□是 □否 使用消毒剂名称：_____
	正确挤出伤口血液：□是 □否	
黏膜	冲洗溶液：□生理盐水 □清水 □其他溶液	

五、暴露后预防性治疗方案

六、暴露后随访情况

时间	日期	随访结果
暴露后 1 周内		感染（ ） 未感染（ ）
暴露后 2 周		感染（ ） 未感染（ ）
暴露后 4 周		感染（ ） 未感染（ ）
暴露后 8 周		感染（ ） 未感染（ ）
暴露后 3 个月		感染（ ） 未感染（ ）
暴露后 6 个月		感染（ ） 未感染（ ）
暴露后 12 个月		感染（ ） 未感染（ ）

七、结论

□暴露后未感染 □暴露后感染

监测报告人： 日期：

（5）资料分析

$$职业暴露感染率 = \frac{指定时间段内因职业暴露发生感染的人数}{同期发生职业暴露的总人数} \times 100\%$$

$$职业暴露（例次）率 = \frac{指定时间段内发生职业暴露的人（例次）数}{同期工作人员总数} \times 100\%$$

（6）总结和反馈　结合历史同期、前期医院感染情况进行总结分析，提出调查中发现的问题，报告医院感控委员会，并向临床科室反馈调查结果和提出改进建议。

第三节　医院感染监测的分析与反馈

一、医院感染监测资料来源

通过综合性监测和目标性监测，由感控专职人员对在院患者或术后出院患者的医院感染发生情况进行定期、持续随访及监测，将数据记录于医院感染监测表中。如医院使用医院感染监测信息系统进行监测，可通过系统提取监测数据。监测数据亦可通过临床科室自行监测上报获得。

若为今后工作提供数据支持，监测数据还可以采用回顾性调查的方式进行收集，由感控专职人员定期查阅出院病历来发现医院感染病例，从而获得监测数据。

二、医院感染监测资料分析

医院感染监测资料的分析是将收集到的大量、分散的原始资料按照需求进行科学整理、综合分析，使之成为有用的信息。一般有以下几个步骤。

（一）筛选监测资料

首先要对原始资料进行筛选，剔除填写不完整或不符合要求的感染病例资料，同时需查看是否存在逻辑错误。

（二）建立数据库

采用 Excel 或 Epidata 建立数据库。首先对筛选后的原始资料根据需要分析的指标进行分类，然后将筛选出的有效的监测资料分类录入数据库。

（三）资料的统计和分析

运用多方面的知识（如流行病学、医学统计学、医院感染专业知识等）以及统计软件对监测数据进行分析。监测数据与上一年同期或既往资料进行对比分析，可采用同比、环比找出数据的规律性。监测数据按照感染科室和感染部位等进行分类，然后统计计算出各种率、百分数和构成比等，并可绘制折线图、条形图、饼图、雷达图等使数据更加清晰直观。

（四）医院感染监测的主要计算指标（表 6-15）

表 6-15　医院感染管理监测指标

序号	监测指标
1	医院感染（例次）发病率
2	医院感染漏报率
3	医院感染（例次）现患率
4	医务人员手卫生依从率
5	Ⅰ类切口手术部位感染率
6	Ⅰ类切口手术抗菌药物预防使用率
7	多重耐药菌感染发病率
8	多重耐药菌检出率
9	住院患者抗菌药物使用率

续表

序号	监测指标
10	抗菌药物治疗前病原学送检率
	发生医院感染的患者，医院感染诊断相关病原学送检率
	接受两个或以上重点药物联用的住院患者，联合使用前病原学送检率
11	导尿管相关泌尿系感染发病率
12	呼吸机相关肺炎感染发病率
13	血管内导管相关血流感染发病率

三、医院感染监测资料反馈

医院感染监测的目的是要将监测结果即发现的问题及时反馈临床各科室（反馈单），各科室接反馈后立即采取措施进行整改，整改可借助品管圈、QC 小组等管理工具。医院感染管理科针对存在问题进行持续跟踪，评价整改效果，对问题进行闭环管理，体现持续质量改进。这是监测工作的最后一步，也是至关重要的一步，还要注意妥善保管好监测资料。

第四节 医院感染监测信息化

一、信息系统在医院感染监测中的应用

信息系统已被广泛应用于医学领域，为了适应信息时代的发展，扩展医院信息管理系统功能，将信息化手段应用于医院感染监测工作。

（一）信息系统应用的思路

改变传统的经验式管理，实现对医院感染病例信息的精准采集和对比分析，提供前瞻性的数据监测，及早发现和识别医院感染的发生。变终末控制为实时控制，提高管理效率，改变以往凭月、季、年度报表事后指导工作的弊端，及时解决，减少工作的盲目性。

实现医院感染监测与临床的紧密结合。医院感染管理涉及面广，可规范各级医务人员、行政科室、临床及医技科室、后勤行政人员的行为，开展医院感染控制的科学研究等。网络的应用可加强医院感染监测、总结、分析、整改措施落实，实现医院感染监测与临床的紧密结合。

（二）信息系统应用效果评价

医院感染管理信息系统的应用，实现了医院感染动态监测，可以实时对医院感染病例进行智能预判预警，提升了医院感染风险识别的及时性，医院感控专职人员可以通过监测系统早期识别预警病例，有时可早于医生的临床判断，如有些病例在医生还没有查阅各项辅助检查、影像结果之前就已经被预警展示出来；预警范围能够覆盖全部住院过程，扩大了监测范围；在线干预平台的建立，使医院感控专职人员能够及时、准确地与主管医生取得联系，使得管理路径流畅、高效。

医院感染管理信息系统通过医院感染风险实时监测系统在线沟通平台的使用，加强了与各临床科室的联系与沟通，共同分析感染发生原因，探讨感染控制方案，及时给予感染防控措施指导。同时，还可及时了解医务人员对感染防控的认识能力与处置能力，结合深入科室的现场质量评价，提出有针对性的质量提升建议，从而提升临床医务人员对医院感染防控的认识与防控能力，提升医院感控专职人员对医务人员的专业影响、专业形象。

网络信息化、数字化在医院感染管理中的应用充分发挥了网络优势，突破了传统现代医院感染管理质量控制工作方法的限制，有效地提高了医护人员对医院感染的认识，提高了医院感控专职人员的工作效率和综合分析能力。

二、医院感染管理信息系统基本功能

（一）感染预警

感染预警主要根据患者的病程、检验、体温、影响结果等综合情况计算，从而判断患者是否存在感染，该功能可以每天预警出可能存在感染的患者，然后医院感控专职人员或者临床医务工作者对这些数据进行确认或者排除。系统默认工作人员看到当前在院患者的感染预警情况，可进一步查看患者信息、感染情况。工作人员可通过查看信息后确定患者是否感染，对那些暂时不确定感染，或者需要医院感控专职人员重点关注的患者，可以先将他们添加到收藏夹中，进行后续的跟踪。

（二）病例档案

1. 综合图示　综合图示展示的是患者入院后的时序图，可以方便地看到患者住院后院感关注的重点信息。

2. 重点风险因素　院感相关的重点信息，如：抗菌药物使用，侵入性操作、检出菌情况、手术情况、体温异常情况。

3. 医嘱信息　展示患者的医嘱情况，抗菌药物和侵入性操作的医嘱会显示在最前面，并且标有颜色区分。

4. 检验信息　展示患者住院期间的所有检验情况，送检信息会显示在最前面，有异常信息的结果会有红色的标识。

5. 手术信息　展示患者的手术情况。

6. 体温信息　展示患者的体温情况。

7. 病程信息　展示患者住院期间的所有病程，分析后的患者有红色的感染信息表示该段病程记录中有重点的关键感染词。

8. 影像结果　展示患者的影像信息，感染元素也会有红色的标识。

9. 诊断信息　患者的诊断情况。

10. 预警结果　预警信息可进行干预、代报、排除。

11. 出入科记录　患者转科情况。

12. 干预信息　医院感染管理科和临床医生根据实际情况发生的一些干预和聊天记录。

13. 病例上报情况　患者感染上报的信息。

（三）监测模块

1. 感染监测　可查询院感与社感的上报情况（社感一般医院都不用上报）。可查询时间段内院感和社感"已确认""未确认""已退卡""已删卡"等信息。可进行横断面调查，即现患率调查，根据调查日期，生成数据。

2. 细菌监测　可以查看、检索管辖科室和全部科室的检出菌数据，可以对多耐菌进行干预、上报院感等操作。

3. ICU 监测　可自动生成 ICU 监测日志。

4. 手术监测　显示每日的手术信息，根据需求查询手术信息。

5. 抗菌药物监测　生成抗菌药物使用报表。

6. 三管监测　生成三管监测日志，包括日报、月报，可进行每日评估。

7. 消毒灭菌监测 可进行环境卫生学监测、一次性使用物品监测、污水监测。

8. 职业暴露监测 可对职业暴露进行登记、上报。

9. 手卫生监测 可录入手卫生相关数据进行监测统计。

（四）数据分析

信息化系统通过采集的数据可自动进行统计分析，根据预设的公式或标准算法，计算出想要的指标结果，并可生成报表。报表根据时间、科室等层次分类，以图形、表格等方式展现。系统还应提供各项指标的钻取功能，点击相应的数字即可获得多方面的信息。

（五）数据上报

设置临床医生主动上报功能，可以对系统未自动筛查出的、由临床医生诊断的医院感染病例进行上报。对临床医生诊断的系统未自动筛查的医院感染病例进行上报。应具有医院按上级行政部门要求报告符合基本数据集标准的住院患者医院感染相关临床数据的功能；上报的数据应采用公开的数据存储格式，使用非特定的系统或软件能够解读数据；网络直报应满足标准的定义要求，采用指定的上报方式。宜具有按《医院感染暴发报告及处置管理规范》内容要求进行报告的功能。

（六）干预改进

感控专职人员可通过信息系统与各临床科室进行沟通，将医院感染信息反馈给每一位主管医生。

第五节　医院感染暴发监测与处置

一、医院感染暴发的概念

医院感染暴发 是指在医疗机构或其科室的患者中，短时间内发生 3 例以上同种同源感染病例的现象。

疑似医院感染暴发 是指在医疗机构或其科室的患者中，短时间内出现 3 例以上临床症候群相似，怀疑有共同感染源的感染病例；或者 3 例以上怀疑有共同感染源或感染途径的感染病例现象。

医院感染聚集（cluster of healthcareacuired infection） 在医疗机构或其科室的患者中，短时间内发生医院感染病例增多，并超过历年散发发病率水平的现象。

医院感染假暴发（pseudo – outbreak of healthcare acquired infection） 疑似医院感染暴发，但通过调查排除暴发，而是由于标本污染、实验室错误检测方法改变等因素导致。

⇒ **案例引导**

　　案例 某医疗机构通过院感实时监控系统发现在一周以内全院检出 8 例 CRAB 病例，明显超过日常平均水平。其中 5 例 CRAB 定植病例及 3 例医院感染病例，药敏结果均为仅对新诺明敏感菌株，其中有 2 例神经外科病例。

　　讨论 请问是否呈现医院聚集或医院感染暴发表现，应如何展开调查？

　　分析 通过流行病学方法展开人、地、时三间分布调查。①查看病例分布的科室、病房、病床、手术时间、手术房间、手术医务人员、主管医生、护士、护工、CRAB 检出时间、是否有侵入性操作。②对环境进行卫生学监测，监测环境中是否有 CRAB。③查看药敏结果，并进行同源性分析，判断是否存在交叉感染。若存在 3 例及 3 例以上同种同源的 CRAB，即可判断为医院感染暴发。

二、医院感染暴发的发现与识别

医院感染暴发是医院感染危害性的集中体现和最高体现，2%～10%的医院感染以暴发的形式发生，对医院和社会造成极其恶劣的影响。医院感染暴发可通过以下三种途径被发现：①临床科室医务人员发现本病区短时间内发生3例或3例以上相同部位医院感染患者，则存在医院感染暴发的可能性；②医院感染管理科专职人员通过每日病例监测发现医院或某病区短时间内发生3例或3例以上相同部位医院感染患者，则存在医院感染暴发的可能性；③微生物实验室发现医院短时间内发生3例以上同种同源感染病例，向医院感染管理科和临床科室报告危急值。

若微生物实验室具备同源性分析检验技术，则当发现医院短时间内发生3例以上感染时进行同源性分析，如检测结果显示同种同源感染时，可确定为医院感染暴发；若不具备同源性分析检验技术，则可通过查看病原微生物的药敏谱，若存在3例以上药敏谱相同的感染病例时，需结合流行病学调查，来确定是否为医院感染暴发。

三、医院感染暴发的调查与分析

（一）流行病学调查

1. 暴发调查内容

（1）从疾病的临床表现及实验室检查结果，明确医院感染暴发的诊断，提出确诊病例和疑似病例的诊断标准。

（2）确定暴发的范围、时间经过及可能受累及的患者和医护人员群体。

（3）确定传染源、传播方式及造成传播的因素。

（4）明确继续受威胁的人群、使患者易感性增加的医源性因素。

（5）从暴发原因分析医院常规防护措施中存在的缺陷及应采取的措施等。

2. 流行病学调查的步骤

（1）初步了解现场基本信息，包括发病地点、发病患者数、发病患者群特征、起始及持续时间、可疑感染源、可疑感染病原体、可疑传播方式或途径、事件严重程度等，做好调查人员及物资准备。

（2）分析医院感染聚集性病例的发病特点，计算怀疑医院感染暴发阶段的感染发病率，与同期及前期比较，确认医院感染暴发的存在。具体如下：①与疑似医院感染暴发前相比发病率升高明显并且具有统计学意义，或医院感染聚集性病例存在流行病学关联，则可确认医院感染暴发，应开展进一步调查。疾病的流行程度未达到医院感染暴发水平，但疾病危害大、可能造成严重影响、具有潜在传播危险时，仍应开展进一步调查。②应排除因实验室检测方法或医院感染监测系统监测方法等的改变而造成的医院感染假暴发。③应根据事件的危害程度采取相应的经验性预防控制措施，如消毒、隔离、手卫生等。

（3）结合病例的临床症状、体征及实验室检查，核实病例诊断，开展预调查，明确致病因子类型（细菌、病毒或其他因素）。

（4）确定调查范围和病例定义，开展病例搜索，进行个案调查。具体方法如下：①确定调查范围和病例定义，内容包括：时间、地点、人群分布特征，流行病学史，临床表现和（或）实验室检查结果等。病例定义可进行修正；病例搜索时，可侧重灵敏性；确定病因时，可侧重特异性。②通过查阅病历资料、实验室检查结果等各种信息化监测资料以及临床访谈、报告等进行病例搜索。③开展病例个案调查，获得病例的发病经过、诊治过程等详细信息。个案调查内容一般包括基本信息、临床资料、流行病学资料，个案调查可参照表6-16。

表 6 - 16　（疑似）医院感染病例个案调查

1 一般情况

1.1 患者姓名：_____　家长姓名（若是儿童，请填写）：_____

1.2 患者 ID：_____

1.3 性别：□男　□女

1.4 年龄：_____岁（月）

2 发现/报告情况

2.1 发病序号：_____

2.2 发生感染时所在科室：_____

2.3 曾住过科室：_____

2.4 发病日期：_____年_____月_____日

2.5 发现时间：_____年_____月_____日

2.6 感染诊断及部位：_____

3 发病与就诊经过

3.1 入院日期：_____年_____月_____日

3.2 可能的感染原因：_____

3.3 原发疾病：_____

4 临床表现

4.1 临床症状：_____

4.2 临床体征：_____

4.3 微生物送检结果及日期：_____

5 高危因素及暴露情况

5.1 病室环境：□Ⅰ类 □Ⅱ类 □Ⅲ类

5.2 医护情况：主管护士_____日常护理护士_____主管医生_____

　　　每次接触患者前后洗手或使用快速手消毒剂 □是□否

　　　医务人员出勤情况_____

5.3 周围患者是否有类似临床症状、体征 □是 □否

5.4 患者接触的相关医疗器械：_____使用前后□消毒 □灭菌

5.5 近期环境抽查结果：空气：_____物表：_____工作人员手：_____

5.6 有无可疑的使用中消毒液：_____批号：_____

5.7 有无可疑的静脉注射液体：_____批号：_____

5.8 本组共有患者_____例，本患者为第_____例，

　　　患者感染源可能来自：

　　　□患者自身 □其他患者□医务人员 □医疗器械 □医院环境 □食物

　　　□药物 □探视者 □陪护者　□感染源不明　□其他_____

5.9 患者易感因素的调查见表 6 - 18（a）。

表 6 - 16（a）　患者易感因素

手术名称：		急诊：是□ 否□		
手术日期：		参与手术人员：		
手术持续时间：	小时　　　分	手术植入物：有□　无□		
手术切口类型：	清洁□　清洁 - 污染□　污染□　感染□			
麻醉（ASA）评分	Ⅰ级□Ⅱ级□Ⅲ级□Ⅳ级□Ⅴ级□	麻醉：全麻□ 硬膜外麻□ 腰麻□		
糖尿病□	免疫缺陷□	泌尿道插管□ 时间（ ）		
肿瘤□	免疫抑制剂□	动静脉插管□ 时间（ ）		
昏迷□	低蛋白血症□	引流管部位（ ）时间（ ）		
肝硬化□	WBC $< 1.5 \times 10^9$/L□	激素及使用方法（ ）		
放疗□ 化疗□	气管切口□是□否 时间（ ）	上呼吸机□是 □否 时间（ ）		
哮喘□	冠心病□	肾病□		
慢性支气管炎□	其他慢性肺部疾病□	其他慢性疾病□		

6 患者生活习惯、既往健康史

6.1 饭前洗手：□每次均洗手 □偶尔洗手 □从不洗手 □其他

6.2 本次感染前是否有其他部位感染　□是 □否，感染部位：_____

7 患者发病前抗菌药物应用情况

　品种：_____ 药品名称：_____ 天数/使用起止日期_____

续表

8 实验室检查
8.1 感染相关指标：血常规：_____；CRP：_____；PCT：_____；其他：_____
8.2 血清学和病原学检测的调查见表6-18（b）。

表6-16（b）　血清学和病原学检测

标本类型	采样时间	检测项目	检测方法	检测单位	结果

注：标本类型包括咽拭子、痰、血、尿、粪便、分泌物等与该感染相关的临床标本

9 转归与最终诊断情况
9.1 最终诊断：□确诊病例 □疑似病例 □临床诊断病例 □排除：
9.2 诊断单位：_____
9.3 转归：□痊愈，出院日期：_____月_____日 死亡，死亡日期：_____月_____日　死亡原因：_____□其他
10 其他需记载事项
可根据实际情况增加或减少个案表内容，例如：若怀疑与麻醉剂、消毒剂有关，应记录麻醉剂、消毒剂的相关信息，以及封存剩余麻醉剂、消毒剂进行检测的后续情况；若怀疑与植入物有关，应记录植入物以及对同批号植入物进行检测的相关信息；若怀疑与消毒供应中心（CSSD）处置有关，则应追溯相关信息等。
11 调查单位、人员和时间
11.1 调查单位：_____
11.2 调查者签名：_____
11.3 调查时间：_____月_____日——_____月_____日

（5）对病例发生的时间、地点及人群特征进行分析。综合分析临床、实验室及流行病学特征，结合类似医院感染发病的相关知识与经验，可采取分析流行病学（如病例对照研究、队列研究、现场实验研究）和分子流行病学研究方法，查找感染源及感染途径。

（二）调查分析与总结

根据《医院感染暴发报告与处置管理规范》进行总结与报告，具体要求如下。可根据实际情况增加或减少调查报告的内容。

（1）报告题目。应简明扼要地表述医院感染暴发事件的发生要素。

（2）背景材料。医院概况、过去流行史及本次流行概貌等。

（3）调查方法。格式为采取了描述性流行病学方法和（或）分析性流行病学方法。

（4）临床资料。症状和体征、诊断及疾病的自然史等。

（5）实验室资料。病原因子的分离与鉴定、血清学诊断或分子生物学证据。

（6）流行病学资料。疾病发生方式及三间分布、流行曲线及暴露日期的推算、传播来源、途径、侵入门户及影响因素等证据。

（7）环境卫生学调查资料。对可疑感染源、传播媒介等采样结果分析并评估。

（8）调查结果及结论。医院感染暴发原因的假设与验证分析、控制措施的实施及效果评价，讨论主要结果的总结、应吸取的经验教训及预防类似事件的建议等。

（9）参考文献及附录、重要数据表格或有关证明材料等。

（10）调查人员及其单位，调查日期。

四、医院感染暴发的控制与报告

（一）医院感染暴发处置原则

（1）时刻保持警惕性是早期发现医院感染暴发的前提。医院感染暴发的早期发现，对及时采取控制措施控制其传播、降低罹患率具有十分重要的意义。

（2）应遵循"边救治、边调查、边控制、妥善处置"的基本原则：积极查找感染源、感染途径、及时采取有效的控制措施，积极救治患者，控制感染源，切断传播途径，防止感染源的传播和感染范围的扩大，保障医疗安全。

（3）及时开展现场流行病学调查，环境卫生学检测以及有关标本采集、病原学检测等工作。

（二）感染控制和预防措施

（1）积极救治感染患者，对其他可能的感染患者要做到早发现、早诊断、早隔离、早治疗，做好消毒隔离工作。

（2）对与感染患者密切接触的其他患者、医院工作人员、陪护、探视人员等进行医学观察，观察至该病的最长潜伏期或无新发感染病例出现为止。停止使用可疑污染的物品，或经严格消毒与灭菌处理及检测合格后方能使用。

（3）根据发生医院感染暴发的特点，切断其传播途径，其措施应遵循 WS/T 311 的要求。

（4）对免疫功能低下、有严重疾病或有多种基础疾病的患者应采取保护性隔离措施，在需要的情况下可实施特异性预防保护措施，如接种疫苗、预防性用药等。医务人员也应按照相关要求做好个人防护。

（三）评价控制措施的效果

（1）短时间内不继续发生新发同类感染病例，或发病率恢复到医院感染暴发前的平均水平，说明已采取的控制措施有效。

（2）若医院感染新发感染病例持续发生，应分析控制措施无效的原因，评估可能导致感染暴发的其他危险因素，并调整控制措施，如暂时关闭发生暴发的部门或区域，停止接收新入院患者；对现住院患者应采取针对防控措施。情况特别严重的，应自行采取或报其主管卫生行政部门后采取停止接诊的措施。

（四）医院感染暴发报告

医疗机构应建立医院感染暴发报告责任制，明确法定代表人或主要负责人为第一责任人，制定并落实医院感染监测、医院感染暴发报告、调查和处置过程中的规章制度、工作程序和处置工作预案，明确医院感控委员会、医院感染管理部门及各相关部门在医院感染暴发报告及处置工作中的职责。

当出现医院感染暴发时，临床科室应立即向医院感染管理部门报告，清晰报告主要临床表现、病例数量、发生时间、发生地点、患者现状及死亡人数，并留下报告单位、报告人姓名及联系方式。

根据原卫生部、国家中医药管理局卫医政发〔2009〕73 号《医院感染暴发报告及处置管理规范》，医院感染暴发报告程序要求如下：

1. 医院发现以下情形时，应当于 12 小时内向所在地县级卫生行政部门报告，并同时向所在地疾病预防控制机构报告。

（1）5 例以上疑似医院感染暴发；

（2）3 例以上医院感染暴发。

2. 县级卫生行政部门接到报告后，应当于 24 小时内逐级上报至省级卫生行政部门。

3. 省级卫生行政部门接到报告后组织专家进行调查，确认发生以下情形的，应当于 24 小时内上报至卫生部。

（1）5 例以上医院感染暴发；

（2）由于医院感染暴发直接导致患者死亡；

（3）由于医院感染暴发导致 3 人以上人身损害后果。

中医医院（含中西医结合医院、民族医医院）发生医院感染暴发的，省级卫生行政部门应当会同省级中医药管理部门共同组织专家进行调查，确认发生以上情形的，省级中医药管理部门应当向国家中医药管理局报告。

4. 医院发生以下情形时，应当按照《国家突发公共卫生事件相关信息报告管理工作规范（试行）》的要求，在 2 小时内向所在地县级卫生行政部门报告，并同时向所在地疾病预防控制机构报告。所在地的县级卫生行政部门确认后，应当在 2 小时内逐级上报至省级卫生行政部门。省级卫生行政部门进行调查，确认发生以下情形的，应当在 2 小时内上报至卫生部。

（1）10 例以上的医院感染暴发；

（2）发生特殊病原体或者新发病原体的医院感染；

（3）可能造成重大公共影响或者严重后果的医院感染。

中医医院（含中西医结合医院、民族医医院）发生上述情形时，省级中医药管理部门应当向国家中医药管理局报告。

5. 省级卫生行政部门和省级中医药管理部门上报卫生部和国家中医药管理局的医院感染暴发信息，内容包括：医院感染暴发发生的时间和地点、感染初步诊断、累计感染人数、感染者目前健康状况、感染者主要临床症候群、疑似或者确认病原体、感染源、感染途径及事件原因分析、相关危险因素主要检测结果、采取的控制措施、事件结果及下一步整改工作情况等。省级卫生行政部门可以根据本规范要求，结合实际制订本辖区内的各级各类医院上报医院感染暴发信息的具体要求。

第六节　医院感染病原学监测

医院感染病原学监测项目包括：细菌培养、真菌培养；降钙素原检测、白介素 –6 检测、真菌 $1,3-\beta-D-$ 葡聚糖检测（G 试验）等。本节主要介绍常见医院感染微生物标本的采集与运送注意事项。

一、微生物标本采集的通用原则

在感染的急性期，使用抗菌药物或伤口局部治疗前采集标本；避免来自寄居菌的污染，选择真正的感染部位；优化从标本中获取病原菌的方法，提倡用活检和抽吸的方法采集标本；严格无菌操作；送检无菌部位标本更有临床价值，从有菌部位采集的标本需要清除正常菌群和定植菌的干扰才有意义；要采集足量的标本，标本量不足，会产生假阴性的结果；标本的标签和申请单信息要完整。

二、微生物标本运送的通用原则

所有标本必须尽快运送到实验室。标本量少应该在 15～30 分钟内完成运送，活检组织如果在 25℃条件下，可适当延长一段时间；含有对环境温度敏感的细菌的标本如血、脑脊液标本、生殖道标本、眼睛、内耳等，如果不能立即运送，需常温放置，不能冷藏。检验病毒的标本需冷藏；注意标本的密封包装和标识，防止泄漏。

三、血液标本采集

血液标本是来自无菌部位的标本。血培养对感染性疾病的诊断、治疗和预后有重要的临床意义，可以为临床血流感染和其他部位感染的诊断提供支持依据。快速、准确的血培养检测结果，对临床的治疗和患者的预后起着至关重要的作用。

血液标本采集后应立即送检，最好在2小时内送达实验室。不能及时送检者，应置室温暂存。血培养瓶接种前后都禁止放冰箱。运送的装置要足够安全，避免血培养瓶的运送过程中因碰撞发生破裂。

四、呼吸道标本采集

呼吸道感染分为上呼吸道感染和下呼吸道感染。不同部位的感染病原菌差异较大，上呼吸道感染多以病毒为主，下呼吸道感染病原菌多样，选择合适的标本尤为重要，因为标本很容易受到口咽部菌群的污染，导致检测结果与临床不符，误导临床诊断与治疗。

（一）咽拭子标本

咽拭子标本仅用于诊断上呼吸道感染，常规仅报告A群链球菌。咽拭子标本的运送宜采用带保湿功能的运送培养基，避免由于送检时间过长而干燥。如未采用运送培养基，应于0.5小时内送检。即使采用运送培养基，室温保存也不应超过24小时。

（二）痰液标本

痰培养仅用于下呼吸道感染，主要是肺部感染的诊断。但它不是诊断肺部感染的最佳标本。血培养、肺泡灌洗液或经气管吸取物的培养结果更加准确。痰标本不能进行厌氧菌培养。

痰标本采集前，要判断患者是否有能力配合完成深部咳痰。要向患者充分说明口腔清洁、深咳、避免口咽部菌群污染的意义，指导患者如何正确留取痰标本。患者应在医生或护士直视下留取痰液标本。实验室要建立痰标本的质量控制流程，对于被口咽部菌群污染的标本，要予以拒收，并建议临床再次采集合格标本送检。

标本采集后需尽快送到实验室，不能超过2小时。不及时运送可导致肺炎链球菌、流感嗜血杆菌等苛养菌由于不适应外界环境和自溶现象而死亡。不能及时送达或待处理标本应置于4℃冰箱保存（疑为肺炎链球菌和流感嗜血杆菌等苛养菌不在此列），以免杂菌生长。但不能超过24小时。

（三）支气管镜－肺泡灌洗液（BALF）

采集肺泡灌洗液进行检测，可减少口咽部菌群的污染，提高检测结果的准确性。须做定量或半定量接种培养。标本采集后需尽快送到实验室，不要冷藏标本。

五、尿液标本采集

泌尿系统感染可分为单纯性尿路感染、复杂性尿路感染及尿脓毒血症，诊断主要通过采集尿液标本进行微生物学检测。其中90%的门诊患者和50%左右的住院患者，其病原菌是大肠埃希菌；其他致病微生物还包括其他细菌、假丝酵母菌等。泌尿系统感染微生物学检测的方法为尿培养、免疫学检测等。

尿液通常是无菌的或有暂时性少量定植菌存在。在标本采集过程中，应避免尿液被尿道或尿道周围的正常菌群污染。尿标本采集后应立即送检。若不能在采集30分钟内进行培养，应放入4℃冰箱保存，但也不能超过24小时。

六、其他无菌标本采集

除血液外，无菌标本还包括脑脊液、心包液、关节液、胆汁、胸腔穿刺液、腹膜穿刺液和滑膜液等。标本采集后应立即送检，通常室温15分钟内应送至实验室，若不能及时送检，不可冷藏。室温保存不得超过24小时。

七、粪便标本采集

粪便是诊断胃肠道感染的最主要标本。粪便标本应尽快送检，室温下运送标本时间不超过 2 小时。

八、生殖道标本采集

生殖系统感染主要包括外阴部病变、尿道炎、阴道炎、阴道病、宫颈炎、子宫内膜炎和盆腔炎。标本应在室温下 15 分钟内送到检验科。若超过 2 小时送达，4℃冷藏保存。

九、皮肤、软组织标本采集

皮肤及软组织感染（SSTI）是致病菌侵犯表皮、真皮和皮下组织引起的炎症性疾病。皮肤及软组织感染包括烧伤创面感染、手术后切口感染、急性蜂窝织炎、外伤感染、咬伤感染及压疮感染等。标本采集后应尽快将标本送至实验室检测。若 1 小时内无法将标本送达实验室，需 4℃冷藏保存。不要将用于培养的组织标本置于福尔马林中。

⊕ 知识链接

感染暴发监测方法的改变将有助于提前发现问题

传统的医院感染暴发监测方法是通过对患者症状和病原学结果的监测，发现是否存在感染暴发，继而采用 WGS（WGS 监测指对从住院患者中培养出的目标菌进行常规全基因组测序。）等同源性检测手段进行暴发确认或排除。此种方法较为依赖医院感染病例监测的能力，对于持续时间长的散发病例或在不同临床科室间的感染散发病例并不能及时发现，从而不能及时采取干预措施。Sundermann 等开发了一套医院感染相关传播途径的加强监测系统（enhanced detection system for healthcare – associated transmission，EDS – HAT），通过电子病例系统机器学习算法以确定 WGS 监测所发现的暴发事件的病原菌传播途径。

该研究的主要目的在于改变传统的医院感染暴发监测方法，将 WGS 由"回顾性验证暴发"改变为"前瞻性发现暴发"，以更及时地发现问题。但是此种方法的花费相对较大，目前还不适合在国内医疗机构广泛开展，但也提示我们可以尝试根据医院实际情况去改变目前的暴发监测方式，比如采用多位点序列分型（multilocus sequence typing，MLST）等较为便宜、快速的方法主动监测某一特定操作下的特定病原菌，如中心静脉置管后导致血流感染的肺炎克雷伯菌等。另外，该研究通过建立机器学习算法，使初步的暴发溯源调查工作更简单化，节省大量的人力，同时缩短调查的时间，值得我们借鉴。

目标检测

答案解析

一、单选题

1. 手消毒效果应达到的要求：卫生手消毒监测的细菌数应（　　）
   A. ≤10CFU/cm^2
   B. ≤5CFU/cm^2
   C. ≤15CFU/cm^2
   D. ≤8CFU/cm^2

2. 目标性监测是针对（　）开展的医院感染及其危险因素的监测

  A. 全部住院患者   B. 门诊患者

  C. 医务人员   D. 高危人群、高发感染部位

3. 医院感染暴发是指在医疗机构或其科室的患者中，短时间内发生（　）例同种同源感染病例的现象

  A. 2   B. 3

  C. 4   D. 5

4. 以下哪些说法是正确的（　）

  A. 《医院感染暴发报告及处置管理规范》适用于二级和二级以上医院

  B. 医院感染暴发报告范围不包括疑似医院感染暴发

  C. 医院感染暴发报告管理遵循属地管理、分级报告的原则

  D. 国家卫生行政部门负责全国医院感染暴发报告及处置的管理工作

5. 医院发现（　）例以上疑似医院感染暴发情形时，应当于12小时内向所在地卫生行政部门报告

  A. 3   B. 5

  C. 10   D. 15

6. 发现医院感染暴发事件时，以下哪项措施是不恰当的（　）

  A. 隐瞒患者及其家属   B. 分析感染源、感染途径

  C. 采取有效的控制措施   D. 及时上报相关部门

7. 患者手术后（　）天内发生的切口感染视为医院感染

  A. 10   B. 20

  C. 30   D. 40

二、多选题

1. 医务人员职业暴露监测对象包括（　）

  A. 医生、护士   B. 医技、护工

  C. 后勤、保洁   D. 保安

2. 关于医院感染目标性监测，下面哪些说法是不正确的（　）

  A. 指的是针对高危人群、高发感染部位等开展的医院感染及其危险因素的监测

  B. 不包括抗菌药物临床应用与细菌耐药性监测

  C. 目标性监测持续时间应连续6个月以上

  D. 目标性监测持续时间应连续3个月以上

3. 关于医院感染监测，下面哪些说法是正确的（　）

  A. 包括全院综合性监测和目标性监测

  B. 具有长期、系统、连续的特点

  C. 研究对象是医院感染在一定人群中的发生、分布及其影响因素

  D. 为医院感染的预防、控制和管理提供科学依据

书网融合……

  本章小结   微课   题库

第七章　医务人员职业防护 ᵉ微课

PPT

📖 学习目标

1. 掌握　标准预防的概念；手卫生的定义、指征和方法；安全注射的定义；个人防护用品的使用方法；医务人员职业暴露的定义和暴露后的处置。

2. 熟悉　医务人员暴露风险分级标准；医务人员防护级别分类；标准预防措施；安全注射的管理对策和实现安全注射的措施；医务人员职业暴露的分类。

3. 了解　手卫生设施和手卫生管理的基本要求；安全注射的影响因素。

4. 学会　手卫生、安全注射、个人防护用品穿脱相关知识和操作，具备职业暴露防护的能力。

第一节　医务人员职业防护原则

一、医务人员暴露风险分级标准

医务人员暴露风险分为三级，医务人员应根据风险级别进行防护选择。

1. 低风险　间接接触患者，如导诊、问诊，普通门诊和病房查房等。医务人员应穿工作服或加穿隔离衣，戴医用外科口罩、工作帽，做手卫生。

2. 中风险　直接接触患者，如查体、穿刺、注射等；有黏膜或体腔接触的查体；无体液喷溅风险的有创操作，如超声引导下乳腺穿刺等。医务人员应穿工作服并加穿隔离衣，戴医用外科口罩/医用防护口罩、工作帽、防护面屏/护目镜、手套，做手卫生。

3. 高风险　有血液、体液、分泌物等喷溅或可能产生气溶胶的操作或手术等，如咽拭子采集、吸痰、口腔护理、气管插管、无创通气、气管切开、心肺复苏、插管前手动通气和内镜检查等。医务人员应穿隔离衣和（或）医用防护服，戴医用防护口罩、工作帽、防护面屏/护目镜、双层手套，做手卫生。操作应当在通风良好的房间内进行，并限制人数。

二、医务人员防护级别分类

医务人员在诊疗、护理操作前应充分评估患者，并根据暴露风险采取分级防护，防护措施应当适宜。在《经空气传播疾病医院感染预防与控制规范》（WS/T 511—2016）中，防护级别分为四级，分别为一般、一级、二级和三级防护。医疗机构工作人员防护用品选用应按照分级防护的原则，具体要求详见表7-1。

1. 一般防护　严格遵守标准预防的原则。工作时应穿工作服、戴医用外科口罩，认真执行手卫生。

2. 一级防护

（1）严格遵守标准预防的原则。

（2）严格遵守消毒、隔离的各项规章制度。

（3）工作时应穿工作服、隔离衣，戴工作帽和医用外科口罩，必要时戴乳胶手套。

（4）严格执行手卫生。

（5）离开隔离区域时进行个人卫生处置，并注意呼吸道与黏膜的防护。

3. 二级防护

（1）严格遵守标准预防的原则。

（2）根据传播途径，采取飞沫隔离与接触隔离。

（3）严格遵守消毒、隔离的各项规章制度。

（4）进入隔离病房、隔离病区的医务人员必须戴医用防护口罩，穿工作服、隔离衣和（或）医用防护服、鞋套，戴手套、工作帽，必要时戴护目镜或防护面罩。严格按照清洁区、潜在污染区和污染区的划分，正确穿戴和脱摘防护用品，并注意口腔、鼻腔黏膜和眼结膜的卫生与保护。

4. 三级防护　三级防护是在二级防护基础上，加戴正压头套或全面型呼吸防护器。

表 7 - 1　医务人员的分级防护要求

防护级别	使用情况	防护用品									
		外科口罩	医用防护口罩	防护面屏或护目镜	手卫生	乳胶手套	工作服	隔离衣	防护服	工作帽	鞋套
一般	普通门（急）诊、普通病房医务人员	+	—	—	+	±	+	—	—	—	—
一级	发热门诊与感染疾病科医务人员	+	—	—	+	+	+	+	—	+	—
二级	进入疑似或确诊经空气传播疾病患者安置地或为患者提供一般诊疗操作	—	+	±	+	+	+	±★	±★	+	+
三级	为疑似或确诊患者进行产生气溶胶操作时	—	+	+	+	+	+	—	+	+	+

注："+"应穿戴的防护用品；"—"不需穿戴的防护用品；"±"根据工作需要穿戴的防护用品；"±★"为二级防护级别中，根据医疗机构的实际条件，选择穿隔离衣或防护服。

三、医务人员穿脱防护用品应遵循的流程

（一）穿戴防护用品应遵循的流程

1. 清洁区进入潜在污染区　洗手→戴帽子→戴医用防护口罩→穿工作服→进入潜在污染区。手部皮肤破损的戴一次性使用医用橡胶检查手套。

2. 潜在污染区进入污染区　穿隔离衣或医用一次性防护服→根据需要戴护目镜/防护面罩→戴手套→穿鞋套→进入污染区。

3. 戴护目镜或防护面罩或全面型呼吸防护器　为患者进行吸痰、气管插管、气管切开等操作，可能被患者的分泌物及体内物质喷溅的诊疗护理工作前，应戴护目镜或防护面罩或全面型呼吸防护器。

（二）脱防护用品应遵循的流程

1. 离开污染区进入潜在污染区前　摘手套、洗手和（或）手消毒→摘护目镜/防护面屏→脱隔离衣或医用一次性防护服→脱鞋套→洗手和（或）手消毒→进入潜在污染区，洗手或手消毒。

2. 从潜在污染区进入清洁区前　洗手和（或）手消毒→脱工作服→摘医用防护口罩和帽子→洗手和（或）手消毒后，进入清洁区。

3. 离开清洁区　沐浴、更衣→离开清洁区。

（三）注意事项

（1）离开隔离区前，应对佩戴的眼镜进行清洗与消毒。

（2）戴医用防护口罩或全面型呼吸防护器应进行佩戴气密性检查。

（3）用后物品分别放置于专用污物容器内。

（4）埃博拉出血热及突发原因不明传染病的医务人员防护用品穿脱流程应遵循卫生行政部门届时发布的相关规定。

第二节 医务人员职业防护措施

医务人员职业防护措施分为标准预防和额外预防。标准预防既要防止血源性传播疾病，也要防止非血源性传播疾病，如呼吸道传播疾病；既要防止疾病从患者传染给医务人员，也要防止疾病从医务人员传染给患者，强调双向防护。落实标准预防的关键是医务人员的行为要规范，建立起行为屏障；同时，其与建筑布局、诊疗流程、物资保障、人员培训等因素密切相关。额外预防是在标准预防基础上，针对感染性疾病病原学特点和传播途径，以阻断接触传播、飞沫传播或空气传播途径为目的，而采取的针对性综合防控措施。

一、标准预防相关概念

20 世纪 90 年代中期，美国 CDC 首次提出了"标准预防（standard precaution）"的概念，综合了血液和体液的预防措施，旨在降低血源性病原体传播的风险。标准预防针对医院中的所有患者，与其是否确诊感染无关。世界卫生组织（WHO）指出，标准预防是通过减少已识别和未识别的微生物传播风险来保护卫生工作者和患者，是感染预防和控制的最低标准。所有卫生工作者在任何时候、任何环境护理所有患者期间都应执行标准预防，防止微生物在患者、卫生工作者和环境之间传播。标准预防的关键要素包括风险评估、手卫生、呼吸道卫生/咳嗽礼仪、患者安置、个人防护用品、无菌技术、安全注射和锐器伤预防、环境清洁、织物处理、废物管理、重复使用物品的清洗消毒与处理。

我国也先后发布多个制度及规范，涉及标准预防。在《血源性病原体职业接触防护导则》（GBZ/T 213—2008）中，标准预防指根据普遍预防原则，医疗卫生机构所采取的一整套预防控制血源性病原体职业接触的程序和措施。普遍预防（universal precaution）是控制血源性病原体传播的策略之一，其理念就是将所有来源于人体血液或体液的物质都视作已感染了 HBV、HCV、HIV 或其他血源性病原体而加以防护。2019 年 5 月 18 日，国家卫生健康委员会办公厅签发《关于进一步加强医疗机构感染预防与控制工作的通知》（国卫办医函〔2019〕480 号），其中《医疗机构感染预防与控制基本制度（试行）》指出，标准预防主要包括手卫生、隔离、环境清洁消毒、诊疗器械/物品清洗消毒与灭菌、安全注射等措施。2023 年 8 月 20 日，国家卫生健康委员会发布《医院隔离技术标准》（WS/T 311—2023），代替《医院隔离技术规范》（WS/T 311—2009）。标准预防是指基于患者的体液（血液、组织液）等、分泌物（不包括汗液）、排泄物、黏膜和非完整皮肤均可能含有病原体的原因，针对医院患者和医务人员采取的一组预防感染措施，包括手卫生，根据预期可能的暴露穿戴手套、隔离衣、口罩、帽子、护目镜或防护面罩等个人防护用品，安全注射，以及穿戴合适的防护用品处理污染的物品与医疗器械等。

二、标准预防措施

（一）手卫生

手上的细菌可分为常居菌和暂居菌两大类。常居菌（resident skin flora）指能从大部分人体皮肤上分离出来的微生物，是皮肤上持久的固有寄居菌，不易被机械摩擦清除。常居菌包括凝固酶阴性葡萄球菌、棒状杆菌属、丙酸菌属、不动杆菌属等，一般情况下不致病，在一定条件下能引起导管相关感染和手术部位感染。暂居菌（transient skin flora）指寄居在皮肤表层，常规洗手容易被清除的微生物。直接接触患者或被污染的物体表面时可获得，可通过手传播，与医院感染密切相关。

WHO 指出，手卫生是最简单、有效、经济的医院感染核心防控措施，良好的手卫生实践可以明显降低医院感染的发生。我国于 2009 年发布《医务人员手卫生规范》（WS/T 313—2009），2019 年更新为《医务人员手卫生规范》（WS/T 313—2019）。手卫生是医疗机构及医务人员依据标准预防的规定和诊疗活动的需要，合理配置手卫生设施、持续推动和优化手卫生实践的规范性要求。

1. 手卫生的定义　手卫生（hand hygiene）为医务人员在从事职业活动过程中的洗手、卫生手消毒和外科手消毒的总称。

洗手（hand washing）指医务人员用流动水和洗手液（肥皂）揉搓冲洗双手，去除手部皮肤污垢、碎屑和部分微生物的过程。

卫生手消毒（antiseptic hand rubbing）指医务人员用手消毒剂揉搓双手，以减少手部暂居菌的过程。

外科手消毒（surgical hand antisepsis）指外科手术前医护人员用流动水和洗手液揉搓冲洗双手、前臂至上臂下 1/3，再用手消毒剂清除或者杀灭手部、前臂至上臂下 1/3 暂居菌和减少常居菌的过程。

2. 手卫生的指征　WHO 提出的手卫生的五个时刻包括接触患者前、清洁/无菌操作前、接触血液/体液后、接触患者后、接触患者周围环境后，如图 7-1 所示。这个概念是以医务人员和患者为中心，将 WHO《医疗卫生保健手卫生指南》推荐的手卫生指征整合到手卫生的五个时刻，更加关注医务人员在诊疗操作过程中必须要执行的手卫生关键时刻。

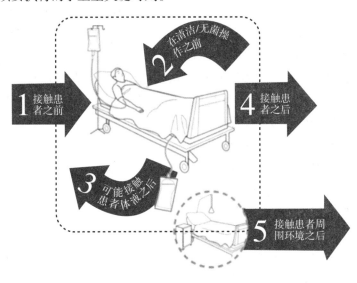

图 7-1　手卫生的五个时刻（WHO）

医务人员在诊疗、护理操作过程中，要严格掌握手卫生指征，选择合适的手卫生方式。

（1）下列情况应洗手和（或）使用手消毒剂进行卫生手消毒：①接触患者前；②清洁、无菌操作前，包括进行侵入性操作前；③暴露患者体液风险后，包括接触患者黏膜、破损皮肤或伤口、血液、体液、分泌物、排泄物、伤口敷料等之后；④接触患者后；⑤接触患者周围环境后，包括接触患者周围的医疗相关器械、用具等物体表面后。

（2）下列情况应洗手：①当手部有血液或其他体液等肉眼可见的污染时；②可能接触艰难梭菌、肠道病毒等对速干手消毒剂不敏感的病原微生物时。

（3）手部没有肉眼可见污染时，宜使用手消毒剂进行卫生手消毒。

（4）下列情况时应先洗手，然后进行卫生手消毒：①接触传染病患者的血液、体液和分泌物以及被传染性病原微生物污染的物品后；②直接为传染病患者进行检查、治疗、护理或处理传染患者污物后。

3. 手卫生的方法

（1）洗手和卫生手消毒的方法　洗手和卫生手消毒均应按照六步洗手法实施，双手揉搓至少15秒。步骤与要点见表7-2、表7-3，标准操作流程如图7-2、图7-3所示。

表7-2　洗手的步骤与要点

步骤	要点
1. 湿手　打开水龙头，调节合适的水流和水温，在流动水下，淋湿双手	1. 推荐使用非手触式水龙头 2. 水流不宜过大、过急，防止溅湿工作服，污染周围环境 3. 水温适宜
2. 涂抹　取适量洗手液（皂液），均匀涂抹至双手的手掌、手背、手指和指缝	取用洗手液（皂液）量可遵循产品使用说明书
3. 揉搓　按照六步洗手法揉搓双手至少15秒，具体步骤： 掌心相对，手指并拢，相互揉搓（内） 掌心对手背沿指缝相互揉搓，交换进行（外） 掌心相对，双手交叉指缝相互揉搓（夹） 弯曲手指使关节在另一手掌心旋转揉搓，交换进行（弓） 右手握住左手大拇指旋转揉搓，交换进行（大） 五个手指尖并拢放在另一手掌心旋转揉搓，交换进行（立） 必要时揉搓腕部（腕）	保证双手的每个部位都充分揉搓到位
4. 冲净　在流动水下彻底冲净双手	冲净双手时注意指尖向下
5. 干手　擦干双手，关闭水龙头（须采取措施避免手污染或者免用手方式）	擦干宜使用纸巾

表7-3　卫生手消毒的步骤与要点

步骤	要点
1. 涂抹　取适量的手消毒剂于掌心，均匀涂抹双手	取用消毒剂量可遵循产品使用说明书
2. 揉搓　按照六步洗手法揉搓双手至少15秒，具体步骤同洗手	保证手的每个部位都充分揉搓到位
3. 干手	揉搓至手部干燥

 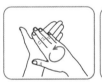   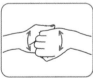

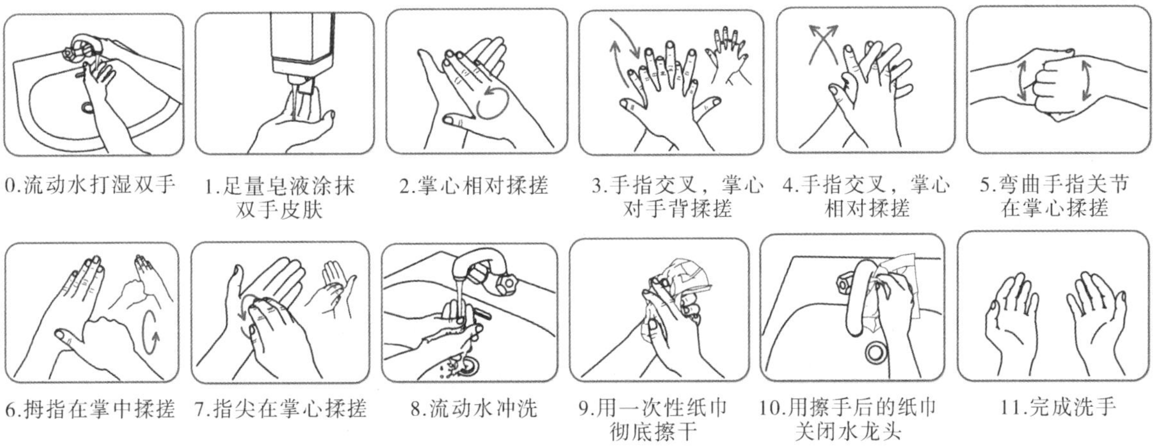

0.流动水打湿双手　1.足量皂液涂抹双手皮肤　2.掌心相对揉搓　3.手指交叉，掌心对手背揉搓　4.手指交叉，掌心相对揉搓　5.弯曲手指关节在掌心揉搓

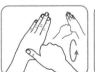 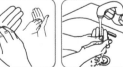 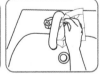 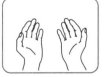

6.拇指在掌中揉搓　7.指尖在掌心揉搓　8.流动水冲洗　9.用一次性纸巾彻底擦干　10.用擦手后的纸巾关闭水龙头　11.完成洗手

图7-2　洗手的标准操作流程（WHO）

注意：洗手时双手揉搓的时间至少15秒，整个洗手过程40～60秒。

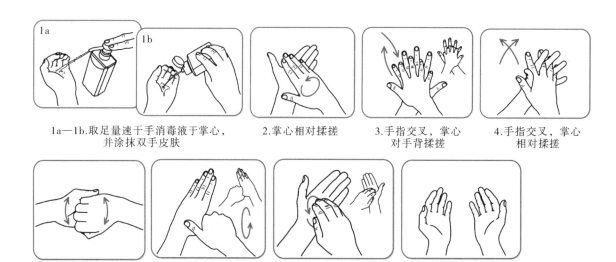

1a—1b.取足量速干手消毒液于掌心，并涂抹双手皮肤　　2.掌心相对揉搓　　3.手指交叉，掌心对手背揉搓　　4.手指交叉，掌心相对揉搓

5.弯曲手指关节在掌心揉搓　　6.拇指在掌中揉搓　　7.指尖在掌心揉搓　　8.完成卫生手消毒

图 7-3　卫生手消毒的标准操作流程（WHO）

注意：双手揉搓的时间至少15秒，整个卫生手消毒过程20～30秒。

（2）外科手消毒的方法　①原则：先洗手，后消毒；不同患者手术之间、手套破损或手被污染时，应重新进行外科手消毒。②方法与要求：洗手之前应先摘除手部饰物，修剪指甲，指甲长度不超过指尖。取适量的洗手液清洗双手、前臂和上臂下1/3，并认真揉搓。清洁双手时，可使用清洁指甲用品清洁指甲下的污垢和使用揉搓用品清洁手部皮肤的皱褶处。流动水冲洗双手、前臂和上臂下1/3。使用干手用品擦干双手、前臂和上臂下1/3。③注意事项：不得戴假指甲、装饰指甲，保持指甲和指甲周围组织的清洁。在外科手消毒过程中应保持双手位于胸前并高于肘部，使水由手部流向肘部。洗手与消毒可使用海绵、其他揉搓用品或双手相互揉搓。术后摘除手套后，应用洗手液清洁双手。用后的清洁指甲用品、揉搓用品如海绵、手刷等，放到指定的容器中；揉搓用品、清洁指甲用品应一人一用一消毒或者一次性使用。

4. 手卫生设施的基本要求　手卫生设施（hand hygiene facilities）指用于洗手与手消毒的设施设备，包括洗手池、水龙头、流动水、洗手液（肥皂）、干手用品、手消毒剂等。

（1）洗手与卫生手消毒设施的基本要求

1）医疗机构应设置与诊疗工作相匹配的流动水洗手和卫生手消毒设施，并方便医务人员使用。

2）重症监护病房在新建、改建时的手卫生设施应符合《重症监护病房医院感染预防与控制规范》（WS/T 509—2016）的要求。

3）手术部（室）、产房、导管室、洁净层流病区、骨髓移植病区、器官移植病区、新生儿室、母婴同室、血液透析中心（室）、烧伤病区、感染性疾病科、口腔科、消毒供应中心、检验科、内镜中心（室）等感染高风险部门和治疗室、换药室、注射室应配备非手触式水龙头。有条件的医疗机构在诊疗区域均宜配备非手触式水龙头。

4）配备的洗手液（肥皂）应符合以下要求：①盛放洗手液的容器宜为一次性使用；②重复使用的洗手液容器应定期清洁与消毒；③洗手液发生浑浊或变色等变质情况时及时更换，并清洁、消毒容器；④使用的肥皂应保持清洁与干燥。

5）应配备干手用品或设施。

6）医务人员对选用的手消毒剂有良好的接受性。

7）手消毒剂宜使用一次性包装。

（2）外科手消毒设施的基本要求

1）手术室应配置专用洗手池，且设置在手术间附近，水池大小、高度适宜，能防止冲洗水溅出，池面光滑无死角，易于清洁。洗手池应每日清洁与消毒。

2）洗手池及水龙头数量应根据手术间的数量合理设置，每 2 ~ 4 间手术间宜独立设置 1 个洗手池，水龙头数量不少于手术间的数量，水龙头开关应为非手触式。

3）应配备符合要求的洗手液、清洁指甲的用品、计时装置、外科手卫生流程图。

4）可配备手卫生的揉搓用品，如刷毛柔软的手刷。

5）手消毒剂宜采用一次性包装，出液器应采用非手触式，重复使用的消毒剂容器应至少每周清洁与消毒。

6）冲洗手消毒法应配备干手用品，并符合以下要求：①手消毒后应使用经灭菌的布巾干手，布巾应一人一用；②重复使用的布巾，用后应清洗、灭菌并按照相应要求储存；③盛装布巾的包装物可为一次性使用，如使用可复用容器应每次清洗、灭菌，包装开启后使用不得超过 24 小时。

5. 手卫生的管理与基本要求　医疗机构应明确医院感染管理、医疗管理、护理管理以及后勤保障等部门在手卫生管理工作中的职责，加强对手卫生行为的指导与管理，将手卫生纳入医疗质量考核，提高医务人员手卫生的依从性。应制定并落实手卫生管理制度，配备有效、便捷、适宜的手卫生设施。定期开展手卫生的全员培训，医务人员应掌握手卫生知识和正确的手卫生方法。手消毒剂应符合国家有关规定和《手消毒剂通用要求》（GB 27950）的要求，在有效期内使用。手卫生消毒效果应达到如下要求：卫生手消毒，监测的细菌菌落总数应 ≤10CFU/cm^2；外科手消毒，监测的细菌菌落总数应 ≤5CFU/cm^2。

⊕ 知识链接

手卫生的前世今生

一百多年前，欧洲医学界盛行解剖尸体热潮，但医生往往徒手解剖，解剖后未洗手又去做手术。当时一名妇产科医生，解剖尸体时发生割伤导致高热而死，症状与患产褥热的产妇一致。因此，现代医院流行病学之父伊格纳兹·塞麦尔维斯发现，或许妇产科高死亡率与未洗手有关。随后，通过采取含氯消毒剂洗手、加强医疗器械消毒，产褥热发病率降至1.2%。1867 年，英国外科医生 Lister 在法国微生物学家 Pasteur 发现微生物基础上，阐明了细菌与感染的关系，手卫生得到关注。1961 年，美国开始要求医务人员接触患者前后用皂液洗手。自 2009 年起，世界卫生组织倡议每年 5 月 5 日是"世界手卫生日"，旨在强调手卫生宣传，并在医疗护理过程中加强医护人员手部卫生、减少医源性感染的发生。

（二）正确选择和穿戴个人防护用品

个人防护用品（personal protective equipment，PPE）指用于保护使用者避免接触病原体的各种屏障用品。PPE 包括口罩、手套、护目镜、防护面罩、隔离衣、医用一次性防护服、防水围裙等。医疗机构应当加强人员防护管理，储备质量优良、数量充足的防护物资。医务人员应根据标准预防、不同传播途径疾病预防与控制需要及疾病危害性，选择适宜的个人防护用品，确保防护到位，减少职业暴露风险。

1. 口罩　口罩（mask）指戴在口鼻部位用于过滤进出口鼻的空气，以达到阻挡有害气体、粉尘、飞沫、气溶胶进出佩戴者口鼻的用具。口罩可预防经飞沫、空气传播的疾病，减少患者的体液、血液等传染性物质溅入医护人员的口及鼻腔（黏膜）。

（1）分类　口罩分为医用口罩和非医用口罩。我国将医用口罩分为一次性使用医用口罩、医用外科口罩、医用防护口罩三个级别，防护等级由低至高，其性能及适用范围详见表7-4。

一次性使用医用口罩（single-use medical face mask）：用于覆盖住使用者的口、鼻及下颌，为阻隔口腔和鼻腔呼出或喷出污染物提供物理屏障。应符合《一次性使用医用口罩》（YY/T 0969—2013）要求，其核心指标包括细菌过滤效率（≥95%）和通气阻力，但不要求对血液具有阻隔作用，也无密合性要求。

医用外科口罩（surgical mask）：用于覆盖住使用者的口、鼻及下颌，为防止病原体微生物、体液、颗粒物等的直接透过提供物理屏障。应符合《医用外科口罩》（YY 0469—2011）要求，其核心指标在一次性使用医用口罩核心指标的基础上，增加了合成血液穿透阻力和颗粒过滤效率指标。医用外科口罩通常为一次性使用的无纺布口罩，有可弯折鼻夹，为多层，外层有防水作用，中间夹层有过滤作用，能阻隔空气中5μm颗粒超过90%，内层可以吸湿。医务人员在进行有创操作过程中佩戴医用外科口罩，能阻止病原体通过血液、体液和飞溅物的传播。

医用防护口罩（protective face mask for medical use）：用于覆盖住使用者的口、鼻及下颌，为防止病原体微生物、体液、颗粒物等的直接透过提供物理屏障，在气体流量为85L/min情况下，对非油性颗粒物过滤效率≥95%，并具有良好的密合性。应符合《医用防护口罩技术要求》（GB 19083—2010）要求，其核心指标除颗粒过滤效率、合成血液穿透阻力和通气阻力外，还增加了表面抗湿性、密合性良好、总适合因数，对面部密合度提出严格要求。医用防护口罩能阻止经空气传播的直径≤5μm感染因子或近距离（≤1m）的经飞沫传播的病原体。

表7-4　一次性使用医用口罩、医用外科口罩、医用防护口罩的性能及适用范围

分类	性能			适用范围
	合成血液穿透性	过滤效率	通气阻力	
一次性使用医用口罩	无	细菌≥95%	≤49Pa，测试流速28L/min	一般诊疗活动
医用外科口罩	120mmHg	细菌≥95%；非油性颗粒物*≥30%	≤49Pa，测试流速28L/min	一般诊疗活动；手术部（室）工作或诊疗护理免疫功能低下患者、进行有体液喷溅的操作或侵入性操作时
医用防护口罩	80mmHg	非油性颗粒物*≥95%	≤343.2 Pa，测试流速85L/min	接触经空气传播传染病患者、近距离（≤1m）接触经飞沫传播的呼吸道时

注：*非油性颗粒物：包括煤尘、水泥尘、酸雾、焊接烟、微生物等。

（2）戴摘方法

1）医用外科口罩的戴摘方法　医用外科口罩的佩戴方法：①检查口罩，区分上下内外，有鼻夹的一侧朝上，鼻夹明显的一侧朝外，将口罩罩住鼻、口及下巴，系带式口罩下方带系于颈后，上方带系于头顶中部（图7-4）；挂耳式口罩将两侧系带直接挂于耳后。②将双手指尖放在鼻夹上，从中间位置开始，用手指向内按压，并逐步向两侧移动，根据鼻梁形状塑造鼻夹。③调整系带的松紧度。

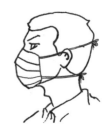

图7-4　医用外科口罩的佩戴

摘医用外科口罩方法：①不应接触口罩前面（污染面）；②系带式口罩先解开下面的系带，再解开上面的系带；挂耳式口罩双手直接捏住耳后系带取下；③用手仅捏住口罩的系带放入废物容器内。

2）医用防护口罩的戴摘方法　医用防护口罩的佩戴方法（图7-5）：①一手托住防护口罩，有鼻

夹的一面向外；②将防护口罩罩住鼻、口及下巴，鼻夹部位向上紧贴面部；③用另一只手将下方系带拉过头顶，放在颈后双耳下；④再将上方系带拉至头顶中部；⑤将双手指尖放在金属鼻夹上，从中间位置开始，用手指向内按鼻夹，并分别向两侧移动和按压，根据鼻梁的形状塑造鼻夹。

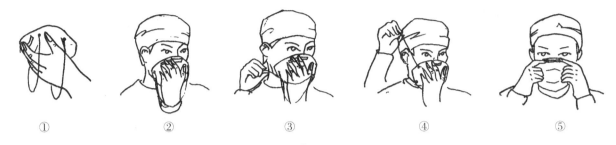

① ② ③ ④ ⑤

图 7 - 5 医用防护口罩的佩戴方法

医用防护口罩的摘取方法（图 7 - 6）：①用手慢慢地将下头系带从脑后拉过头顶；②拉上头系带摘除口罩；③不应用手触及口罩前面（污染面），仅捏住口罩系带放入医疗废物容器内。

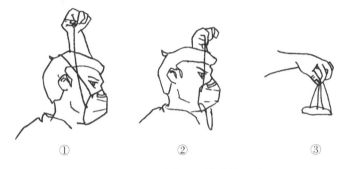

① ② ③

图 7 - 6 医用防护口罩的摘取方法

（3）注意事项 ①不应一只手捏鼻夹。②医用外科口罩和医用防护口罩只能一次性使用。③口罩潮湿后或受到患者体液（血液、组织液等）污染后，应及时更换。医用防护口罩的效能持续应用 6 ~ 8 小时或遵循厂家使用说明，遇污染或潮湿，应及时更换。④选用医用防护口罩时，宜做适合性检验（fit test），包括定性适合性检验和定量适合性检验，以检验医用防护口罩对具体使用者的适合程度，应参照《呼吸防护用品的选择、使用与维护》（GB/T 18664—2002）的要求进行。每次佩戴医用防护口罩进入工作区域之前，应做佩戴气密性检查（face - seal check）。该检查是医用防护口罩使用者进行的一种简便密合性检查方法，以确保口罩佩戴位置正确，不漏气。检查方法：将双手完全盖住医用防护口罩，快速呼气，若鼻夹附近有漏气，应调整鼻夹；若四周有漏气，应调整到不漏气为止。⑤离开呼吸道传染病区域时，在摘脱各类防护用品时，应最后摘脱医用防护口罩。

2. 帽子 帽子（cap）可预防医务人员受到感染性物质污染，且可预防微生物通过头发上的灰尘、头皮屑等途径污染环境和物体表面。

（1）分类 分为布质帽子和一次性帽子，应能够遮盖全部头发。一次性使用医用帽（disposable medical cap）由非织造布加工而成，可防止微尘头屑，以及发丝从头部逸出，也可防止外部尘埃等进入发层。一次性使用医用防护帽（disposable medical protective hood），是用于保护医务人员、疾控和防疫等工作人员的头部、面部和颈部，防止直接接触含有潜在感染性污染物的一类医用防护产品。行业推荐标准为《一次性使用医用防护帽》（YY/T 1642—2019）。

（2）使用指征 进行无菌技术操作，进入污染区、保护性隔离区域、洁净医疗用房等应戴帽子。

（3）注意事项 ①一次性使用医用帽子应一次性使用；②被患者体液（血液、组织液等）污染时应立即更换；③布质帽子应保持清洁，每次或每天更换与清洁。

3. 手套 手套（glove）是阻隔病原体通过使用者的手传播疾病和污染环境的屏障用品。

（1）分类 临床工作中常用的手套可分为无菌手套和清洁手套两类。我国医用手套标准主要包括《一次性使用灭菌橡胶外科手套》（GB 7543—2006）、《一次性使用医用橡胶检查手套》（GB 10213—2006）、《一次性使用聚氯乙烯医用检查手套》（GB 24786—2009）、《一次性使用非灭菌橡胶外科手套》（GB 24787—2009）。四类手套都是一次性手套，四个标准主要测试手套的不透水性和老化前后拉伸性能，但没有防病毒透过的要求和测试方法。

（2）使用指征 医务人员应根据不同操作的需要，选择合适种类和规格的手套。进行有可能接触患者体液（血液、组织液等）、分泌物、排泄物等的诊疗、护理、清洁等工作时应戴手套；非无菌操作时，应戴一次性使用医用橡胶检查手套；进行手术、换药等无菌操作以及接触患者破损皮肤、黏膜时，应戴一次性使用灭菌橡胶外科手套；清洁工作时，可戴重复使用的橡胶手套。

（3）无菌手套的戴脱方法 无菌手套的佩戴方法（图7-7）：①打开手套包，一手掀起口袋的开口处；②另一手捏住手套翻折部分（手套内面）取出手套，对准五指戴上；③掀起另一只袋口，以戴有无菌手套的手指插入另一只手套的翻边内面，将手套戴好，然后将手套的翻转处套在工作衣袖外面。

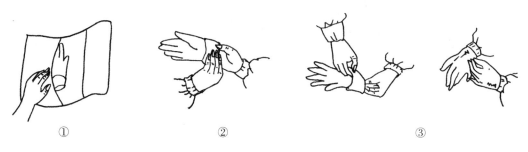

① ② ③

图7-7 戴手套方法

无菌手套的脱去方法（图7-8）：①用戴有手套的手捏住另一只手套污染面的边缘将手套脱下；②戴有手套的手握住脱下的手套，用脱下手套的手捏住另一只手套清洁面（内面）的边缘，将手套脱下；③用手捏住手套的里面放入医疗废物容器内。

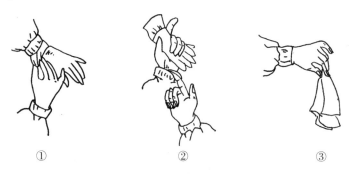

① ② ③

图7-8 脱手套方法

（4）注意事项 ①诊疗护理不同的患者之间应更换手套。②操作完成后脱去手套，应按规定程序与方法洗手。戴手套不能替代洗手，必要时进行手消毒。③操作时发现手套破损，应及时更换。④戴手套时，应防止手套被污染。

4. 隔离衣与医用一次性防护服 隔离衣（isolation gown）是用于防止使用者肢体、躯干被患者体液（血液、组织液等）和其他感染性物质污染的衣服。医用一次性防护服（disposable gown）由连帽上衣、裤子组成，为阻隔体液（血液、组织液等）、分泌物、颗粒物等的直接透过提供物理屏障。

（1）分类　隔离衣分为一次性隔离衣和可复用隔离衣。一次性隔离衣通常为无纺布材质，可为连身式或分身式。

医用一次性防护服可分为连身式结构和分身式结构。应符合《医用一次性防护服技术要求》（GB 19082—2009）的规定，具有良好的防水性、抗静电性、过滤效率和无皮肤刺激性等特点；干燥、清洁、无霉斑，表面不允许有黏连、裂缝、孔洞等缺陷；穿脱方便，结合部严密，袖口、脚踝口应为弹性收口。

（2）使用指征　下列情况应穿隔离衣：①接触经接触传播的感染性疾病患者或其周围环境，如肠道传染病患者、多重耐药菌感染患者等时；②可能受到患者体液（血液、组织液等）、分泌物、排泄物污染时；③对实施保护性隔离的患者，如大面积烧伤、骨髓移植等患者进行诊疗、护理时穿无菌隔离衣。

下列情况应穿医用一次性防护服：①接触甲类及乙类按甲类管理的传染病患者时；②接触传播途径不明的新发传染病患者时；③为高致病性、高病死率的传染病患者进行诊疗护理操作时。

（3）穿脱方法

1）隔离衣穿脱方法　穿隔离衣方法（图7-9）：①右手提衣领，左手伸入袖内，右手将衣领向上拉，露出左手；②换左手持衣领，右手伸入袖内，露出右手，勿触及面部；③两手持衣领，由领子中央顺着边缘向后系好颈带；④再扎好袖口，不应露出里面衣物；⑤将隔离衣一边（约在腰下5cm）处渐向前拉，见到边缘捏住；⑥同法捏住另一侧边缘；⑦双手在背后将衣边对齐或将一边遮盖住另一边，将背部完全覆盖；⑧向一侧折叠，一手按住折叠处，另一手将腰带拉至背后折叠处；⑨将腰带在背后交叉，回到前面将带子系好。

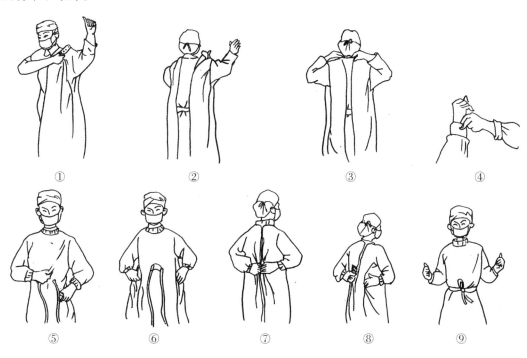

图7-9　穿隔离衣方法

脱隔离衣方法（图7-10）：①解开腰带，在前面打一活结；②解开袖带，塞入袖袢内，充分暴露双手，进行手消毒；③解开颈后带子；④右手伸入左手腕部袖内，拉下袖子过手；⑤用遮盖着的左手握住右手隔离衣袖子的外面，拉下右侧袖子；⑥双手转换逐渐从袖管中退出，脱下隔离衣；⑦左手握住领子，右手将隔离衣两边对齐，污染面向外悬挂污染区；如果悬挂污染区外，则污染面向里；⑧不再使用时，将脱下的隔离衣污染面向内，卷成包裹状，放入医疗废物容器内或放入回收袋中；⑨如果隔离衣可重复使用，按①、②操作后，消毒双手，解开颈后系带，双手持带将隔离衣从胸前向下拉；右手捏住左衣领内侧清洁面脱去左袖；左手握住右侧衣领内侧下拉脱下右袖，将隔离衣污染面向里，衣领及衣边卷至中央，放入污衣袋。

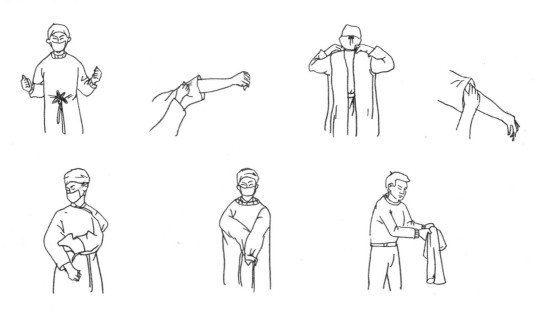

图 7 - 10　脱隔离衣方法

2）医用一次性防护服穿脱方法　穿医用一次性防护服：穿连体或分体医用一次性防护服，应遵循先穿裤，再穿衣，然后戴帽，最后拉上拉锁的流程。

脱分体医用一次性防护服（图 7 - 11）：①应先将拉链拉开；②向上提拉帽子，使帽子脱离头部；③脱袖子、上衣，将污染面向里放入医疗废物袋；④脱裤，由上向下边脱边卷，污染面向里，脱下后置于医疗废物袋内。

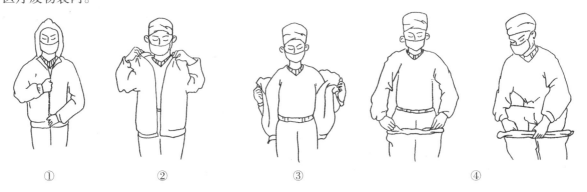

① ② ③ ④

图 7 - 11　脱分体医用一次性防护服

脱连体医用一次性防护服（图 7 - 12）：①先将拉链拉到底，向上提拉帽子，使帽子脱离头部，脱袖子；②由上向下边脱边卷，污染面向里直至全部脱下后放入医疗废物袋内。

（4）注意事项　①隔离衣和医用一次性防护服只限在规定区域内穿脱。②穿前应检查隔离衣和医用一次性防护服有无破损；穿时勿使衣袖触及面部及衣领。发现有渗漏或破损应及时更换；脱时应避免污染。③隔离衣应每天更换、清洗与消毒。④隔离衣、医用一次性防护服被患者体液（血液、组织液等）污物污染时，应及时更换。⑤不同类传染病患者之间及疑似患者之间，隔离衣、医用一次性防护服应进行更换。

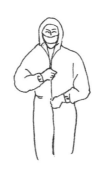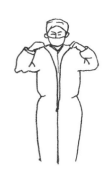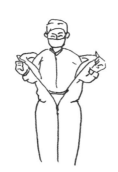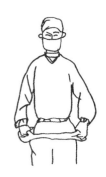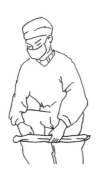

图 7 - 12　脱连体医用一次性防护服

5. 护目镜与防护面罩　护目镜（eye visor/goggles）、防护面罩/防护面屏（face shield）是防止体液（血液、组织液等）、分泌物等溅入人体眼部的屏障用品。护目镜应符合《个人用眼护具技术要求（GB 14866—2006）》标准，该标准目前并未对防止起雾性能进行规定。针对烈性传染病防控，建议眼部防护采用密封性好，防雾、气密或间接通气孔、采用系头带的护目镜，不建议直接通气孔和镜架形式。

（1）使用指征　在进行可能发生患者体液（血液、组织液等）、分泌物、排泄物等喷溅的诊疗、护理操作时，应使用护目镜或防护面罩；为呼吸道传染病患者进行气管切开、气管插管等近距离操作，可能发生患者体液（血液、组织液等）、分泌物、排泄物等喷溅的诊疗、护理操作时，宜使用全面型防护面罩。

（2）戴摘方法　①戴护目镜或防护面罩：戴上护目镜或防护面罩，调节舒适度，如图 7 - 13（a）所示。②摘护目镜或防护面罩：捏住靠近头部或耳朵的一边摘掉，放入回收或医疗废物容器内，如图 7 - 13（b）所示。

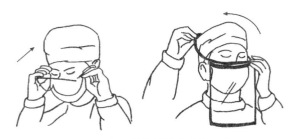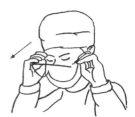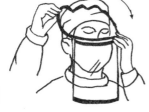

（a）戴护目镜或防护面罩　　　　　　　　　　　　　（b）摘护目镜或防护面罩

图 7 - 13　戴摘护目镜或防护面罩

（3）注意事项　①佩戴前应检查有无破损，佩戴装置有无松脱。②使用后的一次性使用护目镜或防护面罩应放入医疗废物袋内；可重复使用的应放入专用回收容器内，每次使用后应清洁、消毒。

6. 防水围裙　防水围裙（waterproof apron）是用于防止使用者躯干被患者体液（血液、组织液等）和其他感染性物质污染的衣服。

（1）分类　防水围裙分为可重复使用和一次性使用围裙。

（2）使用指征　可能发生体液（血液、组织液等）大面积喷溅或者有可能污染身体时，应穿防水围裙。

（3）注意事项　①重复使用的围裙，每班使用后应及时清洗与消毒；②遇有破损或渗透时，应及时更换；③一次性使用围裙应一次性使用，受到明显污染时应及时更换。

7. 医用防护鞋套　一次性使用医用防护鞋套（single - use medical protective overboot）是用于保护医务人员、疾控和防疫等工作人员的足部、腿部，防止直接接触含有潜在感染性污染物的一类靴状保护套。鞋套应具有良好的防水性能，并一次性使用。结构与规格、外观、性能、微生物指标等建议遵循行业推荐标准《一次性使用医用防护鞋套》（YY/T 1633—2019）。

（1）使用指征　从潜在污染区进入污染区时、从缓冲间进入负压病室时和进入洁净医疗用房应穿鞋套。

（2）注意事项　①应在规定区域内穿鞋套，离开该区域时应及时脱掉。②鞋套如有破损，应及时更换。

（三）呼吸道卫生/咳嗽礼仪

呼吸道卫生/咳嗽礼仪（respiratory hygiene/cough etiquette）指呼吸道感染患者佩戴医用外科口罩、在咳嗽或打喷嚏时用纸巾盖住口鼻、接触呼吸道分泌物后实施手卫生，并与其他人保持1m以上距离的一组措施。

医疗机构应对医务人员、患者、探视者进行培训教育，并指导实施：①打喷嚏、咳嗽时用纸巾盖住口鼻并立即弃置用过的纸巾；②当患者病情允许、可以耐受时，需佩戴医用外科口罩；③接触呼吸道分泌物后实施手卫生；④宜使呼吸道感染患者在候诊区内相互间保持1m以上的间距；⑤医务人员诊疗有呼吸道感染症状和体征的患者时应戴医用外科口罩，接诊疑似经空气传播疾病或不明原因传播疾病时应戴医用防护口罩。

（四）清洁与消毒

1. 环境、物体表面的清洁与消毒　床栏、床头桌、椅、门把手、仪器设备等高频接触的物体表面、地面应定期清洁，保持干燥，遇污染时及时清洁、消毒。具体清洁与消毒的要求和方法应遵循《医疗机构环境表面清洁与消毒管理规范》（WS/T 512）。

工作人员应对诊疗区域的空气、环境和物体（包括诊疗器械、医疗设备、床单元等）表面，以及地面等实施清洁消毒或新风管理，以防控与环境相关感染的发生和传播。应满足以下基本要求：①确定实施环境物表清洁消毒的主体部门及监管部门，明确各部门及相关岗位人员的职责；②确定不同风险区域环境物表清洁消毒的基本规范、标准操作流程和监督检查的规定，并开展相关培训；③规范开展针对诊疗环境物表清洁消毒过程及效果的监测；④制订并严格执行感染暴发（疑似暴发）后的环境清洁消毒规定与床单元终末处置流程；⑤明确对空调通风系统、空气净化系统与医疗用水实施清洁消毒、新风管理和进行监管的主体部门及其职责，制订并执行操作规程及监测程序。

2. 重复使用物品的清洗与消毒　工作人员在清洗、消毒或灭菌时应做好防护，防止发生职业暴露及环境污染。重复使用的餐饮具应清洗、消毒后使用。重复使用的医疗器械、器具和物品，用后应根据规定进行清洗、消毒或灭菌，具体要求应遵循 WS 310.1、WS 310.2、WS 310.3 的要求：①根据所使用可复用诊疗器械/物品的感染风险分级，选择适宜的消毒灭菌再处理方式，包括但不限于各种形式的清洁、低水平消毒、中水平消毒、高水平消毒和（或）灭菌等；相关操作人员应当做好职业防护。②在实施消毒灭菌处置前，应当对污染的器械/物品进行彻底清洗；但针对被朊病毒、气性坏疽及突发不明原因传染病病原体污染的诊疗器械、器具和物品，在灭菌处置前应当先消毒。③建立针对内镜、外来器械、植入物等的清洗消毒灭菌管理规范和相应标准操作规程，做好清洗消毒灭菌质量监测和反馈。④诊疗活动中使用的一次性使用诊疗器械/物品符合使用管理规定，在有效期内使用且不得重复使用。⑤医疗机构使用的消毒灭菌产品应当符合相应生产与使用管理规定，按照批准使用的范围、方法和注意事项使用。⑥器械/物品清洗、消毒、灭菌程序符合标准或技术规范的规定，做好过程和结果监测，建立并执行质量追溯机制和相应的应急预案；医疗机构对经清洗消毒灭菌的器械/物品应当采取集中供应的管理方式。

（五）患者安置

医务人员应根据感染性疾病病原学特点、传播方式和特定人员感染风险评估结果，对不同类型感染者、疑似感染者、易感者采取合理的分区分类安置措施，降低不同风险人员因暴露导致交叉感染的机会。

隔离应满足以下基本要求：①根据感染性疾病的传播途径及特点，制订并实施本机构的隔离措施管理规定。②对需要实施隔离措施的患者，应当采取单间隔离或同类患者集中隔离的方式；对医务人员加强隔离技术培训；为隔离患者和相关医务人员提供必要的个人防护用品；隔离患者所用诊疗物品应当专人专用（听诊器、血压计、体温计等）。③在严格标准预防的基础上，按照疾病传播途径和防控级别实施针对性隔离措施。④加强对隔离患者的探视、陪护人员的感控知识宣教与管理，指导和监督探视、陪护人员根据患者感染情况选用合适的个人防护用品。⑤对隔离措施执行情况进行督查、反馈，并加以持续质量改进。

（六）安全注射和锐器伤预防

1. 安全注射的定义 安全注射是医疗机构及医务人员在诊疗活动中，为有效防范因注射导致的感染风险所采取的，对接受注射者无害、使实施注射操作的医务人员不暴露于可避免的风险，以及注射后医疗废物不对环境和他人造成危害的临床注射活动。注射时任何一方面如果存在不安全的因素，均为不安全注射。安全注射不仅是医院感染防控和医务人员职业安全保障的基本措施，也体现了医疗卫生保健机构的整体管理水平和医疗质量。

2. 不安全注射的危害 不安全注射可导致40多种病原微生物（细菌、病毒、真菌和寄生虫等）传播，感染潜伏期长，影响诊疗的及时性、准确性和有效性。对接受注射者，不安全注射可引发感染性疾病和非感染性疾病。感染性疾病包括血源性病原体感染，主要是 HBV、HCV、HIV；其他微生物感染，如菌血症、局部脓肿或炎症等。非感染性疾病包括注射部位疼痛、淤血、硬结，以及输液反应等不适。对实施注射者，不安全注射可导致职业暴露，如锐器伤。据 WHO 估计，发展中国家及经济转型国家每年至少进行160亿次注射操作，其中不安全的注射操作每年导致全世界约130万人死亡，损失2600万生命年，且造成约5.35亿美元的直接医疗费用负担。

3. 影响安全注射的主要因素 我国在安全注射方面面临各种挑战：①药品复杂，如中药、营养、化学、生物、血液制品等；②注射量大；③操作种类多，如注射、采血、中心静脉导管置管、血液透析等；④人员结构复杂，培训效果欠佳，安全注射知晓率低；⑤医疗资源不足，如医保政策、分级诊疗等。

影响安全注射目标实现的主要问题包括：①违规重复使用一次性注射器具；②可重复使用注射器具消毒灭菌不合格和（或）使用不规范；③违规共用注射器具和（或）注射用药液；④临床注射行为不规范，无菌技术操作和（或）标准预防措施执行不到位；⑤对使用后的注射器具处置不当，随意丢弃或未置入规范的盛装容器内；⑥合理注射（主要是减少不必要的注射）、安全注射的宣传教育和指导监督不足等。

4. 安全注射的管理对策 为确保在全球范围内安全合理地进行注射，WHO 制定了四个目标：规范安全合理进行注射的国家政策和计划，确保注射器材的质量和安全，促进安全注射操作及设备的公平分配和普及，做到适当、合理、经济的注射。

（1）规范安全合理进行注射的国家政策和计划 WHO 曾发布《世卫组织医用安全型注射器肌内、皮内和皮下注射指南》，呼吁全球采用"智能"安全注射器具以减少世界范围内普遍存在的注射不安全问题，敦促各国到2020年全面改用。全球多个国家和地区制定了相关法规以减少针刺伤的发生。2000

年11月，美国克林顿总统签署了《针刺安全与预防法案》，法案要求所有医疗单位使用安全器具以及预防锐器伤害。加拿大、巴西、尼日利亚、西班牙、德国、澳大利亚等国也制定了相关法规。

（2）确保注射器材的质量和安全　WHO估计，使用具有防止二次使用和针刺伤特性的注射器，以此预防感染及其扩散所引起的疾病流行，全球每年可避免约130万起死亡。自1999年以来，WHO建议会员国使用具有安全特性的针具，然而大多数国家在经济上无能力负担这些新技术。WHO、联合国儿童基金会等国际组织从2000年开始致力于推广安全注射技术和使用自毁型注射器，我国于1999年引进此项生产技术，并逐步推广。《血源性病原体职业接触防护导则》规定，用人单位禁止未经充分消毒灭菌的注射器与针具的重复使用，在医疗卫生服务工作场所持续、充分地提供注射设备和传染控制装置，免疫注射时应使用自毁型注射器、一次性注射器和针具。

（3）改善医护人员和患者的行为，降低过度注射　安全注射全球网络强调实现安全注射的关键策略之一是"信息传播、教育和交流并且改变卫生保健工作者和患者行为"。应通过多种形式使卫生管理人员、医护人员和患者认识到安全注射的重要性，树立安全注射意识，促进合理注射（如可通过口服药物治疗者，应鼓励其使用口服药）。对公众进行安全注射教育，有效形成对医疗卫生人员的监督；对医护人员创建培训课程体系，并对其实施效果进行评价，以提高医护人员的知识和技能，减少不必要的注射，保证注射安全。

（4）管理、检查和监督　各级医院感染管理质量控制中心应将安全注射纳入自身对各级各类医疗卫生保健机构的监管中，改变监督、管理方式，常态化日常工作检查。医疗机构应制订并实施安全注射技术规范和操作流程；明确负责安全注射管理的责任部门和感染控制部门或人员的监督指导责任；加强对医务人员的安全注射相关知识与技能培训；加强对注射前准备、实施注射操作和注射操作完成后医疗废物处置等的全过程风险管理、监测与控制，强化对注射全过程中各相关操作者行为的监督管理；提供数量充足、符合规范的个人防护用品和锐（利）器盒；指导、监督医务人员和相关工作人员正确处置使用后的注射器具。

5. 实现安全注射的主要措施　安全注射的核心在于阻断传播途径，如污染的注射器具/药液，非规范的注射相关操作。

（1）正确评估、严格管理临床注射操作环境　评估注射的必要性，避免所有不必要的注射。除紧急注射外，在实施注射操作前均应预先对接受注射者进行综合评估，以做好充分的操作准备，避免接受注射者和操作者感染血源性病原体。

注射操作环境应符合《医院消毒卫生标准》（GB 15982—2012）的规定。环境整洁、安全，光线充足、明亮；操作设施齐备，操作方便、舒适；治疗台、治疗车等操作平面清洁；物品摆放规范、有序；操作平面每日用75%乙醇或500mg/L的含氯消毒剂擦拭消毒；若遇体液（如血液）污染时，先采用可吸附的吸湿材料去除污染物，再根据污染病原体的特点选用适宜的消毒剂进行消毒；尽可能减少注射操作场所人员的数量和流动；注射操作者和参与者着装规范、整洁，口罩遮住口鼻，指甲符合实施注射操作的要求，戴圆帽时应遮盖全部头发。

（2）做好注射操作相关使用物品的准备　依据注射操作目的和规范要求做好注射操作相关使用物品的准备，避免或减少相关人员在物品准备区域和注射操作区域之间、无菌区域和非无菌区域之间的往复，并确保注射操作使用物品的无菌或清洁状态。在进行侵袭性诊疗、护理操作过程中，宜使用具有防刺性能的安全注射装置。

实施注射前，应进行物品检查：①检查各种待用器具、物品包装是否完整且处在使用有效期内；棉签等一次性无菌物品应密封包装，外包装无污染、无破损、无泄漏，包装内容物无污损。②使用前对启封待用的注射器进行外观与使用功能检查，重点查看注射针头与针筒形态是否正常，是否清洁、无污染。③诊疗活动中使用的一次性使用注射用具应当一人一针一管一用一废弃；使用的可复用注射用具应当一人一针一管一用一清洗灭菌；杜绝注射用具及注射药品的共用、复用等不规范使用。④检查注射用药物是否在有效期内，药品安瓿或密封瓶是否完整，如发现存在破损、泄露、瓶盖松动、无标签或标签不清，以及药液出现变质、变色、浑浊、沉淀、有异物或过期等情形，不可使用。

（3）手卫生和无菌操作　操作者应严格执行手卫生，在临床注射操作的药物准备、注射给药等各个环节均须严格遵守无菌操作规范。留置中心静脉导管、经导丝引导下更换导管，以及进行器官、脏器穿刺或注射等操作时，应遵循最大化无菌屏障要求，患者全身覆盖大无菌巾，操作人员戴外科口罩、帽子和无菌手套，穿无菌手术衣。

选用符合要求的消毒剂，正确实施消毒，减少接受注射者发生注射相关感染的风险。在注射器针头刺入药瓶前或打开安瓿前，应规范地使用消毒剂对药瓶的橡皮塞或安瓿的颈部进行消毒。在连接管路前应规范地消毒导管接头、无针接头和注射加药口，可使用氯己定、70% 乙醇或其他符合要求的消毒剂，消毒时间应符合产品说明书要求。对穿刺部位进行皮肤消毒，应符合《医疗机构消毒技术规范》（WS/T 367—2012）的要求。

规范配制药物，防止药液在抽吸/配制过程中遭受污染，减少接受注射者发生感染或在接受注射者之间发生交叉感染的机会。注射用药物宜现配现用，避免药液被污染或效价降低。在病区实施注射时，抽取的药液和配制好的静脉输注用无菌液体，应在 2 小时内尽快使用（有特殊要求的药品除外）。注射器或输液袋上应粘贴标签，标明患者信息、药物名称、药物成分剂量、配药人员、配药日期和开启时间、药液有效日期和时间；启封抽吸的各种溶媒使用时间不应超过 24 小时，储存条件应符合产品说明书的要求。抽吸药物时应注意避免注射器活塞、乳头和针头等被污染，且应在瓶口塞消毒待干后再进行操作。

宜使用单剂量包装的注射剂，使用多剂量药物应专人专用。每次注射均使用一次性使用无菌注射器及针头。输液及给药装置只能用于一位患者，不应多位患者共用，每次使用后合理处置。当为多人实施注射操作时，应在为每位接受注射者实施注射操作时开启相应的药瓶，避免不同接受注射者的药瓶发生混淆。

（4）正确选用个人防护用品　操作者在准确评估操作风险的基础上，正确选择使用个人防护用品。个人防护用品的使用应遵循《医院隔离技术标准》（WS/T 311—2023）和《血源性病原体职业防护导则》（GBZ/T 213—2008）的要求。

（5）正确处理损伤性废物，防止锐器伤发生　严格执行《医疗废物管理条例》等相关规定，对使用后注射物品进行规范的分类、处置。使用后的锐器应直接放入耐刺、防渗漏的专用锐器盒中，锐器盒放置位置应醒目、方便、高度适宜。重复使用的锐器，应放在防刺、防渗漏的容器内运输和处理。不应用手直接接触使用后的锐器，不应双手回套针帽。

（七）医用织物的处理

（1）运输被体液（血液、组织液等）、分泌物、排泄物污染的被服、衣物时，应做好标识，密闭运送。

（2）处理使用过的织物时，尽量减少抖动。

（3）医用织物处理的管理及处理方法应遵循《医院医用织物洗涤消毒技术规范》（WS/T 508—2016）。

①医院管理要求：医院应明确负责洗衣房管理工作的职能部门，将洗衣房医用织物洗涤消毒工作纳

入医院质量管理，制定和完善洗衣房医院感染管理和医用织物洗涤消毒的各项规章制度并认真落实。应有专人从事医用织物洗涤消毒工作，从业人员数量应满足工作需要。

②洗衣房管理要求：应建立医用织物洗涤消毒工作流程、分类收集、洗涤消毒、卫生质量监测检查、清洁织物储存管理、安全操作、设备与环境卫生保洁以及从业人员岗位职责、职业防护等制度。应对工作人员进行岗前培训，使其熟练掌握洗涤、消毒技能，并了解洗涤和烘干等相关设备、设施及消毒隔离与感染控制基础知识、常用消毒剂使用方法等。应有质量管理负责人和专（兼）职质检员，负责开展各工序的自检、抽检工作。污染废物处置与管理应符合《医疗废物管理条例》《医疗卫生机构医疗废物管理办法》的规定。

③洗衣房人员防护要求：在污染区和清洁区穿戴的个人防护用品不应交叉使用。在污染区应遵循"标准预防"的原则，按照 WS/T 311 的隔离要求，穿戴工作服（包括衣裤）、帽、口罩、手套、防水围裙和胶鞋，并按照 WS/T 313 要求进行手卫生。在污染区根据实际工作需要可选穿隔离衣。在清洁区应穿工作服、工作鞋，并保持手卫生。在清洁区可根据实际工作需要戴帽和手套。

（八）医疗废物的处置与管理

医疗废物的处置与管理应遵循国家《医疗废物管理条例》及其配套文件的要求。详见第八章。

三、不同传播途径疾病的医务人员防护措施

医务人员应在标准预防措施的基础上，根据疾病的传播途径（接触传播、飞沫传播、空气传播和其他途径传播如虫媒传播），采取相应的隔离与预防措施。

1. 经接触传播疾病的医务人员防护措施

（1）接触隔离患者的体液（血液、组织液等）、分泌物、排泄物等物质时，应戴一次性使用医用橡胶检查手套，手上有伤口时应戴双层手套；接触污染物品后、离开隔离病室前应摘除手套，洗手和（或）手消毒。

（2）进入隔离病室，从事可能污染工作服的操作时，应穿隔离衣；离开病室前，脱下隔离衣，按要求悬挂，每天更换清洗与消毒；或使用一次性隔离衣，用后按医疗废物管理要求进行处置。接触甲类及乙类按甲类管理的传染病患者应按要求穿脱医用一次性防护服，离开病室前，脱去医用一次性防护服，并按医疗废物管理要求进行处置。

2. 经飞沫传播疾病的医务人员防护措施

（1）应根据诊疗的需要穿戴合适的防护用品；一般诊疗护理操作佩戴医用外科口罩，严格手卫生。

（2）与患者近距离（≤1m）接触或进行产生气溶胶的操作时，应戴帽子、医用防护口罩；进行可能产生喷溅的诊疗操作时，应戴护目镜或防护口罩，穿隔离衣；当接触患者及其体液（血液、组织液等）、分泌物、排泄物等时，应戴一次性使用医用橡胶检查手套，操作完成后严格手卫生。

3. 经空气传播疾病的医务人员防护措施

（1）应严格按照医院感染预防与控制要求，在不同的区域穿戴不同的防护用品，离开时按要求摘脱，并正确处理使用后物品。

（2）进入确诊或可疑传染病患者房间时，应戴帽子、医用防护口罩；进行可能产生喷溅的诊疗操作时，应戴护目镜或防护面罩，穿隔离衣；当接触患者及其体液（血液、组织液等）、分泌物、排泄物等时，应戴一次性使用医用橡胶检查手套。

4. 其他传播途径疾病的医务人员防护措施　应根据疾病的特性，采取相应的隔离与防护措施。

第三节 医务人员职业暴露

→ **案例引导**

案例 患者，男，45岁，汉族，2020年2月17日收入神经内科。主诉：感觉异常8$^+$个月，肌萎缩伴无力6$^+$个月。既往史和个人史：无特殊。家族史：适龄结婚，丧偶。入院查体：神志清楚，左侧面部痛温触觉减退、左侧咬肌萎缩明显，双上肢肌力5级，左下肢肌力4$^-$级，右下肢肌力5$^-$级。双侧跟膝胫试验阳性、Romber征阳性，一字步难以完成。左下肢远端痛温触觉减退，双侧深感觉对称存在。右上肢肱二头肌反射、肱三头肌反射、桡反射减弱，左侧腱反射及右侧膝反射、踝反射消失。2月18日输血前全套：梅毒螺旋体抗体302 COI。2月19日梅毒标志物（TPPA）阳性，trust滴度试验阳性（1:8）。2月26日脑脊液：梅毒螺旋体特异抗体阳性。2月27日皮肤科会诊考虑神经梅毒。

讨论 1. 在为该病例进行注射、腰穿等侵入性操作时，应如何进行个人防护？

2. 在为该病例抽血的过程中，发生了锐器伤，如何紧急处理？

分析 1. 该病例考虑为梅毒患者，梅毒为血源性传播疾病。患者的皮损、血液、精液、乳汁和唾液均有梅毒螺旋体存在。因此，在为该病例进行注射、腰穿等侵入性操作时，应做好接触隔离的防控措施，医务人员应穿隔离衣，戴手套。

2. 应立即从近心端向远心端挤压伤口，尽可能挤出损伤处的血液；用皂液和流动水反复冲洗；用消毒液（如75%乙醇或碘伏）消毒，根据情况决定是否包扎。

医务人员由于其工作性质及工作环境的特殊性，是职业暴露的高危人群。加强医务人员职业暴露的监管和指导，最大限度地减少职业暴露和感染的发生，是医院感染管理工作的一项重要内容。

一、医务人员职业暴露相关概念

职业暴露（occupational exposure） 指劳动者在从事职业活动中，通过眼、口、鼻及其他黏膜、破损皮肤（皮炎、倒刺、割伤、擦伤、磨伤和痤疮）或非胃肠道（针刺、咬伤、擦伤和割伤等途径穿透皮肤或黏膜屏障）接触含血源性病原体的血液或其他潜在传染性物质的状态。

职业防护（occupational protection） 是针对可能造成机体损害的各种职业性有害因素采取有效措施，避免职业性损害的发生，或将损害降低到最低程度。

二、医务人员职业暴露的有害因素

（一）生物性因素

医务人员在从事诊断、治疗、护理及检验等工作过程中，意外接触、吸入或食入的病原微生物或含有病原微生物的污染物，如细菌、病毒、梅毒螺旋体等，是最常见的职业暴露的有害因素。

（二）物理性因素

常见的物理性有害因素有锐器伤、放射性损害、温度性损害等。

1. 锐器伤 锐器伤是导致艾滋病、梅毒、乙型肝炎和丙型肝炎等血源性传播疾病的最主要因素，可引起医务人员心理损害，产生焦虑和恐惧。

2. 放射性损害　最常见的放射性损害是辐射。根据辐射的效应不同，分为 X 线、来自放射性物质的射线等电离辐射和微波辐射、激光、紫外线等非电离辐射。在为患者进行放射性诊断和治疗过程中，如果自我防护不当，可造成机体免疫功能损伤，导致不同程度的皮肤伤、眼睛损伤等损害，严重者可导致免疫系统功能障碍或致癌。

3. 温度性损害　如烫伤、烧伤及灼伤等。

（三）化学性因素

医务人员在从事诊断、治疗、护理及检验等工作过程中，通过多种途径接触到化疗药物、汞、多种消毒剂及麻醉废气等化学物质，可造成身体不同程度的损害。

（四）心理社会因素

人力资源不足、长期超负荷工作以及护患关系紧张等，医务人员易发生机体疲劳性疾病，极易产生心理疲惫，引发一系列心理健康问题。

三、医务人员常见职业暴露及预防措施

（一）血源性病原体职业暴露

血源性病原体（bloodborne pathogen）指存在于血液和某些体液中的能引起人体疾病的病原微生物，例如乙型肝炎病毒（HBV）、丙型肝炎病毒（HCV）和艾滋病病毒（HIV）等。血液中的血源性病原体浓度最高，其他依次为伤口分泌物、精液、阴道分泌物等。针刺时只需 0.004ml 带有 HBV 的血液就可感染 HBV。被 HBV 污染的利器刺伤而感染 HBV 的比例为 10% ~ 30%；被 HIV 污染的利器刺伤后感染 HIV 的比例为 0.3% ~ 0.4%；被 HCV 污染的利器刺伤而感染 HCV 的比例为 1.2% ~ 10%。

医疗机构工作人员，包括医生、护士、药师、医技人员以及在医疗机构工作的其他人员，是可能接触血源性病原体的主要人群。手术室、妇产科病房、重症监护病房、普通病房的外科操作、血液透析室、口腔科、骨科和消毒供应中心（室）等是可能发生血源性病原体职业接触的主要工作场所。

1. 血源性病原体职业暴露的分类

（1）锐器伤（sharp injury）　指被尖锐利器损伤皮肤或黏膜，包括针刺伤、玻璃、刀割伤等尖锐利器损伤，是血源性病原体职业暴露的主要原因。双手回套针帽、拔除注射针、整理用过的针头、采血是最常见的暴露环节。

（2）血液、体液黏膜暴露（mucous membrane exposure to blood）　指在工作中，患者的分泌物或血液等感染性物质意外溅入医务人员的眼、鼻、口中导致的暴露。

2. 血源性病原体职业暴露的预防措施　血源性病原体职业暴露防控要筑好两道防线，即要做好预防暴露和暴露后的预防。

（1）消除风险　医疗机构应加强安全文化建设，营造安全文化氛围，将安全文化与人性化管理系统融合起来，提高医务人员防控意识，同时把预防血源性病原体感染纳入风险管理。最有效的措施是尽量完全消除工作场所的危害，如尽量少用锐器或针具，减少不必要的注射，消除毛巾挂钩等不必要的锐器，以及采用无针系统进行静脉注射。操作前评估患者的合作程度，为不配合的患者进行穿刺等操作时，应有他人协助。

（2）工程控制

1）所有损伤性废物应及时置于防穿刺、防渗漏、有警示标识的专门容器，即"利器盒"中。

2）采用新技术，正确使用安全器具；实验室尽量减少锐器、玻璃制品的使用，尽量使用塑料材质的试管、毛细管、移液管及离心管。

安全器具（safety - engineered devices，SEDs）指用于抽取动静脉血液、其他体液或注射药物的无针或有针的装置，通过内在的设计降低职业暴露的风险。锐器通过安全性设计变为使用后屏蔽锐器或者没有锐器的装置即为安全器具，包括所有可以降低污染锐器导致锐器伤风险的器具：使用后可以滑帽来屏蔽针头的注射器、使用后针头可以回缩进针筒的注射器、套帽或者回缩设计的用于给药和抽血的留置导管、钝性缝合针、塑料毛细管。安全器具按设计类型，分为手动启动和自动启动。手动启动需要使用者通过额外的激活动作来激活安全设计装置，仍然存在暴露风险；自动启动无需使用者额外的激活动作，安全保护装置会自动激活，杜绝暴露风险。按功能分为安全型采血器具、安全型注射器具、安全型输液器具、安全外科手术器具、其他安全器具。

①安全型采血器具：包括安全型动脉血气针、安全型静脉采血针和持针器、真空采血管、安全型献血采血器、安全型血液运送装置。

②安全型注射器具：包括一次性注射器和注射针头、安全型自毁式注射器、牙科麻醉注射器、预充式注射器、安全型胰岛素注射器/胰岛素笔/无针喷气胰岛素注射系统、喷气注射器/无针喷气注射系统、全自动注射器、安全型流感疫苗注射器、粉末注射技术、可回缩式针头、安全型滑动护套注射器、带护套式安全注射器、带针尖防护装置安全注射器。

③安全型输液器具：包括带有针刺伤防护装置安全密闭式静脉留置针、中心静脉导管、外周中心静脉导管、机械阀接头、安全密闭式分隔膜无针接头、预充式导管冲洗器、针尖回缩式头皮钢针。

④安全外科手术器具：包括免缝合胶带、免缝合贴膜、钝头缝针、可回缩型手术刀、射频消融手术工具、高频电手术刀、手术刀壳、面罩、耐穿刺手套、手术器械传递盘、安全硬膜外穿刺针、安全型羊膜穿刺针等。可使用带有刀片回缩处理装置或带有刀片废弃一体化装置的手术刀，如安全手术刀（safety scalpels）；使用电刀代替手术刀。使用缝合器、组织黏合剂替代缝合针。

3）改善人机工效条件。保证环境光线充足、明亮、舒适、整洁；操作台平展、宽敞，物品摆放有序；各种用具、工具、辅助用品在操作人员的可及范围内，避免手持锐器远距离移动。

4）提供便利的洗手和（或）消毒设施，或免水洗的手消毒剂及眼睛冲洗设施，确保医务人员在每次接触血液或其他潜在传染性物质后，能立即清洗手和其他部位的皮肤或黏膜。

5）配备必要的消毒灭菌设施，如高压锅等，并定期维修和更换。

（3）管理控制　我国相继发布了有关职业暴露防护的法规。2004 年 6 月 1 日发布《医务人员艾滋病病毒职业暴露防护工作指导原则》，2006 年 7 月 6 日发布《医院感染管理办法》中第十三条提出医务人员的职业卫生防护，2009 年 3 月 2 日发布《血源性病原体职业接触防护导则》。医疗机构应基于实际情况，并且结合规范和指南，建立职业安全和预防血源性病原体职业暴露的管理制度；制订预防血源性病原体职业暴露的发生和发生后的管理机制和措施，应急预案以及实施流程；应定期对医务人员进行血源性传播疾病的流行病学知识、预防血源性病原体职业暴露的重要性以及标准的安全工作流程等培训，建立预防血源性病体职业暴露的专项培训、考核和评价制度，提高医务人员的处置能力，有效预防血源性病原体感染，保障工作人员的职业健康和安全。

1）标准防范　手卫生；使用适宜的个人防护用品；合理安置患者；制定并遵守环境操作规程，包括医疗废物处理、工作场所的清理清洁和被服清洁；对锐器进行适当的处理和处置；制定适宜的职业安全卫生工作操作规程；保障生物标本的处理与运送安全；加强设备管理与维护。

2）清洁卫生　任何设备、环境或工作台面被血液或其他潜在传染物污染后应立即清洁和消毒。禁止用手直接拿取被污染的破损玻璃物品，应使用刷子、垃圾铲和夹子等器械处理。禁止直接把手伸入容器中存放和处理被污染的重复性使用的锐器。消毒剂、消毒方法及操作程序按国家有关卫生消毒的标准和规范执行。

3）衣物清洗　在处理被血源性病原体污染的衣物时应尽量减少抖动。应在规定区域将污染的衣物装入防渗漏的袋内或容器中，不应在工作区域对其进行分类或浸泡，应按规定进行生物警示标识后才能移交到洗衣房。应为直接接触被血源性病原体污染衣物的清洗者配备防护手套或其他适宜的个人防护用品。

4）安全注射　详见相关章节。

5）减少手术职业接触的风险　美国外科学院（American College of Surgeons，ACS）于 2007 年提出了预防职业暴露的 3 个关键措施，即医务人员术中戴双层手套（double gloving，DG），传递医疗器械时使用"免用手"技术（hands–free technique，HFT），缝合深层筋膜和肌肉时用钝化缝合针（blunt–tip suture needles，BTSN）。

①降低皮肤接触风险的措施：除非手术安全和手术成功所必须，否则开放伤口/体腔操作者不超过 1 名。采用"免用手"技术，避免经手传递锐器，应经过一个"过渡区域"（可以是一个盘子、腰盘或手术区的指定区域）安全传递；将锐器放置到过渡区域时要告知；确保解剖刀和锐利针具不被遗落在手术区域，及时清走堆放在"过渡区域"的物品。在缝合前移走锐器；缝合时尽可能使用工具而不是手指来打结、牵引或握持组织。使用器械处理针具和转移手术刀。非利手或助手远离针具和锐器。

②采用替代设备与程序降低皮肤接触的风险：消除不必要的锐器和针具，使用安全外科手术器具。尽量采用创伤较小的外科手术。手术单上避免使用锐利的夹子；带有自黏性手术膜的一次性手术单可配有钝性夹子。使用内层较大的双层手套，以增加舒适性。

③降低血液与皮肤直接接触风险的措施：怀疑或确认手套被刺破，如可能则擦洗，一旦安全容许应尽快更换手套。外科手术延长时，即使手套没有被刺穿，手术人员及其助理也应定期更换手套。应保护身体、眼睛和面部，免受职业接触的风险。认为有血液直接接触并造成"穿透"的风险时，例如预测手术中会大出血，则应选用袖口与袖子防水、内衬塑料围裙的手术衣。如果腿或脚有可能被污染，则应确保用防渗透的手术衣或围裙将腿覆盖，穿防渗透鞋，尽量选用高腰套靴，在手术单上提供"收集袋"，以降低腿和脚被污染的风险。佩戴头盔和外科面罩。男性医护人员戴面罩比帽子更好，以保护刚刮过胡子的脸颊和颈部。手术结束后，在患者离开手术室之前，确保彻底清洁患者皮肤上的血迹。离开污染区时，脱下所有的防护服，包括防渗透鞋。所有被污染的、能重复使用的防护服，包括防渗透鞋，都应当进行清洁和消毒或灭菌处理，在处理过程中应当遵循普遍防护的原则。防渗透鞋在使用之后应当充分去污。

④减少眼睛和其他面部接触的措施：使用护目镜保护眼睛黏膜免受污染。如果手术过程中存在血液溅洒的风险，包括气溶胶或其他潜在的传染性物质时，应当考虑使用面罩。也可选用同时保护眼睛和面部的个人防护用品。配备洗眼站，洗眼之前应取下隐形眼镜。

6）医疗废物管理　被污染的锐器应尽快废弃至密闭、防刺破和防泄漏的容器（如利器盒）中。容器应尽可能放在靠近工作场所的醒目位置上，放在视线水平且在手臂所能及的范围内，以方便安全使用，及时更换。容器移出使用区或更换时，应先盖好，防止在处理、储存和运输过程中发生内容物的溢出和外漏；移出前若有发生穿透或泄漏的可能，应将其放入第二层容器中，第二层容器的要求同第一层。

（4）行为控制　①可能发生血源性病原体职业接触的工作场所，应禁止进食、饮水、吸烟、化妆和摘隐形眼镜。②禁止重复使用一次性医疗用品。禁止弯曲被污染的针具。禁止双手回套针帽，如确须回套，应规范采用单手回套法：将针帽平放于操作平面，开口朝向操作者，操作者单手持注射器将注射针头插入针帽，套上针帽后，垂直提起注射器，用另一只手固定针帽；之后，用消毒液清洁桌面，避免残留血渍等。禁止用手分离使用过的针具和针管，应在盛装锐器的容器处按单手分离的要求规范实施，或用去除设备（如持针钳）去除针头，弃置的针头等锐器应立即放入锐器容器中。③在处理血液或其他潜在污染物质的过程中，应尽量避免喷、溅、洒落和飞扬或产生飞沫。④在收集、处理、操作、储藏和运输过程中，可能造成血液和其他潜在传染性物质污染的标本应放在防泄漏的容器中。运输过程中按照三层包装的标准要求进行包装。⑤在维修或运输可能被血液或其他潜在传染性物质污染的设备前应当检查，并进行必要的消毒。在被污染的设备上张贴生物警示标识和中文警示说明。

（5）个人防护　个人防护用品可以预防血液喷溅时的意外职业接触。例如，外科手术时使用双层手套可将内层手套被刺穿的可能性降低60%～70%。医疗机构应提供种类和尺寸适宜的个人防护用品。应对乳胶过敏者提供低敏型手套、手套内衬、无粉手套或其他类似替代品。医务人员在操作前应评估所负责患者的血清学检测结果，操作时采取标准预防措施，正确选用个人防护用品。

（6）疫苗接种　可有效减少降低其发生医院感染的风险。医疗机构应在岗前培训的10个工作日内，为工作人员接种乙肝疫苗。若其以前接受过全程乙肝疫苗接种并抗体检测表明有免疫力或具有接种的医学禁忌证的情况下，可不接种；如果其不同意接种乙肝疫苗，应向用人单位提交书面声明，但以后又愿意接受者用人单位应及时给予接种。未完成乙肝疫苗全程接种，或者血清检测结果显示无乙肝病毒保护性抗体的医务人员，应在6个月内完成3次接种（分别在0个月、1个月、6个月各接种一次），并在第3次接种完成后1～2个月检测是否产生乙肝保护性抗体。

3. 血源性职业暴露后的处置　医务人员发生锐器伤后应对其进行评估、预防和随访。

（1）职业暴露后的紧急处理　发生血源性病原体职业接触后应立即进行局部处理：①用皂液和流动水彻底清洗被污染的皮肤，用清水、生理盐水或无菌水反复冲洗被污染的黏膜（口腔、鼻腔、眼睛）。②如有伤口，应由近心端向远心端轻轻挤压，避免挤压伤口局部，尽可能挤出损伤处的血液，再用皂液和流动水进行冲洗。③受伤部位的伤口冲洗后，应用消毒液如70%乙醇或0.5%聚维酮碘进行消毒，并包扎伤口。

（2）职业暴露后的报告与记录　发生职业暴露后，暴露者应立即向主管者或部门（如科室负责人、主管部门领导、医院感染管理部门）报告，填写血源性病原体职业接触登记表，并获得进一步的应急处理。报告的内容包括：职业暴露发生的时间、地点及经过、暴露方式、暴露的具体部位及损伤程度、暴露源种类、紧急处理的方法等。医院应指定有相关经验的医生负责暴露后的处理和建议。

（3）职业暴露后的风险评估　发生职业暴露后，应由医疗机构具备资质与相关经验的专业医生进行评估，如本单位无相应的专业，可由当地卫生行政部门指定单位的专业医生负责评估。如暴露源免疫状况是否明确，暴露者免疫状况是否明确，暴露方式、涉及的锐器类型、暴露体液性质、暴露时间、受伤的程度和部位、暴露时采取的防护措施和应急处置措施等。

1）评估源患者　首先评估源患者（source individual），即患者、供血者、尸体等，因其血液或其他潜在传染性物质可能导致医务人员血源性病原体职业暴露。根据现有信息评估被传染的风险，包括源患者的液体类型（如血液、可见体液、其他潜在的传染性液体或组织和浓缩的病毒）和职业暴露类型（经皮伤害、破损黏膜或皮肤、叮咬）。对已知源患者进行乙肝病毒表面抗原、丙肝病毒抗体和艾滋病毒检测。对未知源患者要评估暴露者被HBV、HCV或HIV感染的风险。不应检测被废弃的针具或注射器的病毒污染情况。

2）评估暴露者　可通过乙肝疫苗接种史和接种效果评估接触者乙肝病毒感染的免疫状况。

艾滋病病毒接触级别分为3级，发病危险性依次增大。发生 HIV 职业接触后，应根据职业接触级别（表7-5）和艾滋病病毒接触源的病毒载量水平（表7-6）进行评估和确定预防治疗。

表7-5 职业接触级别

接触级别	接触源	接触类型
一级接触	体液、血液或者含有体液、血液的医疗器械、物品	可能有损伤的皮肤或者黏膜沾染了接触源，接触量小且接触时间较短
二级接触	体液、血液或者含有体液、血液的医疗器械、物品	接触源沾染了可能有损伤的皮肤或者黏膜，接触量大且接触时间长；接触源刺伤或者割伤皮肤，但损伤程度较轻，为表皮擦伤或者针刺伤
三级接触	体液、血液或者含有体液、血液的医疗器械、物品	接触源刺伤或者割伤皮肤，损伤程度较重，为深部伤口或者割伤有明显可见的血液

表7-6 艾滋病病毒接触源的病毒载量水平

病毒载量水平	艾滋病病毒	临床症状	CD4 计数
接触源不明	不能确定		
轻度	阳性，滴度低	无	高
重度	阳性，滴度高	有	低

（4）预防 暴露后预防（post-exposure prophylaxis，PEP）在接触可能感染血源性病原体的血液或其他体液之后，应立即采取的一整套预防控制措施，包括应急处理、对接触源的评价、对接触者的评价和接触后预防措施、咨询与随访等。

1）HBV HBV 暴露后预防措施与是否接种疫苗紧密相关（表7-7）。未接种疫苗者，应采取注射乙肝免疫球蛋白和接种乙肝疫苗的措施。以前接种过疫苗，已知有保护性抗体者，无需处理。以前接种过疫苗，已知没有保护性抗体者，应采取注射乙肝免疫球蛋白和接种乙肝疫苗的措施。乙肝病毒感染状况不明确者，应采取注射乙肝免疫球蛋白和接种乙肝疫苗的措施，同时进行乙肝病毒血清检测，根据结果确认是否接种第2、3针乙肝疫苗。

表7-7 HBV 接触后预防

暴露者		暴露源		
		HBsAg（+）	HBsAg（-）	HBsAg 不详
从未接种乙肝疫苗	HBsAg（-） 抗-HBs（-）	乙肝免疫球蛋白+乙肝疫苗接种	乙肝疫苗接种	乙肝免疫球蛋白+乙肝疫苗接种
	HBsAg（+）	/	/	/
接种过乙肝疫苗	抗-HBs >10mIU/ml	/	/	/
	抗-HBs <10mIU/ml	乙肝免疫球蛋白+乙肝疫苗接种	/ 或乙肝疫苗接种	乙肝免疫球蛋白+乙肝疫苗接种

2）HCV HCV 暴露后预防措施与丙肝病史、丙肝抗体紧密相关（表7-8）。如果暴露者有丙肝病史，且丙肝抗体阳性，不需要进行治疗；如果暴露者无丙肝病史，暴露源丙肝抗体阳性，则需要查抗体、HCV-RNA 和肝功能检测，并且定期随访，根据情况决定是否采取严密观察或早期治疗；如果暴露者无丙肝病史，暴露源丙肝抗体阴性，则只需要定期随访；如果暴露者无丙肝病史，暴露源丙肝抗体不详，则需要进行流行病学调查，风险评估，查抗体、HCV-RNA 和肝功能检测，并且定期随访。

表7-8 HCV接触后预防

暴露者	暴露源		
	抗-HCV（+）	抗-HCV（-）	抗-HCV不详
丙肝（+） 抗-HCV（+）	/	/	/
丙肝（-） 抗-HCV（-）	查抗-HCV、AST、ALT和HCV-RNA	/	查抗-HCV、AST、ALT和HCV-RNA
丙肝不详 抗-HCV不详	尽快检测相关指标，根据检测结果采取对应预防策略		

3）HIV HIV暴露后，应尽快评估接触级别，确定预防用药方案（表7-9），采用抗逆转录病毒药物进行暴露后预防。美国公共卫生部指南推荐以下两种PEP方案：①如果暴露情况较轻，则使用两种核苷类似物逆转录酶抑制剂，为期4周；②如果暴露情况较重，则需在前面方案基础上加用另一种药物，为期4周；大多数时候会采用第二种方案。预防性用药应当在发生HIV职业暴露后4小时内实施，最迟不超过24小时。但即使超过24小时，也应实施预防性用药。对所有不知是否怀孕的育龄妇女进行妊娠检测。育龄妇女在预防性用药期间，应避免或终止妊娠。预防性用药应注意：如果存在用药指征，应在暴露后尽快开始接触后预防。接触后72小时内应考虑对接触者进行重新评估，尤其是获得了新的接触情况或源患者资料时。在接触者可耐受的前提下，给予4周的接触后预防性用药。如果证实源患者未感染血源性病原体，则应当立即中断接触后预防性用药。

表7-9 医院艾滋病职业接触预防用药方案

接触级别	接触源病毒载量		
	轻度类型	重度类型	不明类型
一级接触	不用药	基本用药	基本用药
二级接触	基本用药	强化用药	基本用药
三级接触	强化用药	强化用药	基本用药

注：1. 基本用药为两种逆转录酶制剂，使用常规治疗剂量，连续使用28天。
2. 强化用药是在基本用药的基础上，增加一种蛋白酶抑制剂，使用常规治疗剂量，连续使用28天。

⊕ 知识链接

抗逆转录病毒治疗

联合抗逆转录病毒治疗（cART），又称高效联合抗逆转录病毒治疗（highly active antiretroviral therapy，HRART），是管理诊治HIV感染患者的基石。1995—1996年随着美国广泛使用，大部分艾滋病指征性疾病的发病率显著下降。抑制HIV复制是延长HIV感染患者寿命、提高其生活质量的重要一环。充分的抑制HIV复制依赖于严格遵从已制订的抗逆转录病毒药物方案，而抗逆转录病毒药物的复方制剂和每日一次给药方案的出现，促使用药更方便、依从性更高。

目前可用于治疗HIV感染的药物分为4类：抑制病毒逆转录酶的药物（核苷类和核苷类逆转录酶抑制剂、非核苷类逆转录酶抑制剂）、抑制病毒蛋白酶的药物（蛋白酶抑制剂）、抑制病毒整合酶的药物（整合酶抑制剂）和干扰病毒进入的药物（融合抑制剂，CCR5拮抗剂）。

4）梅毒 梅毒源患者TP和TRUST同时阳性，可实施以下药物预防：①长效青霉素240万U/次，肌内注射，每周1次，共3次；②如果青霉素过敏，大环内酯类药物阿奇霉素1000mg 1次，口服。

（5）随访　建议接触者在随访期间发生的任何急症都应向用人单位请求进行医学评估。

1）HBV　对接种乙肝疫苗的接触者开展跟踪检测：在最后一剂疫苗接种1~2个月之后进行病毒抗体追踪检测。如果3~4个月前注射过乙肝免疫球蛋白，则抗原抗体反应不能确定为接种疫苗后产生的免疫反应。暴露后3个月、6个月后检测抗-HBs。

2）HCV　暴露后4~6个月进行丙肝抗体和丙氨酸转氨酶基线检测和追踪检测。如想早期诊断HCV感染，应在接触4~6周后检测HCV-RNA。通过补充检测，反复确认HCV抗体酶免疫水平。

3）HIV　暴露后应于6个月内开展HIV追踪检测，包括在接触后的第4周、第8周、第12周及6个月时对HIV抗体进行检测，对服用药物的毒性进行监测和处理，观察并记录HIV感染的早期症状等。如果疾病伴随反复出现的急性症状，则开展HIV抗体检测。接触者应采取预防措施防止随访期间的再次传染。在接触后72小时内评估接触者的接触后预防水平，并进行至少2周的药品毒性监测。

4）梅毒　患者仅TP阳性应做TRUST实验，若TRUST阴性不需做处理，TP和TRUST同时阳性可考虑注射长效青霉素，并在接触3个月后追踪TP。

（二）呼吸道暴露

流感病毒、SARS、结核分枝杆菌、麻疹等可通过呼吸道传播。患者呼吸道分泌物通过咳嗽、喷嚏、清扫整理、人员走动、物品传递等污染空气及周围环境，一些医疗器械如呼吸机、雾化器、吸引器等在操作过程中产生的气溶胶，都可对医务人员造成呼吸道传播。

1. 医务人员呼吸道暴露的原因　缺乏呼吸道防护措施、呼吸道防护措施损坏（如口罩松动、脱落等）、使用无效呼吸道防护措施（如使用不符合规范要求的口罩）与新冠病毒感染确诊患者密切接触；被新冠病毒污染的手接触口鼻或眼结膜等。

2. 呼吸道暴露后的处置措施　《关于印发医疗机构内新型冠状病毒感染预防与控制技术指南（第三版）》（联防联控机制综发〔2021〕96号）的通知中制定了呼吸道职业暴露后的处置流程。

（1）医务人员发生呼吸道职业暴露时，应当即刻采取措施保护呼吸道（用规范实施手卫生后的手捂住口罩或紧急外加一层口罩等），按规定流程撤离污染区。

（2）紧急通过脱卸区，按照规范要求脱卸防护用品。

（3）根据情况可用清水、0.1%过氧化氢溶液、碘伏等清洁消毒口腔（或）和鼻腔，佩戴医用外科口罩后离开。

（4）及时报告当事科室的主任、护士长和医疗机构的主管部门。

（5）医疗机构应当尽快组织专家对其进行风险评估，包括确认是否需要隔离医学观察、预防用药、心理疏导等。

（6）高风险暴露者按密接人员管理，隔离医学观察14天。

（7）及时填写呼吸道暴露上报表（表7-10），尤其是暴露原因，认真总结分析，预防类似事件的发生。

表7-10　呼吸道暴露上报表

科室：		姓名：		年龄	
性别：		岗位：		电话：	
参加工作时间：　　年　　月　　日					
是否经过呼吸道暴露应急处理培训：					
是否经过防护用品穿脱培训及考核：					
暴露时间：　年　　月　　日　　时　　分					
报告时间：　年　　月　　日　　时　　分					

续表

二、呼吸道暴露时间描述
呼吸道暴露时间描述：（由本人填写）
专家组评估结果
专家组处置建议：
结论：本次呼吸道暴露是否发生感染：是□ 否□

填表人：	填表时间：	年	月	日	时
科室负责人	感控科：				
评估小组：	评估时间：	年	月	日	时

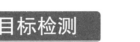

答案解析

一、单选题

1. 配制好的静脉输注用无菌液体，放置时间不应超过（ ）

    A. 2 小时   B. 4 小时

    C. 12 小时   D. 24 小时

2. 关于手卫生，以下说法不正确的是（ ）

    A. 查看过患者床旁放置的胸片后，在离开患者床单元时需要进行手卫生

    B. 接触过艰难梭菌感染/定植患者或手足口病患者后应用流动水进行手卫生

    C. 查房时对患者问诊，但未接触患者及其周围环境，离开时必须进行手卫生

    D. 手卫生的主要目的是预防控制病原体传播，保障医患双方安全

3. 在日常工作中使用速干手消毒液进行卫生手消毒，应至少揉搓双手（ ）

    A. 5 秒   B. 10 秒

    C. 15 秒   D. 30 秒

4. 暴露者接种过乙肝疫苗，但抗 – HBs < 10mIU/ml，暴露源 HBsAg（+），以下说法正确的是（ ）

    A. 暴露者不需要治疗   B. 暴露者需要注射乙肝免疫球蛋白

    C. 暴露者需要注射乙肝疫苗   D. 暴露者需要注射乙肝免疫球蛋白和乙肝疫苗

5. 艾滋病病毒接触后应于什么时间进行追踪检测（ ）

    A. 4 周、6 周、8 周、12 周   B. 2 周、8 周、12 周、16 周

    C. 4 周、8 周、12 周、16 周   D. 4 周、8 周、12 周、24 周

6. 以下哪种情况需要进行三级防护（ ）

    A. 甲类传染病、新发再发传染病或原因不明的传染病患者进行如气管切开、气管插管、吸痰等有创操作时

    B. 为普通患者进行尸检时

    C. 进入传染病区域

    D. 可能接触患者血液、体液时

二、多选题

1. 术中锐器伤防护可以采取以下哪些措施（　　）

    A. 医务人员术中戴双层手套
    B. 传递医疗器械时使用"免用手"技术
    C. 缝合深层筋膜和肌肉时用钝化缝合针
    D. 使用器械处理针具和转移手术刀

2. 安全注射的定义是（　　）

    A. 对接受注射者无害

    B. 使实施注射操作的医务人员不暴露于可避免的风险

    C. 注射后的医疗废物不对环境和他人造成危害

    D. 对医院环境无害

3. 标准预防包括（　　）

    A. 手卫生

    B. 隔离

    C. 安全注射

    D. 环境清洁消毒、诊疗器械/物品清洗消毒与灭菌

4. 医务人员发生呼吸道职业暴露时，应（　　）

    A. 即刻采取措施保护呼吸道，按规定流程撤离污染区

    B. 紧急通过脱卸区，按照规范要求脱卸防护用品

    C. 根据情况用清水、0.1%过氧化氢溶液、碘伏等清洁消毒口腔或（和）鼻腔，佩戴医用外科口罩后离开

    D. 及时报告

书网融合……

本章小结　　　　　微课　　　　　题库

第八章　医院环境与医院感染 微课

PPT

📖 学习目标

1. 掌握　医院环境物体表面、空气和医疗用水微生物污染与医院感染的关系及控制策略。
2. 熟悉　医院整体布局设计相关要求；医院空调系统的卫生要求、管理与维护；医院污水、污物的管理。
3. 了解　医院环境的特点；医院环境中常见的生物性、物理性和化学性因素。
4. 学会　医院环境与医院感染间关系的基础知识，具备通过管理医院环境条件控制医院感染发生的能力。

医院感染的发生与人员、微生物和环境之间不断变化的关系息息相关。微生物可以通过一种或多种环境传播介质进行传递，并在特定环境或人员特殊健康条件下对医院内人员造成影响，甚至导致医院感染的发生。因此，作为进行医疗诊疗活动的重要场所，医院环境的规范化、科学化管理和维护，对于控制与其相关医院感染的发生意义重大。

第一节　医院环境概述

人类赖以生存的环境一般由自然环境和社会环境组成。医院作为特殊的公共场所，与其他公共场所相比，具有明显的差异和特殊性。以保障区域性人群医疗卫生服务为目的，医院环境的建设常布局于当地城市整体规划；同时，由于医院环境中人群相对高度集中，人员健康状况复杂、体质各异，其卫生学要求也至关重要。

一、医院自然环境的特点

医院自然环境从广义上来说，指与医院相关的所有环境介质和环境因素的总和。从狭义上来说，指医院的建筑设计和内部小气候等。医院自然环境是医院存在和发展的基础，包括外环境和内环境。医院建设既要考虑到与所在地域自然气候相适应，也要积极改造、完善内环境，控制小气候，确保医疗卫生功能的正常运转。医院尤其是大型医院，是公共场所建筑中环境功能要求最为复杂的类型之一，业务功能性科室分类多、人流物流复杂。医院内环境包括空间、温度、湿度、光线、通风、噪音等方面。医院内环境的建设应尽量满足其阶段性成长和发展的需要，满足医院内人员活动的需求，避免因各项自然环境因素不足造成的医患活动受限、感染控制措施无法有效实施进而出现的医院感染风险增加，以及引发的紧张、压抑性情绪导致人员休息和康复受到影响。

二、医院社会环境的特殊性

医院是社会的一部分，肩负着重要的社会功能，人的生、老、病、死都与它有着密切的关系。医院对公众的健康问题或健康需求提供服务和帮助，承担着预防、诊断、治疗疾病，以及康复和促进健康的职能。为了确保患者获得安全、舒适的医疗卫生环境和适当的健康服务，一个良好的医院社会环境必不可少。

医院社会环境既具有社会大环境的普遍特征，公共场所人口相对集中、接触频繁、流动性大、设备物品重复使用等的共同特点，又有其自身特点，这就决定了病原微生物在医院内存在、传播具有其自身的典型特点。医院社会环境中的人际关系主要是医患关系、病友关系等。患者进入医院后，生活环境、生活方式、角色发生改变，人际关系的转变，以及文化差异、规章制度约束等，必然会给患者以及医务人员带来不同程度的影响。因此，医院社会环境的特殊性，要求其同时考虑患者和医务人员的需求，考虑患者之间、医务人员之间，以及患者与医务人员之间交叉感染风险的控制，并依据以人为本的宗旨进行医院建筑设计和布局建设，最大限度地满足安全医疗卫生工作需要，使医院环境与医疗卫生功能相适应。

三、医院整体布局设计相关要求

医院自然环境和社会环境的特殊性使得其在选址建设、布局设计等方面需要全方位的统筹。医院建筑选址在满足医院基本功能需要的同时，还需处理好医院建筑与周边环境的关系，在满足合理的功能布局、良好的采光通风、顺畅的交通环境等基础上，适应所处不同的地域、不同地形地貌、不同气候特征。医院环境在选址和建筑布局上，与环境是相互影响、相互选择的交互关系。不同类型的医院因功能需求不同会有不同的环境选择，比如传染病医院，为达到降低传播风险、有效隔离易感人群的目的，常建议选址于城市下风向的郊区，远离人口密集地区。

（一）综合医院的建设相关要求

我国 2018 年《综合医院建设标准》（修订版征求意见稿）中指出，综合医院的建设，应符合所在地区城镇总体规划、区域卫生规划和医疗机构设置规划的要求，充分利用现有卫生资源和基础设施条件，避免重复建设。在满足各项功能需要的同时，注重改善患者的就医环境和医护人员的工作条件。充分考虑使用人群的生理特点及心理需求，打造适宜空间环境。综合医院建设项目，由场地、房屋建筑、建筑设备和医疗设备组成。场地包括建设用地、道路、绿地、室外活动场地和停车场等。房屋建筑主要包括急诊、门诊、住院、医技科室、保障系统、行政管理和院内生活用房等。建筑设备包括电梯、物流、暖通空调设备、给排水设备、电气设备、通信设备、智能化设备、动力设备、燃气设备等。承担预防保健、医学科研和教学任务的综合医院，还应包括相应预防保健、科研和教学设施。

在医院的选址上，建议综合医院应满足医院功能与医疗环境的特殊要求，满足四项要求：①地形规整，工程地质和水文地质条件较好；②市政基础设施完善，交通便利，宜临两条以上城市道路；③环境安静，远离污染源；④应远离易燃、易爆物品的生产和储存区、高压线路及其设施。在规划布局与平面布置上要求：①遵循建筑布局科学、功能分区合理；②应急救援路线合理，洁污、医患、人车等流线组织清晰，避免交叉感染；③应充分利用地形地貌，合理组织院区建筑空间，在满足使用功能和安全卫生要求的前提下，建筑宜相对集中布置，并适当考虑未来发展；④根据当地气候条件，合理确定建筑物的朝向，充分利用自然通风与自然采光，病房和医务人员工作用房宜获得良好朝向；⑤污水处理站及垃圾收集暂存用房宜远离功能用房，并宜布置在院区夏季主导风下风向；⑥设置传染病门诊的综合医院，应合理布置，避免交叉感染；⑦新建医院应配套建设患者、医护人员的康复、活动场地；⑧新建医院应配套建设机动车和非机动车停车设施。同时要求综合医院的出入口不宜少于两处；新建医院建筑密度不宜超过 35%，容积率宜为 1.0~1.5；改建、扩建项目容积率不宜超过 2.5。

综合医院的建设应贯彻安全、适用、经济、绿色、美观的原则，建筑装修和环境设计充分考虑使用人群的生理和心理特点，构建舒适、怡人的诊疗环境。对于医院室内装修和设施，需要从材料选择、建筑设施、配件、防护、易清洁等方面进行考虑。

（二）传染病医院的建设相关要求

传染病医院是诊断和收治患有我国《传染病防治法》规定传染病病种患者的专科医院，因此在建设布局上具有其特殊性。根据《传染病医院建筑设计标准》（GB 50849—2014）的要求，新建传染病医院选址应符合当地城镇规划、区域卫生规划和环保评估的要求。选址交通应方便，并便于利用城市基础设施；环境应安静，远离污染源；用地宜选择地形规整、地质构造稳定、地势较高且不受洪水威胁的地段；不宜设置在人口密集的居住与活动区域；应远离易燃、易爆产品生产、储存区域及存在卫生污染风险的生产加工区域。此外，医疗用建筑物与院外周边建筑应设置大于或等于20m绿化隔离卫生间距。

在传染病医院内部的布局设计上，应合理进行功能分区，洁污、医患、人车等流线组织应清晰，并应避免院内感染；主要建筑物应有良好朝向，建筑物间距应满足卫生、日照、采光、通风、消防等要求；宜留有可发展或改建、扩建用地；有完整的绿化规划；对废弃物妥善处理，并应符合围家现行有关环境保护的规定。对涉及污染环境的医疗废弃物和污废水，需采取环境安全保护措施，并在医院出入口附近布置救护车冲洗消毒场地。

传染病医院门诊部的出入口应靠近院区的主要出入口，接诊区可在门诊部靠近入口处设置，也可与急诊部合并设立。门诊部各科应设置诊查室、治疗室、护士站、值班更衣室、污洗室、杂物贮藏室、卫生间等，应按肠道、肝炎、呼吸道门诊等不同传染病种分设不同门诊区域，并应分科设置候诊室、诊室。门诊部的患者候诊区应与医务人员诊断工作区分开布置，并应在医务人员进出诊断工作区出入口处为医务人员设置卫生通过室；接诊区、筛查区应单设医务人员卫生通过室。手术部宜自成一区，与急诊部、外科手术相关的病区相近，并宜与中心供应室、血库、病理科联系方便。住院部宜自成一区，在其平面布置上应划分污染区、半污染区与清洁区，并应划分洁污人流、物流通道，不同类传染病患者应分别安排在不同病区。

（三）其他医院布局相关要求

《医院隔离技术标准》（WS/T 311—2009）中建议医院根据患者获得感染危险性的程度，划分为低危险区域、中等危险区域、高危险区域和极高危险区域。低危险区域包括行政管理区、教学区、图书馆和生活服务区等。中等危险区域包括普通门诊、普通病房等。高危险区域包括感染疾病科（门诊、病房）等。极高危险区域包括手术室、重症监护病房、器官移植病房等。医院内各重点区域也有其专门要求。

1. 洁净手术部　要求洁净手术部的选址应位于医院内上风侧，远离污染源。洁净手术部需自成一区，与消毒供应中心、输血科、重症医学科、放射科、病理科、外科的路径短捷。洁净手术部必须分为洁净区与非洁净区，两区间设有缓冲间。内部通道可采用单通道、双通道及多通道。

2. 消毒供应中心　消毒供应中心宜接近手术室、产房和临床科室，或与手术室有物品直接传递专用通道。周围环境应清洁无污染源，区域相对独立；内部通风、采光良好。建筑布局应分为辅助区域和工作区域。工作区域建筑原则应保证物品由污到洁，不交叉、不逆流。空气流向为由洁到污；采用机械通风的，去污区保持相对负压，检查、包装及灭菌区保持相对正压。

3. ICU　重症医学科的建筑设计应为医护人员提供便利的观察条件和在必要时尽快接触患者的通道。应设在方便患者转运、检查和治疗的区域，宜接近手术室、医学影像科、检验科和输血科等。其整体布局应该使放置病床的医疗区域、医疗辅助用房区域、污物处理区域和医务人员生活辅助用房区域等有相对独立性。重症医学科应具备良好的通风、采光条件。

4. 呼吸道传染病病区　呼吸道传染病病区应设在医院相对独立的区域，分为清洁区、潜在污染区和污染区，设立两通道和三区之间的缓冲间，有良好的通风设施。缓冲间两侧的门不应同时开启，以减少区域之间空气流通。经空气传播疾病的隔离病区，还应设置负压病室，病室气压建议为 −30Pa，缓冲间气压为 −15Pa。对于呼吸道传染病病区应严格服务流程和三区的管理，各区之间界限清楚，标识明显。不同种类传染病患者分室安置，疑似患者单独安置。

5. 负压病室 负压病室应设病室和缓冲间，通过缓冲间与病区走廊相连，门窗保持关闭，内设独立卫生间，有流动水洗手和卫浴设施，并配对讲设备。病室应采用负压通风，上送风、下排风；病室内送风口应远离排风口，排风口应置于病床床头附近，排风口下缘靠近地面但应高于地面 10cm。病室送风量、排风量不应受风管压力的波动影响。

6. 感染性疾病病区 感染性疾病病区应远离儿科病房、重症监护病房和生活区，且设立单独的人员出入口和入、出院处理室；中小型医院可在建筑物的一端设立感染性疾病病区。注意病房应通风良好，自然通风或安装通风设施，保证病房内空气清新。

第二节　医院环境中常见的有害因素

正常医疗卫生活动的开展离不开周围环境的支持，环境有害因素常对医务人员或患者造成不同程度的健康影响。医院环境中有害因素众多，主要包括生物性因素、物理性因素和化学性因素。医院感染管理工作者常通过开展医院感染相关研究，制定并落实环境有害因素控制措施，来保障医疗卫生活动秩序的有序开展，保护医务人员和患者的健康安全。

一、生物性因素

医院环境中的有害生物性因素指存在于医疗机构内相关活动中，对职业人群、患者或家属健康等存在有害影响的一类生物因素，包括病原微生物、寄生虫、昆虫等及其所产生的生物活性物质。

（一）病原微生物

病原微生物可以侵犯人体、引起感染甚至形成传染性疾病，包括细菌、病毒、真菌、放线菌、立克次体、支原体、衣原体、螺旋体和朊毒体，其中以细菌和病毒的危害性最大。可分为致病性微生物和条件致病性微生物。致病性微生物指毒力较强能够引起免疫力正常的人体发病的微生物。当宿主免疫力低下和（或）正常防御机制缺损、细菌易位、菌群失调等情况下，正常菌群中的某些微生物可使宿主发生感染，这些微生物被称为条件致病性微生物。

1. 细菌 医院内的病原微生物以细菌居多，致病性细菌包括葡萄球菌属、肠球菌属、链球菌属、肠杆菌科、假单胞菌属、不动杆菌属、军团菌、结核分枝杆菌、非结核分枝杆菌、产单细胞李斯特菌、破伤风梭菌等，均可引起或在一定条件下引起医院感染的发生，造成患者感染。金黄色葡萄球菌、表皮葡萄球菌等凝固酶阴性葡萄球菌和肠球菌是医院内感染常见的革兰阳性球菌。铜绿假单胞菌、大肠埃希菌、肺炎克雷伯菌、鲍曼不动杆菌是医院感染常见的革兰阴性杆菌，其中铜绿假单胞菌可引起泌尿道、伤口、皮肤与软组织等部位感染；大肠埃希菌一般情况下不致病，特殊情况下会引起肠道感染和急性腹泻；肺炎克雷伯菌易定植在患者的上呼吸道，也可通过手的接触传播；鲍曼不动杆菌通常会引起菌血症、肺炎、脑膜炎，以及泌尿道和皮肤感染等。结核杆菌可引起肺部感染、肺结核等疾病。

目前，医院细菌耐药已成为全球性的公共卫生问题，医院内感染细菌分布特征及耐药性正逐年变化，尤其是碳青霉烯耐药革兰阴性杆菌（carbapenem‐resistant Organism，CRO）的传播。耐药菌株的出现，会导致仅仅依靠临床经验对患者用药无法实现有效快速的治疗，甚至对临床抗感染构成严重威胁，造成治疗失败，因此，近年来对于医院耐药菌株的研究和关注逐步增多。

2. 病毒 病毒是医院内感染的重要病原体，如流感病毒、副流感病毒、诺如病毒、柯萨奇病毒、肝炎病毒等。呼吸道合胞病毒和副流感病毒可导致呼吸道感染、流感等，柯萨奇病毒 B 可引起新生儿感染，轮状病毒和诺如病毒所致腹泻多发生于婴儿和老年人，丙型病毒性肝炎病毒在院内的隐匿性存在增加了医务人员的暴露风险，此外，单纯疱疹病毒、巨细胞病毒和水痘‐带状疱疹病毒也可在医院内形成感染流行。

3. 真菌 近些年来，医院感染中真菌感染尤其是深部真菌感染日益增多，常存在的真菌包括假丝酵母菌、热带念珠菌、组织胞浆菌、球孢子菌、隐球菌、曲霉菌等。念珠菌和其他条件致病性真菌为二重感染的常见致病菌，念珠菌属中80%为白念珠菌，多发生于应用抗生素和皮质激素的患者以及粒细胞减少患者。曲霉菌为急性非淋巴细胞白血病患者感染中常见致病菌之一，曲霉菌肺部感染并不少见，此外，在免疫缺陷患者中隐球菌性脑膜炎也可发生，绷带、石膏污染可造成根霉菌和曲菌蜂窝织炎。

（二）其他

卡氏肺包虫、隐孢子虫、疟原虫等寄生虫如控制不力也会造成人员感染，蚊媒传播可造成登革热流行，螨类可能会寄生于人体皮肤表层，引起疥疮；此外，微生物产生的物质，如革兰阴性菌产生的热原质具有致热性，造成机体严重发热反应。

二、物理性和化学性因素

（一）物理性因素

医疗诊疗技术突飞猛进，大量的仪器设备应用于临床实践工作和临床研究中，由于医务人员长时间接触或使用，许多物理性因素对医务工作者的健康造成影响。医院的物理性有害因素主要来源于临床诊疗中的电离辐射、重金属污染、电击伤、噪声污染等，这些危害看不见、摸不着，但是长时间的累积可对人体组织器官、造血功能等产生危害，引起头晕、乏力、失眠等现象，甚至影响造血功能、内分泌失调、消化呼吸系统紊乱障碍等。

其中，针刺伤是指由注射针头、缝合针、各种穿刺针等医疗锐器导致的皮肤损伤，是医务工作者和保洁人员面临的职业暴露危险因素之一，可引起HIV、乙肝、丙肝等血源性疾病的传播，严重威胁着工作人员的生命健康和职业安全。

（二）化学性因素

医院内使用的化学制剂也会对人员身心健康产生各种影响，造成急性或慢性系统性损害，因此，医院内化学性有害因素也需要得到足够的重视和关注。如多数化学药品都有不同程度的不良反应；清洁、消毒剂以及强酸、强碱等容易对皮肤、呼吸道，甚至会对神经系统和消化系统造成损害，引起严重后果。

第三节　医院环境对医院感染的影响

⇨ 案例引导

案例 某医院产房发生葡萄球菌感染暴发流行。历时17天，共发病51例，罹患率29.1%。患儿以皮肤脓包疮为主要表现。出院后有2例发生并发症，1例为皮下坏疽，1例为败血症、肺炎、气胸。脓包液培养示葡萄球菌。葡萄球菌在产房导致的感染不但发展迅猛，罹患率高，且迁延不愈，对该期新生儿进行家访，随访到138人，随访率78.9%，发现新病例22例，最终实际罹患率高达41.7%。

讨论 该医院发生葡萄球菌感染暴发的原因。

分析 经采样检测，4例产房工作人员手部金黄色葡萄球菌阳性，床垫、布衣、冰箱面、电话机、沐浴架及沐浴室墙面等物体环境表面金黄色葡萄球菌培养阳性，且69.7%物体表面细菌数超标。环境物体表面污染造成的医院感染暴发值得引起我们的警惕和关注。

　　医院感染是现代医学发展中必须面对的一大难题，不仅关系到患者安全，也与医务人员健康息息相关，甚至会造成严重的社会不良影响。医院环境中存在着大量的病原微生物，这些病原微生物可通过多种途径在医患之间、患者之间传播，出现院内感染的风险随之增加。经环境物体表面传播、经空气传播、经水传播是医院内病原微生物传播的三个重要途径，因此，加强这三类微生物污染与医院感染关系的研究和关注，对于控制病原微生物的院内传播具有重要意义。

一、环境物体表面微生物污染与医院感染

　　医院环境物体表面是一个巨大的微生物存储库，存在着多种多样的细菌、真菌、病毒、支原体、衣原体等微生物。多数微生物可通过附着于微滴、皮屑或灰尘颗粒沉淀在地板、柜子、窗帘、床单、电脑、电话和所有临床设备表面。值得注意的是，还有一些病原菌，如假单胞菌属多聚集在如水槽、淋浴和浴缸等潮湿的地方，而难辨梭状芽孢杆菌和耐万古霉素肠球菌（VRE）则常污染厕所或便桶。

　　近年来，物体表面污染在医院感染传播中的作用重新受到重视，特别是患者诊疗区域频繁接触的物体表面，在病原体传播过程中发挥重要作用。研究发现，某些病原菌包括艰难梭菌芽孢、VRE、MRSA、肺炎克雷伯菌和鲍曼不动杆菌，在干燥的物体表面可以存活 4 ~ 5 个月或更长时间，诸如病毒和流感病毒以及真菌如白念珠菌，也能持续在医院的环境中存活很长时间，这使它们有机会被重新转移并传播到患者身上。物体表面微生物污染可以通过直接接触的传播方式将病原菌传播给患者，同时还能间接的经由医务人员接触进行病原菌的传播。一些重复使用的诊疗用具、器械设备也是病原体的藏身之所。内镜、呼吸机、透析仪、麻醉设备等在使用过程中，常被患者血液和分泌物等污染。

　　医院常通过规范化的清洁消毒措施来控制病原微生物经环境物体表面传播。清洁指用清水或清洁剂清除物体表面的污垢及部分微生物的过程，它是维护医院环境的一项基础工作。清洁只能移除病原体，并不能彻底清除并阻断病原体的传播。采用清洁毛巾在对环境物体表面进行清洁时，很容易将病原菌从一个表面转移到另一个表面，造成污染的转移。消毒是清除或杀灭病原微生物，使之达到无害化的一个过程。环境物体表面消毒能够减少其病原微生物负载水平，消毒后菌落总数和致病菌的检出显著降低，并可杀灭或清除已污染的致病微生物和多重耐药菌，对切断病原菌传播途径，减少医院感染具有重大意义。因此，仅对医院环境物体表面进行清洁是不够的，加强对感染重点部门、患者诊疗区域频繁接触的物体表面消毒显得尤为重要。

　　医院环境物体表面消毒应分类管理、区别对待，重点加强频繁接触物体表面的消毒。我国《医院消毒卫生标准》（GB 15982—2012）对医院物体表面分类进行了规定，将医院环境和物体表面分为Ⅰ、Ⅱ、Ⅲ、Ⅳ类，并对物体表面的细菌总数限值做了规定。Ⅰ类环境为采用空气洁净技术的诊疗场所，分洁净手术部和其他洁净场所；Ⅱ类环境为非洁净手术部（室）、产房、导管室、血液病病区、烧伤病区等保护性隔离病区、重症监护病区、新生儿室等；Ⅲ类环境为母婴同室、消毒供应中心的检查包装灭菌区和无菌物品存放区、血液透析中心（室）、其他普通住院病区等；Ⅳ类环境为普通门（急）诊及其检查、治疗室、感染性疾病科门诊和病区。要求环境、物体表面应保持清洁；当受到肉眼可见污染时应及时清洁、消毒。对治疗车、床栏、床头柜、门把手、灯开关、水龙头等频繁接触的物体表面应每天清洁、消毒。人员流动频繁、拥挤的诊疗场所应每天在工作结束后进行清洁、消毒。感染性疾病科、重症监护病区、保护性隔离病区（如血液病病区、烧伤病区）、多重耐药菌污染的诊疗场所应做好清洁与消毒。

二、空气微生物污染与医院感染

　　部分病原菌、病毒等可经空气传播，结核分枝杆菌可形成飞沫核、呼吸道病毒可形成飞沫或以气溶

胶形态存在，颗粒小，随着气流运动扩散，从而造成医院感染的发生。医院手术室对空气质量的控制更为关注和严格，按照建设类别分为洁净手术室和非洁净手术室，采取不同的消毒方式对空气进行净化消毒，控制环境中空气微生物的数量，避免经空气传播院内感染的发生。

空气消毒是医院空气质量管控的重要措施，根据临床科室的感染风险评估，采取适宜的空气消毒措施，使其室内空气质量符合国家相应标准的要求。室内空气消毒主要手段包括过滤或静电除菌、等离子体、消毒剂熏蒸、喷雾及臭氧、紫外线杀菌等。近年来，空气净化消毒技术的推陈出新，管理和技术性标准规范也应运而生，如《医院消毒卫生标准》（GB 15982—2012）、《医疗机构消毒技术规范》（WS/T 367—2012）、《医院洁净手术部建筑技术规范》（GB 50333—2013）、《医院空气净化管理规范》（WS/T 368—2012）、《公共场所集中空调通风系统卫生规范》（WS 394—2012）、《公共场所集中空调通风系统清洗消毒规范》（WS/T 396—2012）等，对医疗机构各类区域空气消毒作出了规范要求。

《医院消毒卫生标准》（GB 15982—2012）中规定，作为 I 类环境的洁净手术部和其他洁净场所空气平均菌落数应符合《医院洁净手术部建筑技术规范》（GB 50333—2013）的要求，采用平板暴露法空气平均菌落数≤4.0(30min)CFU/皿，采用空气采样器法空气平均菌落数≤150CFU/m³。Ⅱ类环境采用平板暴露法空气平均菌落数≤4.0(15min)CFU/皿。Ⅲ类、Ⅳ类环境采用平板暴露法空气平均菌落数≤4.0(5min)CFU/皿。

《医院洁净手术部建筑技术规范》（GB 50333—2013）对洁净手术部的建设与管理进行了详细规定，要求负压手术室顶棚排风口入口处以及室内回风口入口处均必须设置高效过滤器，并应在排风出口处设止回阀，回风口入口处设密闭阀。非洁净手术室可选择安装循环风紫外线空气消毒器或静电吸附式空气消毒器、紫外线杀菌灯，以及其他能使消毒后空气中的细菌总数≤4CFU/（15/30min·直径9cm 平皿）的其他合规空气消毒产品；也可选择安装空气净化消毒装置的集中空调通风系统。

值得注意的是，传染病病房，尤其是呼吸道传染病病房常通过设置负压隔离病房，安装空气净化消毒装置的集中空调通风系统等来达到控制病原体经空气传播的目的；特殊条件下，受客观条件限制时可紧急采用机械排风，通过稀释，降低空气中病原微生物浓度，减少或消除感染风险。

三、医疗用水微生物污染与医院感染

医疗用水是指将自来水经过过滤、消毒等处理或经去离子、蒸馏、反渗等特殊处理满足不同医疗需求的水。医疗用水在医院不同科室广泛应用，如器械的漂洗、外科洗手、口腔治疗、透析等方面。医疗用水的污染将会导致医院感染及其他过敏性疾病发生。

（一）内镜室用水

内镜室用水主要为内镜清洗用水，清洗用水直接关系到内镜的微生物污染状况和热原质污染水平。内镜清洗流程主要包括水洗、酶洗、清洗等 3 个步骤，最后进入消毒灭菌环节。采用化学消毒剂浸泡消毒的硬式内镜，消毒后应当用流动水冲洗干净，再用无菌纱布擦干；采用化学消毒剂浸泡灭菌的硬式内镜，灭菌后应当用无菌水彻底冲洗，再用无菌纱布擦干。此外，采用化学消毒剂浸泡灭菌的软式内镜，使用前必须用无菌水彻底冲洗，去除残留消毒剂。内镜附件中注水瓶及连接管采用高水平以上无腐蚀性化学消毒剂浸泡消毒，消毒后用无菌水彻底冲净残留消毒液，干燥备用。注水瓶内的用水应为无菌水，每天更换。

（二）外科洗手用水

外科手消毒是外科手术前医务人员用肥皂（皂液）和流动水洗手，再用手消毒剂清除或杀灭手部暂居菌和减少常居菌的过程。需要注意一些感应式水龙头可能因为内部存在非金属管路，导致细菌生物膜产生，使水中的微生物严重超标的情况。

（三）口腔诊疗用水

口腔综合诊疗台是用于口腔疾病诊疗的口腔医疗设备，包括牙科椅和与之连体结构或分体结构牙科治疗机。口腔综合治疗台水路是一套复杂的相互连接的细孔管道。供水中的微生物及气动涡轮牙科手机回吸现象造成水源性细菌能附着在管路表面并形成生物膜，导致未经管路消毒处理的无菌水独立供水系统也会存在输出水细菌含量超标。从口腔综合诊疗台水路中分离出的细菌包括嗜肺军团菌、非结核分枝杆菌、铜绿假单胞菌、鲍曼不动杆菌等致病微生物。目前国内通常参照《生活饮用水卫生标准》（GB 5749—2006）中关于生活饮用水细菌总数不得超过 100CFU/ml 的规定。美国 CDC 推荐口腔诊疗用水细菌菌落总数≤500CFU/ml；澳大利亚牙科协会（Australian Dental Association，ADA）推荐免疫力低下人群口腔诊疗水细菌菌落总数≤200CFU/ml。

（四）透析用水

血液透析室用水主要为透析用水，是将自来水经过过滤、软化、活性炭吸附及反渗处理形成的反渗水，透析用水与透析浓缩液按一定比例混合即成透析液。按照《血液透析和相关治疗用水》（YY 0572—2015）规定，透析用水中的细菌总数应不超过 100CFU/ml；透析用水中的内毒素含量应不超过 0.255EU/ml。对水处理系统进行消毒的主要目的不是在发现微生物后进行杀灭，而是预防微生物的繁殖和生物膜的形成。目前血液净化水处理系统所采取的消毒方式包括热消毒、化学消毒（过氧乙酸、甲醛、专用消毒剂、次氯酸钠以及臭氧等）、紫外线消毒等。

第四节　医院空调系统运行管理

医院空调系统在调节医院内微小气候方面发挥了重要作用，营造了舒适、安全的诊疗环境。空调系统的作用是处理室内空气温度、湿度、洁净度和气流速度，使医院楼宇或房间内部获得具有一定温度、湿度和符合质量要求的空气，以满足医疗卫生活动的要求。空调系统可调节、改善室内空气质量，防寒保暖，增加空气流动，过滤、净化空气，然而空调的送风气流有时还会对空气流扰动加速病原微生物气溶胶的传播，甚至回风还会出现交叉感染，这就需要我们分清空调系统种类，分析空气组织流转方式，科学、规范地进行医院空调系统的运行管理和维护。

一、医院空调系统种类及特点

空调系统是以空气调节和通风为目的，对工作介质进行集中处理、输送、分配，并控制其参数的所有设备、管道及附件、仪器仪表的总和。空调系统包括冷源/热源设备、冷热介质输配系统、风机、冷/热交换器等主要部件和其他辅助设备，核心设备为冷源/热源设备和冷/热交换器。冷源/热源设备主要包括冷水机组、室外机、锅炉和电加热器等，称为空调主机；冷/热交换器指与室内空气进行热交换的冷凝器和蒸发器，常见的类型包括散热器、暖风机、风机盘管、室内机、辐射板和暖气片等。常见空调系统特点见表 8-1，主要包括以下类型。

（一）全空气空调系统

全空气空调系统指空气调节区的室内负荷全部由经过加热或冷却处理的空气来负担的空调系统。空气处理方式包括封闭式、直流式和混合式。封闭式系统采用内循环方式，无新风；直流式系统采用外循环，全新风；混合式采用交叉循环，既有新风也有回风。

（二）风机盘管加新风系统

风机盘管加新风系统指空气和水共同来承担空调房间冷、热负荷的系统，除了向房间内送入经处理的室外空气外，还在房间内设有以水作介质的末端设备对室内空气进行冷却或加热的空调系统。

（三）无新风的风机盘管系统

无新风的风机盘管系统指风机推动室内空气流动，末端设备对室内空气进行冷却或加热，使室内空气温度降低或升高，以满足人们的舒适性要求的空调系统。

（四）多联机空调

多联机空调由一台或数台风冷室外机连接数台不同或相同型式、容量的直接蒸发式室内机构成的单一制冷循环系统，它可以向一个或数个区域直接提供处理后的室内空气。室外侧采用风冷换热形式、室内侧采用直接蒸发换热形式。多联机空调使用制冷剂作为冷媒，空气处理方式多为封闭式和混合式。

（五）分体式空调

分体式空调由室内机和室外机组成，分别安装在室内和室外，中间通过管路和电线连接。

表 8 - 1　常见空调系统特点

系统类型	系统特点	常见情况
全空气空调系统	室内负荷全部由经过加热或冷却处理的空气来负担	一次回风系统 二次回风系统
风机盘管加新风系统	空气和水共同来承担空调房间冷、热负荷的系统	属"空气 – 水系统"
无新风的风机盘管系统	风机推动室内空气流动，末端设备对室内空气进行冷却或加热	类似分体式空调
多联机空调	使用制冷剂作为冷媒，向一个或数个区域直接提供处理后的室内空气	俗称"一拖多"
分体式空调	一般由一个内机和一个外机组成	普通空调，如壁挂式、立式等

二、集中空调通风系统卫生要求

（一）设计卫生要求

1. 新风量、送风温度和湿度要求　集中空调系统新风量的设计应符合《公共场所集中空调通风系统卫生规范》（WS 394—2012）等国家或行业相关标准规范的要求；送风温度设计宜使冬季室内温度在 16～20℃之间，夏季室内温度在 26～28℃之间；相对湿度在 40%～65% 之间；风速不大于 0.5m/s。

2. 相关设施设置要求　集中空调系统应具备三种设施：一是应急关闭回风和新风的装置，二是控制空调系统分区域运行的装置，三是供风管系统清洗、消毒用的可开闭窗口，或便于拆卸的不小于 300mm×250mm 的风口。此外，集中空调系统宜设置去除送风中微生物、颗粒物和气态污染物的空气净化消毒装置。

3. 送风和排风要求　新风应直接取自室外，不应从机房、楼道及天棚吊顶等处间接吸取新风。新风口应设置防护网和初效过滤器；新风口设置在室外空气清洁的地点，远离开放式冷却塔和其他污染源；新风口应低于排风口，进风口下缘距室外地坪不宜小于 2m，当设在绿化地带时，不宜小于 1m；进排风不应短路。送风口和回风口应设置防虫媒装置，设备冷凝水管道应设置水封。

4. 加湿方式要求　宜选用蒸汽加湿，选用自来水喷雾或冷水蒸发的加湿方式应有控制军团菌繁殖措施。

5. 冷却系统要求　开放式冷却塔的设置应远离人员聚集区域、建筑物新风取风口或自然通风口，不应设置在新风口的上风向，宜设置冷却水系统持续消毒装置；应设置有效的除雾器和加注消毒剂的入口；冷却塔水池内侧应平滑，排水口应设在塔池的底部。

6. 风管材料要求　集中空调系统风管内表面应当光滑，易于清理。制作风管的材料不得释放有毒有害物质，宜使用耐腐蚀的金属材料；采用非金属材料制作风管时，必须保证风管的坚固及严密性，具有承受机械清洗设备工作冲击的强度。

（二）卫生质量要求

1. 嗜肺军团菌要求　在集中空调系统冷却水和冷凝水中不得检出。

2. 送风质量要求　PM10 ≤ 0.15mg/m^3，细菌总数 ≤ 500CFU/m^3，真菌总数 ≤ 500CFU/m^3，β - 溶血性链球菌不得检出。

3. 风管内表面卫生指标要求　积尘量 ≤ 20g/m^3，细菌总数 ≤ 100CFU/m^2，真菌总数 ≤ 100CFU/m^3。

（三）卫生检测要求

1. 抽样要求　抽样比例不应少于空气处理机组对应的风管系统总数量的5%；不同类型的集中空调系统，每类至少抽1套。

2. 抽样部位要求　每套应选择2~5个代表性部位。

3. 冷却水和冷凝水抽样要求　分别不应少于1个部位。

三、医院空调系统运行中的管理与维护

（一）一般原则

1. 合理配置　医院应根据自身的医疗需求，配置符合医院需求的空调系统。

2. 科学评估　医院在新建或改扩建时，应将医院科室、部门的布局，以及所评估的医疗部门医院交叉感染的风险和对空气洁净的特别需求，与中央空调设计人员、施工人员说明沟通，对不符合医院感染管理要求和医疗服务规程的提出修改意见。

3. 培训合格　中央空调系统运行管理及操作人员在从事本项工作前，应经过消防安全的培训，掌握防火、灭火的基本技能；还应掌握中央空调的管理知识和技能；应接受医院感染控制、消毒知识的培训，掌握防止空气生物污染物传播和空调系统二次污染的基本知识与技能；经考核合格后上岗。

4. 熟练操作　中央空调系统运行管理人员应熟悉中央空调系统的工作原理和运行特点，具有安全意识、节能意识和应急指挥能力。

5. 资质满足　中央空调系统运行操作人员应具备中华人民共和国特种作业操作证。

（二）主要设备运行管理与维护基本要求

1. 常规巡检要求　空调系统运行管理人员应按照医院的需求及生产厂家特别提供的常规巡检要求，制定中央空调设备的巡检时间、路线、检查内容，安排人员进行巡视检查，发现故障和隐患及时处理，并如实填写相关记录

2. 维保要求　除常规巡检外，还应按照生产厂家技术说明书制定中央空调系统维护保养计划，包括维护保养的流程、周期、工作负责人、记录要求等。中央空调系统应该按照计划进行设备维护保养；并应按照生产厂家推荐的频率安排系统的大修。

3. 用品储备要求　应按照生产厂家的推荐，确保足够的备用品。

4. 安全检验要求　应按国家相关的法律法规规定，对中央空调系统进行安全检验，包括安全、压力表、温度计、集水器、分水器、空调主机蒸发器、空调主机冷凝器等安全附件。安全检验应由具有国家认可资质的机构进行。

5. 操作规范要求　中央空调系统运行操作人员在中央空调系统运行和事故处理中，应严格执行管理制度和操作规程。

6. 异常或故障要求　空调系统发生异常或故障时，值班人员应立即停机，向上级汇报。

7. 意外处置要求　如果发生人身触电、设备爆炸起火等事故，值班人员应先切断电源、抢救处理，

并立即向部门主管汇报。

8. 制冷剂泄露处置要求　机房出现制冷剂大量泄漏，值班人员应该立即开启通风设备，并撤离和远离，在主机房门外设立警示标识，并问上级汇报。

9. 通风系统清洁检查要求　应对空调通风系统清洁程度进行检查，检查时间间隔和范围应符合标准规范要求。

10. 空调系统清洗要求　应按照标准规范要求对中央空调系统进行清洗。

11. 卫生检测要求　医院中央空调系统的卫生检测应每年 >1 次。

12. 消毒要求　当空调通风系统被生物污染物污染时，应对其进行消毒。

（三）其他卫生管理要求

1. 档案建立要求　建立集中空调系统卫生档案，主要包括集中空调系统竣工图、卫生学检测或评价报告书、经常性卫生检查及维护记录、清洗消毒及其资料记录等。

2. 架构组件清洗要求　开放式冷却塔每年清洗不少于一次，空气净化过滤材料应当每6个月清洗或更换一次；日空气处理机组、表冷器、加热（湿）器、冷凝水盘等每年清洗一次。

3. 清洗消毒要求　当冷却水、冷凝水中检出嗜肺军团菌，送风质量不符合相关要求，风管内表面积尘量、细菌总数、真菌总数不符合相关要求时，应对相关部位进行清洗消毒。

4. 空气传播性疾病暴发流行时可继续运行空调系统要求　符合下列条件之一即可：①采用全新风方式运行的；②装有空气净化消毒装置并保证该装置有效运行的；③风机盘管加新风的空调系统，能确保各房间独立通风的；④空气传播性疾病暴发流行时清洗消毒要求：应每周对运行的集中空调系统的开放式冷却塔、过滤网、滤波器、净化器、风口、空气处理机组、表冷器、加热（湿）器、冷凝水盘等设备或部件进行清洗、消毒或者更换。

第五节　医院污水的管理

医院的污水、污物中含有大量致病微生物、重金属、放射性物质等，会对人员健康产生严重损害，在排放和处置前需要经过专门处理来预防和避免院内感染的发生。

医院污水指医疗机构门诊、病房、手术室、各类检验室、病理解剖室、放射室、洗衣房、太平间等处排出的诊疗、生活及粪便污水。当医疗机构其他污水与上述污水混合排出时一律视为医疗机构污水。医院污水分为传染病医院污水、非传染病医院污水及特殊性质污水。传染病医院污水指传染性疾病专科医院及综合医院传染病房排放的诊疗、生活及粪便污水；非传染病医院污水指各类非传染病专科医院以及综合医院除传染病房外排放的诊疗、生活及粪便污水；特殊性质医院污水指医院检验、分析、治疗过程产生的少量特殊性质污水，主要包括酸性污水、含氰污水、含重金属污水、洗印污水、放射性污水等。

由于医院性质不同，医疗条件和医疗种类也不尽相同，产生的医疗污水的成分、致病菌种类、排水量都存在较大差异。医院污水来源及成分复杂，含有病原性微生物、有毒、有害的物理化学污染物和放射性污染等，具有空间污染、急性传染和潜伏性传染等特征，不经有效处理会成为一条疫病扩散的重要途径，并严重污染环境。

一、污水排放要求

（1）传染病、结核病医疗机构，县级及县级以上或20张床位及以上的综合医疗机构和其他医疗机构污水排放要求均应遵照《医疗机构水污染物排放标准》（GB 18466—2005）的规定。

（2）县级以下或20张床位以下的综合医疗机构和其他所有医疗机构污水经消毒处理后方可排放。

（3）禁止向Ⅰ、Ⅱ类水域和Ⅲ类水域的饮用水保护区和游泳区，一、二类海域直接排放医疗机构污水。

（4）带传染病房的综合医疗机构，应将传染病房污水与非传染病房污水分开。传染病房的污水、粪便经过消毒后方可与其他污水合并处理。

（5）采用含氯消毒剂进行消毒的医疗机构污水，若直接排入地表水体和海域，应进行脱氯处理，使总余氯小于0.5mg/L。

二、处理工艺和消毒要求

（1）医疗机构病区和非病区的污水，传染病区和非传染病区的污水应分流，不得将固体传染性废物、各种化学废液弃置和倾倒排入下水道。

（2）传染病医疗机构和综合医疗机构的传染病房应设专用化粪池，收集经消毒处理后的粪便排泄物等传染性废物。

（3）化粪池应按最高日排水量设计，停留时间为24~36小时。清掏周期为180~360天。

（4）医疗机构的各种特殊排水应单独收集并进行处理后，再排入医院污水处理站。低放射性废水应经衰变池处理；洗相室废液应回收银，并对废液进行处理；口腔科含汞废水应进行除汞处理；检验室废水应根据使用化学品的性质单独收集，单独处理；含油废水应设置隔油池处理。

（5）传染病医疗机构和结核病医疗机构污水处理宜采用二级处理＋消毒工艺或深度处理＋消毒工艺。

（6）综合医疗机构污水排放执行排放标准时，宜采用二级处理＋消毒工艺或深度处理＋消毒工艺；执行预处理标准时宜采用一级处理或一级强化处理＋消毒工艺。

（7）消毒剂应根据技术经济分析选用，通常使用的有：二氧化氯、次氯酸钠、液氧、紫外线和臭氧等。当采用紫外线消毒时，污水悬浮物浓度应小于10mg/L，照射剂量30~40mJ/cm^2，照射接触时间应大于10秒或由试验确定。当采用臭氧消毒时，污水悬浮物浓度应小于20mg/L，臭氧用量应大于10mg/L，接触时间应大于12分钟或由试验确定。

三、污水监测

1. 污水取样点 测量总α、总β值在衰变池出口取样，其他值的采样点一律在排污单位的外排口。

2. 监测频率

（1）粪大肠菌群数每月监测不得少于1次，采用含氯消毒剂消毒时，接触池出口总余氯每日监测不得少于2次（采用间歇式消毒处理的，每次排放前监测）。

（2）肠道致病菌主要监测沙门菌、志贺菌。沙门菌的监测，每季度不少于1次；志贺菌的监测，每年不少于2次。结核病医疗机构根据需要监测结核杆菌。

（3）收治了传染病患者的医院应加强对肠道致病菌和肠道病毒的监测。同时收治的感染上同一种肠道致病菌或肠道病毒的甲类传染病患者数超过5人，或乙类传染病患者数超过10人，或丙类传染病患者数超过20人时，应及时监测该种传染病病原体。

（4）理化指标。pH每日监测不少于2次，COD和SS每周监测1次，其他污染物每季度监测不少于1次。

（5）采样频率。每4小时采用1次，一日至少采用3次，测定结果以日均值计。

第六节　医疗废物的管理

医疗废物的处置直接关系到环境保护、公众健康和社会可持续发展。2003 年国务院令第 380 号颁布了《医疗废物管理条例》，同年卫生部令第 36 号公布了《医疗卫生机构医疗废物管理办法》，2021 年国家卫生健康委员会和生态环境部组织修订了 2003 年《医疗废物分类目录》，形成了《医疗废物分类目录（2021 年版）》，均明确要求医疗机构应做好医疗废物的管理，预防医院感染。

医疗废物是指医疗机构在医疗、预防、保健以及其他相关活动中产生的具有直接或间接感染性、毒性以及其他危害性的废物。医疗废物是一种危害极大的特殊废物，这些废物主要来自于患者的生活废弃物、医疗诊断、治疗过程中产生的各类固体废物，它含有大量的病原微生物、寄生虫和其他有害物质。医疗机构收治的传染病患者或者疑似传染病患者产生的生活垃圾，也应按医疗废物进行处理和管理。

一、医疗废物的分类

医疗废物分为 5 类，分别是感染性废物、病理性废物、损伤性废物、药物性废物和化学性废物。

1. 感染性废物　指携带病原微生物具有引发感染性疾病传播危险的医疗废物。包括：①被患者血液、体液、排泄物等污染的除锐器以外的废物；②使用后废弃的一次性使用医疗器械，如注射器、输液器、透析器等；③病原微生物实验室废弃的病原体培养基、标本，菌种和毒种保存液及其容器，其他实验室及科室废弃的血液、血清、分泌物等标本和容器；④隔离传染病患者或者疑似传染病患者产生的废弃物。

感染性废物的收集方式包括：①收集于符合《医疗废物专用包装袋、容器和警示标志标准》（HJ 421）的医疗废物包装袋中；②病原微生物实验室废弃的病原体培养基、标本，菌种和毒种保存液及其容器，应在产生地点进行压力蒸汽灭菌或者使用其他方式消毒，然后按感染性废物收集处理；③隔离传染病患者或者疑似传染病患者产生的医疗废物应当使用双层医疗废物包装袋盛装。

2. 损伤性废物　指能够刺伤或者割伤人体的废弃的医用锐器。包括：

（1）废弃的金属类锐器如针头、缝合针、针灸针、探针、穿刺针、解剖刀、手术刀、手术锯、备皮刀、钢钉和导丝等。

（2）废弃的玻璃类锐器如盖玻片、载玻片、玻璃安瓿等。

（3）废弃的其他材质类锐器。

损伤性废物的收集方式包括：收集于符合《医疗废物专用包装袋、容器和警示标志标准》（HJ 421）的利器盒中；利器盒达到 3/4 满时，应当封闭严密，按流程运送、贮存。

3. 病理性废物　指诊疗过程中产生的人体废弃物和医学实验动物尸体等。包括：

（1）手术及其他医学服务过程中产生的废弃的人体组织、器官。

（2）病理切片后废弃的人体组织、病理蜡块。

（3）废弃的医学实验动物的组织和尸体。

（4）16 周胎龄以下或重量不足 500 克的胚胎组织等。

（5）确诊、疑似传染病或携带传染病病原体的产妇的胎盘。

病理性废物收集方式包括：收集于符合《医疗废物专用包装袋、容器和警示标志标准》（HJ 421）的医疗废物包装袋中；确诊、疑似传染病产妇或携带传染病病原体的产妇的胎盘应使用双层医疗废物包装袋盛装；可进行防腐或者低温保存。

4. 药物性废物　指过期、淘汰、变质或者被污染的废弃的药物。包括：

（1）废弃的一般性药物。

（2）废弃的细胞毒性药物和遗传毒性药物。

（3）废弃的疫苗及血液制品。

药物性废物的收集方式包括：少量的药物性废物可以并入感染性废物中，但应在标签中注明；批量废弃的药物性废物，收集后应交由具备相应资质的医疗废物处置单位或者危险废物处置单位等进行处置。

5. 化学性废物　指具有毒性、腐蚀性、易燃性、反应性的废弃的化学物品。包括列入《国家危险废物名录》中的废弃危险化学品，如甲醛、二甲苯等；非特定行业来源的危险废物，如含汞血压计、含汞体温计，废弃的牙科汞合金材料及其残余物等。

化学性废物的收集方式包括：收集于容器中，粘贴标签并注明主要成分；收集后应交由具废物处置单位或者备相应资质的医疗危险废物处置单位等进行处置。

二、医疗废物管理措施

1. 分类收集

（1）根据医疗废物的类别，及时将医疗废物分置于符合《医疗废物专用包装物、容器的标准和警示标识的规定》的包装物或者容器内。

（2）在盛装医疗废物前，应当对医疗废物包装物或者容器进行认真检查，确保无破损、渗漏和其他缺陷。

（3）感染性废物、病理性废物、损伤性废物、药物性废物及化学性废物不能混合收集。少量的药物性废物可以混入感染性废物，但应当在标签上注明。

（4）化学性废物中批量的废化学试剂、废消毒剂应当交由专门机构处置。

（5）批量的含有汞的体温计、血压计等医疗器具报废时，应当交由专门机构处置。

（6）医疗废物中病原体的培养基、标本和菌种、毒种保存液等高危险废物，应当首先在产生地点进行压力蒸汽灭菌或者化学消毒处理，然后按感染性废物收集处理。

（7）隔离的传染病患者或者疑似传染病患者产生的具有传染性的排泄物，应当按照国家规定严格消毒，达到国家规定的排放标准后方可排入污水处理系统。

（8）隔离的传染病患者或者疑似传染病患者产生的医疗废物应当使用双层包装物，并及时密封。

（9）放入包装物或者容器内的感染性废物、病理性废物、损伤性废物不得取出。

盛装的医疗废物达到包装物或者容器的3/4时，应当使用有效的封口方式，使包装物或者容器的封口紧实、严密。

（10）包装物或者容器的外表面被感染性废物污染时，应当对被污染处进行消毒处理或者增加一层包装。

（11）盛装医疗废物的每个包装物、容器外表面应当有警示标识，在每个包装物、容器上应当系中文标签，中文标签的内容应当包括：医疗废物产生单位、产生日期、类别及需要的特别说明等。

（12）非传染病区使用或者未用于传染病患者、疑似传染病患者以及采取隔离措施的其他患者的输液瓶（袋），盛装消毒剂、透析液的空容器，一次性医用外包装物，废弃的中草药与中草药煎制后的残渣，盛装药物的药杯，尿杯，纸巾、湿巾、尿不湿、卫生巾、护理垫等一次性卫生用品，医用织物以及使用后的大、小便器等，居民日常生活中废弃的一次性口罩均不属于医疗废物。

（13）对于符合医疗废物定义、但无风险或者风险较低，在满足相关豁免条件时，在部分环节或全部环节可不按医疗废物进行管理。

2. 运送

（1）运送医疗废物前，应当检查包装物或者容器的标识、标签及封口是否符合要求，不得将不符合要求的医疗废物运送至暂时贮存地点。

（2）医疗废物要按照规定的时间和路线运送至内部指定的暂时贮存地点。

（3）运送医疗废物时，应当防止造成包装物或容器破损和医疗废物的流失、泄漏和扩散，并防止医疗废物直接接触身体。

（4）医疗废物应当使用防渗漏、防遗撒、无锐利边角、易于装卸和清洁的专用运送工具。每天运送工作结束后，应当对运送工具及时进行清洁和消毒。

3. 暂时贮存

（1）医疗废物暂时贮存设施、设备远离医疗区、食品加工区、人员活动区和生活垃圾存放场所，方便医疗废物运送人员及运送工具、车辆的出入，易于清洁和消毒，避免阳光直射；要有严密的封闭措施，设专（兼）职人员管理，防止非工作人员接触医疗废物；有防鼠、防蚊蝇、防蟑螂、防止渗漏和雨水冲刷的安全措施；设有明显的医疗废物警示标识和"禁止吸烟、饮食"的警示标识。暂时贮存病理性废物，应当具备低温贮存或者防腐条件。

（2）医疗废物不得露天存放，暂时贮存的时间不得超过2天。

4. 处理

（1）医疗废物交由取得县级以上人民政府环境保护行政主管部门许可的医疗废物集中处置单位处置。

（2）医疗废物转交出去后，应当对暂时贮存地点、设施及时进行清洁和消毒处理。

（3）重大传染病疫情等突发事件产生的医疗废物，可按照县级以上人民政府确定的工作方案进行收集、贮存、运输和处置等。不具备集中处置医疗废物条件的农村地区，医疗卫生机构应当按照当地卫生行政主管部门和环境保护主管部门的要求，自行就地处置其产生的医疗废物。自行处置时一次性医疗器具和容易致人损伤的医疗废物应当消毒并作毁形处理；能够焚烧的，应当及时焚烧；不能焚烧的，应当消毒后集中填埋。

（4）禁止转让、买卖医疗废物。

（5）禁止在非收集、非暂时贮存地点倾倒、堆放医疗废物，禁止将医疗废物混入其他废物和生活垃圾。

目标检测

答案解析

一、单选题

1. 医院（　　）是医院存在和发展的基础，包括外环境和内环境
   A. 自然环境　　　　　　　　　　　B. 人文环境
   C. 社会环境　　　　　　　　　　　D. 政治环境

2. 一般来说，传染病医院，为达到降低传播风险、有效隔离易感人群的目的，常建议选址于城市下风向的郊区，（　　）
   A. 紧邻人口密集地区　　　　　　　B. 远离人口密集地区
   C. 远离河流区域　　　　　　　　　D. 紧邻河流区域

3. 当宿主免疫力低下和（或）正常防御机制缺损、细菌易位、菌群失调等情况下，正常菌群中的某些微生物可使宿主发生感染，这些微生物被称为（　　）

    A. 致病性微生物　　　　　　　　　　B. 非致病性微生物

    C. 微生物　　　　　　　　　　　　　D. 条件致病性微生物

4.《医院消毒卫生标准》（GB 15982—2012）中规定，作为 I 类环境的洁净手术部和其他洁净场所空气平均菌落数应符合《医院洁净手术部建筑技术规范》（GB 50333—2013）的要求，要求采用平板暴露法的空气平均菌落数（　　）

    A. ≤4.0（30min）CFU/皿　　　　　　B. ≤4.0（20min）CFU/皿

    C. ≤4.0（15min）CFU/皿　　　　　　D. ≤4.0（10min）CFU/皿

5. 医院集中空调系统的新风应直接取自（　　），不应从机房、楼道及天棚吊顶等处间接吸取新风

    A. 室内　　　　　　　　　　　　　　B. 室外

    C. 一半室内一半室外　　　　　　　　D. 大部分室外

二、多选题

1. 医院环境中有害因素众多，主要包括（　　）

    A. 物理性因素　　　　　　　　　　　B. 化学性因素

    C. 生物性因素　　　　　　　　　　　D. 经济因素

2. 医院环境中的病原微生物类型包括（　　）

    A. 细菌　　　　　　　　　　　　　　B. 病毒

    C. 真菌　　　　　　　　　　　　　　D. 支原体、衣原体

3. 医院内病原微生物传播的三个重要途径是（　　）

    A. 经环境物体表面传播　　　　　　　B. 经空气传播

    C. 经水传播　　　　　　　　　　　　D. 经蚊蝇传播

4. 医院污水来源及成分复杂，含有（　　），具有空间污染、急性传染和潜伏性传染等特征。

    A. 病原微生物　　　　　　　　　　　B. 物理污染物

    C. 化学污染物　　　　　　　　　　　D. 放射性及其他类型医疗污染物

5. 医疗废物是指医疗机构在医疗、预防、保健以及其他相关活动中产生的具有直接或间接感染性、毒性及其他危害性的废物。分为（　　）

    A. 感染性废物　　　　　　　　　　　B. 病理性废物

    C. 损伤性废物　　　　　　　　　　　D. 药物性及化学性废物

书网融合……

本章小结　　　　　　　微课　　　　　　　题库

第九章　医院消毒与灭菌 微课

PPT

📖 学习目标

　　1. 掌握　消毒、灭菌的概念；医疗器械对人体的危害性分类；消毒与灭菌方法的选用原则。

　　2. 熟悉　医院空气的消毒、物体表面和皮肤黏膜的消毒方法；常用消毒方法；医疗器械的消毒与灭菌流程。

　　3. 了解　影响消毒与灭菌效果的因素。

　　4. 学会　常用消毒与灭菌方法并能正确选择及使用。

第一节　消毒与灭菌相关概念

　　清洁　去除物体表面有机物、无机物和可见污染物的过程。

　　消毒　杀灭或清除传播媒介上病原微生物，使其达到无害化的处理。

　　消毒剂　用于杀灭传播媒介上的微生物使其达到消毒要求的制剂。

　　高效消毒剂　指可杀灭一切细菌繁殖体（包括分枝杆菌）、病毒、真菌及其孢子等，对细菌芽孢（致病性芽孢菌）也有一定杀灭作用，达到消毒要求的制剂。

　　中效消毒剂　指仅可杀灭分枝杆菌、真菌、病毒以及细菌繁殖体等微生物，达到消毒要求的制剂。

　　低效消毒剂　指仅可杀灭细菌繁殖体和亲脂病毒，达到消毒要求的制剂。

　　有效氯　有效氯是衡量含氯消毒剂氧化能力的标志，是指与含氯消毒剂氧化能力相当的氯量（非指消毒剂所含氯量），其含量用 mg/L 或% 浓度表示（有效碘及有效溴的定义和表示法与有效氯对应）。

　　灭菌　杀灭或清除传播媒介上一切微生物的处理。

　　抗菌　采用化学或物理方法杀灭或妨碍细菌生长繁殖及其活性的过程。

　　抑菌　采用化学或物理方法抑制或妨碍细菌生长繁殖及其活性的过程。

　　杀灭对数值　当微生物数量以对数表示时，消毒前后微生物减少的对数值。

　　杀灭率　在微生物杀灭试验中，用百分率表示微生物数量减少的值。

　　灭菌保证水平　指灭菌处理后单位产品上存在活微生物的概率，通常表示为 10^{-n}。如，设定灭菌保证水平为 10^{-6}，即经灭菌处理后在 100 万件物品中最多只允许有 1 件物品存在活微生物。

　　灭菌剂　可杀灭一切微生物（包括细菌芽孢）使其达到灭菌要求的制剂。

　　抗菌剂　杀灭或妨碍细菌生长繁殖及其活性的制剂。

　　抑菌剂　抑制或妨碍细菌生长繁殖及其活性的制剂。

　　中和剂　在微生物杀灭试验中，用以消除试验微生物与消毒剂的混悬液中和微生物表面上残留的消毒剂，使其失去对微生物抑制和杀灭作用的试剂。

　　化学指示物　利用某些化学物质对某一杀菌因子的敏感性，使其发生颜色或形态改变，以指示杀菌因子的强度（或浓度）和（或）作用时间是否符合消毒或灭菌处理要求的制品。

　　生物指示物　将适当载体染以一定量的特定微生物，用于指示消毒或灭菌效果的制品。

　　灭菌过程验证装置　对灭菌过程具有特定抗力的装置，用于评价灭菌过程的有效性。

存活时间　用于生物指示物抗力鉴定时，指受试指示物样本，经杀菌因子作用后全部样本有菌生长的最长作用时间（min）。

杀灭时间　用于生物指示物抗力鉴定时，指受试指示物样本，经杀菌因子作用后全部样本无菌生长的最短作用时间（min）。

D 值　杀灭微生物数量达 90% 所需的时间（min）。

第二节　影响消毒与灭菌效果的因素

消毒因子对微生物的作用效果受诸多因素的影响，主要涉及目标为生物、消毒因子和作用环境条件三个方面。这些因素中有的对消毒效果具有促进作用，有的对消毒效果具有抑制作用。

消毒因子杀灭微生物的作用除了受消毒因子强度和作用时间的影响外，还受微生物种类和数量的影响，以及其他因素的影响，如消毒剂的作用温度、pH、有机干扰物等的影响，一些物理消毒方法也会受到有机干扰物、温度以及湿度等的影响。为确保消毒产品或消毒药械的使用效果，应找出影响消毒效果的因素，并对其影响程度作用进行评价，以便在实际应用中根据评价结果进行调整，真正做到科学、合理使用消毒产品或消毒药械。

一、微生物种类和数量

不同种类（或类型）的微生物，因其结构特征、组成成分不同，所以对消毒剂的敏感性也会不同。如细菌芽孢因含水量少（约 40%），蛋白质受热不易变性；芽孢形成时能合成一些特殊的酶，这些酶较之繁殖体中的酶具有更强的耐热性；芽孢含有大量吡啶二羧酸（dipicolinie acid，DPA），DPA 能使芽孢的酶类具有很高的稳定性；所以芽孢对热的抵抗力很强；芽孢壳通透性极低，消毒剂不能进入，导致芽孢对消毒剂的抵抗力也很强。分枝杆菌不同于普通细菌繁殖体，其细胞壁含有大量的脂质，故对亲脂性消毒剂（如乙醇）敏感，在 70% 乙醇中 2 分钟死亡；脂质可防止菌体水分丢失，故对干燥的抵抗力特别强，黏附在尘埃上保持传染性 8～10 天，在干燥痰内可存活 6～8 个月；其细胞壁的类脂质，尤其是蜡样物质，具有疏水性，和普通细菌相比较，对物理和多种化学消毒因子具有较强的抵抗力。同理，有包膜病毒对脂溶性消毒剂的敏感性高于无包膜病毒。

同种微生物的不同生理状态下，对消毒灭菌因子的抵抗力也有不同，如老龄菌比幼龄菌抵抗力强。

物品上微生物污染程度越高，消毒就越困难。原因之一是物品上微生物数量增加，彼此重叠加强了机械保护作用；其二是微生物数量多，抵抗力强的个体也随之增多。因此，消毒污染严重的物品，需提高能量（或药物浓度），或延长作用时间，方能达到消毒合格要求。

二、消毒因子种类、浓度（或强度）和作用时间

（一）消毒因子种类、浓度（或强度）

消毒因子强度指在消毒灭菌过程中，作用于待处理物品上的消毒因子的实际强度。对于物理因子通常描述为强度（如温度、辐照强度、压力值等），对于化学或生物消毒灭菌因子则主要指消毒因子的浓度。

通常，有效消毒因子强度越大，对微生物的杀灭能力越强。如热力消毒灭菌方法中，在一定范围内作用温度越高，对微生物杀灭效果越好。多数化学消毒剂也遵循"浓度越高，效果越好"的规律，但也有少数消毒剂例外，如乙醇消毒剂的最佳浓度范围在 70%～75%，过高浓度的乙醇会使微生物表面的蛋白质快速变性凝固，降低进入微生物内部乙醇的浓度，导致对微生物的杀灭作用下降。

（二）消毒因子的作用时间

消毒因子对微生物的杀灭效果与作用时间有关。任何消毒因子都必须作用于微生物上的特定作用位点，通过破坏微生物结构、改变微生物生理活性等方式导致微生物死亡，这个作用过程需要一定的时间才能达到。不同的消毒因子，其发挥作用所需的最短时间不同。对于特定种类消毒因子，其作用时间越长，消毒效果越好。在一定范围内，消毒因子的强度增加，所需的有效作用时间相应缩短，反之，消毒因子强度降低，达到同样消毒效果所需的作用时间会延长。

三、环境中的有机物、温度、湿度等

（一）环境中的有机物

某些消毒剂能与一些特定的化合物反应，消耗消毒剂从而使其消毒效果下降；另一些化学物则可能对微生物起到保护作用，从而导致消毒效果下降。这些能使消毒效果下降的物质称为化学拮抗物质。例如，蛋白质、油脂类有机物包围在微生物外面可阻碍消毒因子的穿透，并消耗一部分消毒剂，可使消毒效果下降。因此，应将污染物品清洗后进行消毒，或提高浓度，或延长作用时间。此外，锰、亚硝酸盐、铁、硫化物可减弱含氯消毒剂的消毒作用；棉纱布或合成纤维可吸附季铵盐类减弱消毒作用；阴离子型表面活性剂，以及钙、镁、铁铝等离子亦可减弱季铵盐类的活性；含氯消毒剂、含碘消毒剂、过氧化物类消毒剂易被还原剂中和。在实际应用中，需注意避免拮抗物质对消毒剂的作用，才能更好保证消毒与灭菌的效果。

（二）环境温度

温度对消毒剂效果的影响表现为两个方面，一是影响消毒因子的产生，二是影响微生物对消毒因子的敏感性。热力消毒完全依靠高温的作用杀灭微生物，温度对其影响不言而喻。其他消毒方法也受温度的影响，一般情况下，在一定温度范围内温度越高，消毒效果越好。如含氯消毒剂温度每提高 10℃，杀芽孢时间可减半。5% 的甲醛溶液，20℃杀灭炭疽杆菌芽孢需要 32 小时，但 37℃仅需要 1.5 小时。不同的消毒剂受温度影响的程度也不同，如过氧乙酸受温度变化的影响较小，3% 的过氧乙酸在 −30℃ 的条件下作用 1 小时仍可达到灭菌，乙醇稀释过氧乙酸可防冻，适于 0℃以下消毒。但也有少数例外，如臭氧水消毒，低温有利于臭氧溶于水，从而增强其消毒效果。过氧化物稳定性差，碘在 40℃时可升华，故采用过氧化物消毒剂和碘消毒剂消毒时不宜加热。紫外线在室温 20 ~ 35℃时杀菌作用最强，随着温度降低，紫外线的输出减少，消毒效果下降；但若温度过高，辐射的紫外线又会因为吸收增加，从而也会导致输出减少。大多数微生物在低温时对紫外线较敏感，但低温又可影响紫外线灯的输出强度而影响消毒效果。因此，温度过高或过低对紫外线的消毒效果均有影响。多数臭氧发生器的消毒效果也受环境温度的影响，温度较高时，产生的臭氧含量下降，在较低温度时产生的臭氧浓度相对较高。

（三）消毒环境湿度

空气的相对湿度（relative humidity，RH）对气体消毒剂影响显著。使用环氧乙烷或甲醛消毒都有最适 RH 范围，RH 过高过低都会影响消毒效果。环氧乙烷消毒一般以 RH 80% 为宜，甲醛气体消毒以 RH 80% ~ 90% 为宜。臭氧气体消毒物品表面，相对湿度 ≥70%，才能达到消毒效果。RH 对空气消毒的影响也显著。过氧乙酸喷雾消毒，RH 在 20% ~ 80% 时，湿度越大，杀菌效果越好。当相对湿度低于 20% 时，则杀菌作用较差。臭氧空气消毒，相对湿度 ≥60%，才能达到消毒效果。

环境的湿度水平对紫外线消毒器的效果也会产生影响，原因是水分子能吸收紫外线，空气湿度较大时会降低紫外线的穿透力，降低消毒效果。研究发现，在一定的范围内，紫外线灯辐射强度与空气含湿量成反比，在室内湿度 55% 以下时，紫外线空气消毒机消毒效果无明显影响，当相对湿度增加到 70%、80%、90% 时，紫外线辐射强度需分别增加 50%、80%、90% 才能达到同样的消毒效果。湿度对臭氧发生器的消毒效果也有影响，研究发现，当进入臭氧放电管的气体含水分或油污时，产生的臭氧浓度下降，消毒效果下降。

实际工作中，应根据各消毒方法的要求，调整相对湿度至最适范围，保障消毒灭菌效果。

第三节　医院常用消毒与灭菌方法

一、消毒与灭菌方法的选择原则

消毒方法选择原则是基于消毒因子作用水平、消毒对象物品对人体健康造成危险性的程度和消毒目标微生物对消毒因子抵抗力的大小来决定的。

（1）医疗机构使用的消毒产品应符合国家相关卫生标准、规范和产品质量要求，卫生安全评价合格并备案，使用时应严格遵循产品使用说明书。

（2）根据物品污染后导致感染的风险高低选择相应的消毒或灭菌的方法。①高度危险性物品，应采用灭菌方法处理。②中度危险性物品，应采用达到中水平消毒以上效果的消毒方法。③低度危险性物品，宜采用低水平消毒方法，或作清洁处理；遇有病原微生物污染时，针对所污染病原微生物的种类选择有效的消毒方法。

（3）根据物品上污染微生物的种类、数量以及危害性选择消毒或灭菌方法。①对受到致病菌芽孢、真菌孢子、分枝杆菌和经血传播病原体（乙型肝炎病毒、丙型肝炎病毒、艾滋病病毒等）污染的物品，应采用高水平消毒或灭菌。②对受到真菌、亲水病毒、螺旋体、支原体、衣原体等病原微生物污染的物品，应采用中水平以上的消毒方法。③对受到一般细菌和亲脂病毒等污染的物品，应采用达到中水平或低水平的消毒方法。④杀灭被有机物保护的微生物时，应加大消毒剂的使用剂量和（或）延长消毒时间。⑤消毒物品上微生物污染特别严重时，应加大消毒剂的使用剂量和（或）延长消毒时间。

（4）根据消毒物品的性质选择消毒或灭菌方法。①耐高温、耐湿的手术器械和物品，应首选压力蒸汽灭菌；耐热不耐湿的油剂类和干粉类等应采用干热灭菌。②不耐热、不耐湿的物品，宜采用低温灭菌方法如环氧乙烷灭菌、过氧化氢低温等离子体灭菌或低温甲醛蒸汽灭菌等。③物体表面消毒，应考虑表面性质，光滑表面宜选择合适的消毒剂擦拭或紫外线消毒器近距离照射；多孔材料表面宜采用浸泡或喷雾消毒法。

二、消毒方法

（一）化学法

化学消毒剂按其化学成分分类：①含氯消毒剂；②醇类消毒剂；③氧化物类消毒剂；④醛类消毒剂；⑤酚类消毒剂；⑥烷基化气体剂；⑦碘类消毒剂；⑧其他类别消毒。如果按照化学消毒剂使用时的物理状态可分为液体、固体和气体三大类。根据杀菌作用的强弱，化学消毒剂可分为高效、中效和低效三大类。

1. 醛类消毒剂

（1）戊二醛　戊二醛属灭菌剂，具有广谱、高效杀菌作用。对金属腐蚀性小，受有机物影响小等特点。经典的戊二醛常用灭菌浓度为2%碱性戊二醛。

1）适用范围　适用于不耐热的医疗器械和精密仪器等消毒与灭菌。

2）使用方法　①手术器械、器具与物品的消毒与灭菌：将洗净、干燥的手术器械、器具与物品放入2%的碱性戊二醛中完全浸没，并应去除器械表面的气泡，容器加盖，温度20～25℃，消毒作用到产品使用说明的规定时间，灭菌作用10小时。无菌方式取出后用无菌水反复冲洗干净，再用无菌纱布等擦干后使用。其他戊二醛制剂的用法遵循卫生行政部门或国家相关规定进行。②用于内镜的消毒或灭菌应遵循国家有关要求。

3）注意事项　①手术器械、器具与物品在消毒前应彻底清洗、干燥。新启用的手术器械、器具与物品先除去油污及保护膜，再用清洁剂清洗去除油脂，干燥后及时消毒或灭菌。②戊二醛对人有毒性，应在通风良好的环境中使用。对皮肤和黏膜有刺激性，使用时应注意个人防护。不慎接触，应立即用清水连续冲洗，必要时就医。③戊二醛不应用于物体表面的擦拭或喷雾消毒、室内空气消毒、手和皮肤黏膜的消毒。④强化酸性戊二醛使用前应先加入 pH 调节剂（碳酸氢钠），再加防锈剂（亚硝酸盐）充分混匀。⑤用于浸泡灭菌的容器，应洁净、密闭，使用前应先经灭菌处理。⑥在 20～25℃温度条件下，加入 pH 调节剂和亚硝酸钠后的戊二醛溶液连续使用时间应≤14 天。⑦应确保使用中戊二醛浓度符合产品使用说明的要求。⑧戊二醛应密封，避光，置于阴凉、干燥、通风的环境中保存。

（2）邻苯二甲醛

1）适用范围　适用于不耐热手术器械、器具与物品的浸泡消毒。

2）使用方法　①将待消毒的手术器械、器具与物品完全淹没于含量为 5.5g/L、pH 为 7.0～8.0、温度 20～25℃的邻苯二甲醛溶液中浸泡，消毒容器加盖，作用 5～12 分钟。②用于内镜的消毒应遵循国家有关要求。

3）注意事项　①手术器械、器具与物品消毒前应彻底清洗、干燥。新启用的手术器械、器具与物品先除去油污及保护膜，再用清洁剂清洗去除油脂，干燥后及时消毒。②使用时应注意通风。直接接触本品会引起眼睛、皮肤、消化道、呼吸道黏膜损伤。接触皮肤、黏膜会导致着色，处理时应谨慎、戴手套；当溅入眼内时应及时用水冲洗，必要时就诊。③配制使用应采用专用塑料容器。④消毒液连续使用应≤14 天。⑤应确保使用中的浓度符合产品使用说明的要求。⑥邻苯二甲醛应密封，避光，置于阴凉、干燥、通风的环境中保存。

2. 氧化物类消毒剂

（1）过氧乙酸

1）适用范围　适用于耐腐蚀物品、环境、室内空气等的消毒。专用机械消毒设备适用于内镜的灭菌。

2）消毒液配制　对二元包装的过氧乙酸，使用前按产品使用说明书要求将 A 液、B 液混合并放置所需时间。根据有效成分含量按容量稀释公式 $c_1 \times V_1 = c_2 \times V_2$，$c_1$ 和 V_1 为过氧乙酸原液的浓度和毫升数，c_2 和 V_2 为配制过氧乙酸使用液的浓度和体积，用蒸馏水将过氧乙酸稀释成所需浓度。计算方法及配制步骤为：

计算所需过氧乙酸原液的体积（V_1）：$V_1 = (c_2 \times V_2) / c_1$；

计算所需蒸馏水的体积（V_3）：$V_3 = V_2 - V_1$；

取过氧乙酸原液 V_1（ml），加入蒸馏水 V_3（ml），混匀。

3）消毒方法　①浸泡法：将待消毒的物品浸没于装有过氧乙酸的容器中，加盖。对一般物体表面，用 0.1%～0.2%（1000～2000mg/L）过氧乙酸溶液浸泡 30 分钟；对耐腐蚀医疗器械的高水平消毒，采用 0.5%（5000mg/L）过氧乙酸冲洗作用 10 分钟，用无菌方法取出后采用无菌水冲洗干净，无菌巾擦干后使用。②擦拭法：大件物品或其他不能用浸泡法消毒的物品用擦拭法消毒。消毒使用的浓度和作用时间同浸泡法。③喷洒法：用于环境消毒时，用 0.2%～0.4%（2000～4000mg/L）过氧乙酸溶液喷洒，作用 30～60 分钟。④喷雾法：采用电动超低容量喷雾器，使用 5000mg/L 过氧乙酸溶液，按照 20～30ml/m³ 的用量进行喷雾消毒，作用 60 分钟。⑤熏蒸法：使用 15% 过氧乙酸（7ml/m³）加热蒸发，相对湿度 60%～80%、室温熏蒸 2 小时。⑥使用以过氧乙酸为灭菌剂的专用机械消毒设备灭菌内镜时，应遵循卫生行政部门消毒产品卫生许可批件的适用范围及操作方法。

4）注意事项　①过氧乙酸不稳定，应贮存于通风阴凉处，远离可燃物质。用前应测定有效含量，原液浓度低于12%时不应使用。②稀释液应现用现配，使用时限≤24小时。③过氧乙酸对多种金属和织物有较强的腐蚀和漂白作用，金属制品与织物经浸泡消毒后，及时用符合要求的水冲洗干净。④接触过氧乙酸时，应采取防护措施；不慎溅入眼中或皮肤上，应立即用大量清水冲洗。⑤空气熏蒸消毒时，室内不应有人。

（2）过氧化氢

1）适用范围　适用于外科伤口、皮肤黏膜冲洗消毒，室内空气的消毒。

2）消毒方法　①伤口、皮肤黏膜消毒，采用3%（30g/L）过氧化氢冲洗、擦拭，作用3～5分钟。②室内空气消毒，使用气溶胶喷雾器，采用3%（30g/L）过氧化氢溶液按照20～30ml/m³的用量喷雾消毒，作用60分钟。

3）注意事项　①过氧化氢应避光、避热，室温下储存。②过氧化氢对金属有腐蚀性，对织物有漂白作用。③喷雾时应采取防护措施；谨防溅入眼内或皮肤黏膜上，一旦溅上及时用清水冲洗。

（3）二氧化氯

1）适用范围　适用于物品、环境、物体表面及空气的消毒。

2）消毒液配制　二元包装消毒液，使用前需在二氧化氯稳定液中加入活化剂；一元包装的粉剂及片剂，应加入蒸馏水溶解，放置所需时间。根据有效含量按稀释定律，用蒸馏水将二氧化氯稀释成所需浓度。具体计算方法及配置步骤按过氧乙酸配置步骤进行。

3）消毒方法　①浸泡法：将待消毒物品浸没于装有二氧化氯溶液的容器中，加盖。对细菌繁殖体污染物品的消毒，使用100～250mg/L二氧化氯溶液浸泡30分钟；对肝炎病毒和结核分枝杆菌污染物品的消毒，用500mg/L二氧化氯浸泡30分钟；对细菌芽孢污染物品的消毒，用1000mg/L二氧化氯浸泡30分钟。②擦拭法：大件物品或其他不能用浸泡法消毒的物品用擦拭法消毒。消毒使用的浓度和作用时间同浸泡法。③喷洒法：对细菌繁殖体污染的表面，用500mg/L二氧化氯均匀喷洒，作用30分钟；对肝炎病毒和结核杆菌污染的表面，用1000mg/L二氧化氯均匀喷洒，作用60分钟。④室内空气消毒：使用气溶胶喷雾器，采用500mg/L二氧化氯溶液按照20～30ml/m³的用量喷雾消毒，作用30～60分钟；或采用二氧化氯溶液按照10～20mg/m³加热蒸发或加激活剂熏蒸消毒。消毒剂用量、消毒时间、操作方法和注意事项等应遵循产品的使用说明。

4）注意事项　①置于干燥、通风处保存。②稀释液应现用现配，使用时限≤24小时。③对碳钢、铝有中度腐蚀性，对铜、不锈钢有轻度腐蚀性。金属制品经二氧化氯消毒后，应及时用符合要求的水冲洗干净、干燥。

3. 含氯消毒剂　含氯消毒剂属高效消毒剂，具有广谱、高效、低毒，有强烈的刺激性气味，对金属有腐蚀性，对织物有漂白作用，受有机物影响很大，消毒液不稳定等特点。常用的含氯消毒剂有：①液氯，含氯量＞99.5%（W/W）；②漂白粉，含有效氯25%（W/W）；③漂白粉精；含有效氯80%（W/W）；④次氯酸钠，工业制备的含有效氯10%（W/W）；⑤二氯异氰尿酸钠，含有效氯60%（W/W）；⑥三氯异氰尿酸，含有效氯85%～90%（W/W）；⑦氯化磷酸三钠，含有效氯2.6%（W/W）。

（1）适用范围　适用于餐（茶）具、环境、水、疫源地等消毒。

（2）使用方法　常用的消毒方法有浸泡、擦拭、喷洒与干粉消毒等方法。①浸泡法：待消毒的物品放入装有含氯消毒剂溶液的容器中，加盖。细菌繁殖体污染的物品，用含有效氯500mg/L的消毒液浸泡10分钟以上；经血传播病原体、分枝杆菌和细菌芽孢污染物品，用含有效氯2000～5000mg/L消毒液浸泡30分钟以上。②擦拭法：大件物品或其他不能用浸泡法消毒的物品用擦拭法消毒。消毒所有药物浓度和作用时间参见浸泡法。③喷洒法：一般污染的物品表面，用1000mg/L的消毒液均匀喷洒，作用30分钟以上；经血传播病原体、结核杆菌等污染表面的消毒，用含有效氯2000mg/L的消毒液均匀喷洒，作用60分钟以上。喷洒后有强烈的刺激性气味，人员应离开现场。④干粉消毒法：对排泄物的消毒，用含氯消毒剂干粉加入排泄物中，使含有效氯10000mg/L，略加搅拌后，作用2～6小时，对医院污水的消毒，用干粉按有效氯 50mg/L 用量加入污水中，并搅拌均匀，作用 2 小时后排放。

（3）含氯消毒剂杀菌效果影响因素　①浓度与作用时间，通常药物浓度愈高，作用时间愈长，杀菌效果愈好。②酸碱度，pH 愈低，杀菌作用愈强，次氯酸浓度高。③温度，温度增高可加强杀菌作用。④有机物，有机物的存在可耗损有效氯，对低浓度消毒液的影响比较明显，例如：漂白粉杀灭蜡状杆菌芽孢，在水悬液中，1%（g/ml）浓度药物作用 30 分钟即可；加入 20%（ml/ml）马血清后，需作用 60 分钟。⑤还原性物质：硫代硫酸钠、亚铁盐、硫代物、含氨基化合物等还原性物质，亦可降低其杀菌作用。在消毒污水时应予以注意。

（4）含氯消毒剂在使用时要注意　①粉剂应于阴凉处避光、防潮、密封保存；水剂应于阴凉处避光、密闭保存。所需溶液应现配现用。②配制漂白粉等粉剂溶液时，应戴口罩，手套。③未加防锈剂的含氯消毒剂对金属有腐蚀性，不应做金属器械的消毒；加防锈剂的含氯消毒剂对金属器械消毒后，应用无菌蒸馏水冲洗干净，并擦干后使用。④对织物有腐蚀和漂白作用，不应做有色织物的消毒。⑤用于消毒餐具，应即时用清水冲洗。⑥消毒时，若存在大量有机物时，应提高使用浓度或延长作用时间。⑦用于污水消毒时，应根据污水中还原性物质含量适当增加浓度。

4. 含碘消毒剂

（1）定义　以碘为主要杀菌成分的消毒剂。包括碘酊、碘伏、复合碘消毒剂等。

碘类消毒剂可卤化菌体蛋白形成沉淀，具渗透性，杀菌谱广、快速，对各种微生物的杀灭剂量比较接近。

碘液为游离碘制剂，包括碘的水溶液和碘的乙醇溶液（碘酊），临床用于皮肤、黏膜和医疗器械消毒。碘液容易升华，碘制剂应存放在密闭容器中，低温避光保存，保存时间过久颜色会变淡，应测定碘的含量。

碘伏是碘与聚醇醚和聚乙烯吡咯烷酮类表面活性剂形成的络合物。表面活性剂作为碘的载体和助溶剂，以表面活性剂作载体碘伏有：①非离子表面活性碘，如聚乙烯吡咯烷酮碘（PVP-I）、壬基酚聚氧乙烯醚碘（PVP-I）、聚乙二醇碘（PEG-I）等；②阳离子表面活性碘，如十六烷基二甲基卞胺碘；③阴离子表面活性碘，如烷基磺酸盐络合碘。非离子表面碘性质稳定，使用普遍。

碘伏为中效、速效、低毒，对皮肤黏膜无刺激并无黄染，对铜、铝、碳钢等二价金属有腐蚀性，受有机物影响大，稳定性好等特点。适用于皮肤、黏膜等的消毒。

（2）应用范围　①碘酊：适用于手术部位、注射和穿刺部位皮肤以及新生儿脐带部位皮肤消毒。不适用于黏膜和敏感部位皮肤消毒。②碘伏：适用于外科手及前臂消毒；手术切口部位、注射及穿刺部位皮肤以及新生儿脐带部位皮肤消毒；黏膜冲洗消毒；卫生手消毒。③复合碘消毒剂：主要适用于医务人员的手、皮肤消毒，有些可用于黏膜消毒。

（3）使用方法

1）碘酊　用无菌棉拭或无菌纱布蘸取本品，在消毒部位皮肤进行擦拭 2 遍以上，再用棉拭或无菌纱布蘸取 75% 医用乙醇擦拭脱碘即可。使用浓度为有效碘 18～22g/L，作用时间为 1～3 分钟。

2）碘伏　①擦拭法：皮肤、黏膜擦拭消毒，用浸有碘伏消毒液原液的无菌棉球或其他替代物品擦拭被消毒部位。外科手消毒用碘伏消毒液原液擦拭揉搓作用至少 3 分钟。手术部位的皮肤消毒，用碘伏消毒液原液局部擦拭 2～3 遍，作用至少 2 分钟。注射部位的皮肤消毒，用碘伏消毒液原液局部擦拭 2 遍，作用时间遵循产品的使用说明。口腔黏膜及创面消毒，用含有效碘 1000～2000mg/L 的碘伏擦拭，作用 3～5 分钟。②冲洗法：对阴道黏膜及创面的消毒，用含有效碘 500mg/L 的碘伏冲洗，作用到使用产品的规定时间。

3）复合碘消毒剂　①含有乙醇或异丙醇的复方碘伏消毒剂可用于手、皮肤消毒，原液擦拭 1～2 遍，作用 1～2 分钟，不可用于黏膜消毒。②含有氯己定的复方碘伏消毒剂，用途同普通碘伏消毒剂，应遵循该消毒剂的使用说明，慎用于腹腔冲洗消毒。

（4）注意事项　①碘类消毒剂受 pH、有机物等的影响，在酸性条件下游离碘增多杀菌作用较强；②有机物可降低碘的杀菌作用，外科消毒使用的碘液，浓度较高（2%），有机物的影响可忽略不计；③碘伏对二价金属制品有腐蚀性，不应做相应金属制品的消毒；④应置于阴凉处避光、防潮、密封保存。⑤含乙醇的碘制剂消毒液不应用于黏膜和伤口的消毒。⑥碘过敏者慎用。

5. 醇类消毒剂　短链脂肪醇具有快速（30 秒至 10 分钟）杀灭微生物的作用，但 4 个碳链以上的溶解度小，使用上困难，常用的是乙醇、异丙醇和正丙醇，乙醇应用最为广泛，其次为异丙醇。醇类消毒剂杀菌作用快、性质稳定、无腐蚀性、基本无毒，可与其他药物配制成酊剂起增效作用；能去污起清洁作用，价廉。缺点，不易杀死细菌芽孢、受有机物影响较大、有效浓度较高等。醇分子能进入蛋白质肽链使菌体蛋白变性、干扰微生物代谢和溶菌。

乙醇属中效消毒剂，具有中效、速效、无毒、对皮肤黏膜有刺激性、对金属无腐蚀性、受有机物影响大、易挥发、不稳定等特点。通常采用 75%（V/V）乙醇作为常规皮肤消毒、环境表面及医疗器械的消毒等。常用消毒方法有浸泡法和擦拭法。①浸泡法：将待消毒的物品放入装有乙醇溶液的容器中，加盖。对细菌繁殖体污染医疗器械等物品的消毒，用 75% 的乙醇溶液浸泡 10 分钟以上；个别对其他消毒剂过敏者，可用 75% 的乙醇溶液浸泡 5 分钟。②擦拭法：皮肤的消毒用 75% 乙醇棉球擦拭。

乙醇易燃，忌明火。必须使用医用乙醇，严禁使用工业乙醇消毒和作为原材料配制消毒剂。

影响乙醇杀菌因素有：①浓度，杀菌需有一定量的水。浓度在 95% 以上的乙醇，一接触菌体便引起菌体表层蛋白质凝固，形成保护膜，阻挡乙醇分子继续渗入，而导致杀菌能力减弱。乙醇浓度为 65%~80%，异丙醇浓度为 50%~70% 较合适。②有机物，醇可使蛋白质变性凝固形成保护层，影响杀菌作用，故不宜用于消毒被血、脓、粪便等污染的表面。③温度：杀菌能力随温度升高而加强。

6. 胍类消毒剂　胍类消毒剂包括醋酸氯己定和葡萄糖酸氯己定和聚六亚甲基胍等。均属低效消毒剂，具有速效杀菌作用，对皮肤黏膜无刺激性、对金属和织物无腐蚀性，受有机物影响轻微，稳定性好等特点。适用于外科洗手消毒、手术部位皮肤消毒、黏膜消毒等。常用消毒方法有浸泡、擦拭和冲洗等方法。①擦拭法：手术部位及注射部位的皮肤消毒。用 5000mg/L 醋酸氯己定 - 乙醇（70%）溶液局部擦拭 2 遍，作用 2 分钟；对伤口创面消毒，用 5000mg/L 醋酸氯己定水溶液擦拭创面 2~3 遍，作用 2 分钟。外科洗手可用相同浓度和作用时间。②冲洗法：对阴道、膀胱或伤口黏膜创面的消毒，用 500~1000mg/L 醋酸氯己定水溶液冲洗，至冲洗液变清为止。

胍类消毒剂使用时应注意勿与肥皂、洗衣粉等阴离子型表面活性剂混合使用或前后使用；冲洗消毒时，若创面脓液过多，应延长冲洗时间。

7. 季铵盐类消毒剂　本类消毒剂包括单链季铵盐和双长链季铵盐两类，前者只能杀灭某些细菌繁殖体和亲脂病毒，属低效消毒剂，例如苯扎溴铵。后者可杀灭多种微生物，包括细菌繁殖体，某些真菌和病毒，至少属于中效消毒剂。季铵盐类可与乙醇或异丙醇配成复方制剂，其杀菌效果明显增加。季铵盐类消毒剂的特点是对皮肤黏膜无刺激，毒性小，稳定性好，对消毒物品无损害等。

（1）适用范围　适用皮肤黏膜消毒，环境物品消毒。

（2）消毒方法　①皮肤消毒：单链季铵盐消毒剂 500~1000mg/L，皮肤擦拭或浸泡消毒，作用时间 3~5 分钟，或用双链季铵盐 500mg/L，擦拭或浸泡消毒，作用 2~5 分钟；②黏膜消毒：用 500mg/L 单链季铵盐作用 3~5 分钟，或用双链季铵盐 100~500mg/L，作用 1~3 分钟；③环境表面消毒：根据污染微生物的种类选用双链或用单链季铵盐消毒剂，一般用 1000~2000mg/L，浸泡、擦拭或喷洒消毒，作用时间 30 分钟。

（3）注意事项　①有机物可减弱本类消毒剂的杀菌作用；②酸性 pH 可影响杀菌效果；③对阴离子型表面活性剂如肥皂、洗衣粉，钙、镁、铁、铝等金属离子有拮抗作用。

8. 酸性氧化电位水　酸性氧化电位水（acidic electrolyzed - oxidzing water，AEOW），是指将软化水中加入低浓度的氯化钠（溶液浓度小于 0.1%），在有离子隔膜式电解槽中电解后，从阳极一侧生成的具有低浓度有效氯、高氧化还原电位的酸性水溶液。其生成原理是将适量低浓度的氯化钠溶液加入到有离子隔膜式电解槽内，通过电解，在阳极侧氯离子生成氯气，氯气与水反应生成次氯酸和盐酸，与此同时，水在阳极电解，生成氧气和氢离子，使阳极一侧产生 pH 为 2.0 ~ 3.0，氧化还原电位在 1100mV 以上、有效氯含量一般为 50 ~ 70mg/L 的液体。

（1）应用范围　适用于灭菌前手工清洗手术器械、内镜的消毒，卫生手、皮肤和黏膜的消毒，食饮具、食品加工器具及瓜果蔬菜的消毒，一般物体表面和环境表面的消毒，织物类物品的消毒。其他应用范围根据产品使用说明书和产品卫生安全评价报告确定。

（2）使用方法

1）医疗器械、内镜和用品的消毒　①灭菌前手工清洗手术器械和用品后，用酸性氧化电位水流动冲洗浸泡消毒 2 分钟，净水冲洗 30 秒，取出烘干或用无菌布拭干后，再按要求进行灭菌处理。②内镜的消毒：用于内镜消毒时，应全部浸没于酸性氧化电位水，并用全管道灌流器将酸性氧化电位水出水口与内镜各孔道连接、使用动力泵将各管道充满消毒液，流动冲洗浸泡消毒 3 ~ 5 分钟；一般手术用品流动冲洗浸泡 3 ~ 5 分钟。

2）卫生手消毒　先用碱性电解水冲洗 20 秒，然后用酸性氧化电位水流动冲洗消毒 1 分钟，再用碱性电解水或自来水冲洗 10 秒。

3）皮肤与黏膜的消毒　冲洗或反复擦洗消毒 3 ~ 5 分钟。

4）一般物体表面的消毒　流动冲洗浸泡消毒作用 3 ~ 5 分钟，或反复擦洗消毒 5 分钟。

5）地面等环境表面的消毒　将地面清洁干净后，用酸性氧化电位水消过毒的拖布擦拭地面 1 ~ 2 次（应朝同一方向擦拭）。

6）织物类物品的消毒　清洗干净后，流动浸泡消毒 3 ~ 5 分钟。

7）食饮具、食品加工器具、瓜果蔬菜的消毒　流动冲洗浸泡消毒 3 ~ 10 分钟。

（3）注意事项　①生产用水应符合 GB 5749 的规定、经软化处理后硬度应小于 25mg/L。氯化钠应符合 GB/T 1266 中化学纯级的要求，且不应含有添加物。②酸性氧化电位水应现用现制备。储存时应选用避光、密闭、硬质聚氯乙烯材质制成的容器，室温条件下不超过 3 天。③每次使用前，应在使用现场酸性氧化电位水出水口处，分别测定 pH 和有效氯浓度。④对除不锈钢以外的金属物品有一定的腐蚀作用，应慎用。⑤消毒前，消毒对象应彻底清除有机物，然后再进行消毒处理。⑥为外用消毒产品，不可直接饮用。

9. 臭氧　臭氧在常温下为强氧化性气体，其密度为 1.68（空气为 1）。臭氧在水中的溶解度较低（3%）。臭氧稳定性极差，在常温下可自行分解为氧，所以臭氧不能瓶装贮备，只能现场生产，立即使用。

（1）适用范围　臭氧是一种广谱杀菌剂，可杀灭细菌繁殖体和芽胞、病毒、真菌等，并可破坏肉毒梭菌毒素。在医院消毒方面，臭氧可用于医院污水和手术用水的消毒、物品表面消毒和空气消毒。

（2）使用方法

1）手术用水消毒　一般加臭氧量 0.5 ~ 1.5mg/L，水中保持剩余臭氧浓度 0.1 ~ 0.5mg/L，维持 5 ~ 10 分钟。对于质量较差的水，加臭氧量应在 3 ~ 6mg/L。

2）医院污水处理　用臭氧处理污水的工艺流程是：污水先进入一级沉淀池，净化后进入二级净化池，处理后进入调节储水池，通过污水泵抽入接触塔，在塔内与臭氧充分接触 10 ~ 15 分钟后排放。一般 300 张床位的医院，建立一个污水处理能力 18 ~ 20t/h 的臭氧处理系统，采用 15 ~ 20mg/L 臭氧投入量，作用 10 ~ 15 分钟，处理后的污水清亮透明，无臭味，细菌总数和大肠菌数均可符合国家污水排放标准。

3）空气消毒　臭氧对空气中的微生物有明显的杀灭作用，采用 20mg/m³ 浓度的臭氧，作用 30 分钟，对自然菌的杀灭率达到 90% 以上。用臭氧消毒空气，必须是在封闭空间，且室内无人条件下进行，消毒后至少过 30 分钟才能进入。可用于手术室，病房，工厂无菌车间等场所的空气消毒。

4）物体表面消毒　用臭氧气体消毒，臭氧对物品表面上污染的微生物有杀灭作用，但作用缓慢，一般要求 60mg/m³，相对湿度≥70%，作用 60～120 分钟才能达到消毒效果。

（3）注意事项　①臭氧对人有毒，国家规定大气中允许浓度为 0.16mg/m³；②臭氧为强氧化剂，对多种物品有损坏，浓度越高对物品损害越重，可使铜片出现绿色锈斑、橡胶老化，变色，弹性降低，以致变脆、断裂，使织物漂白褪色等；③多种因素可影响臭氧的杀菌作用，包括温度、相对湿度、有机物、pH、水的浑浊度、水的色度等，如温度低有利于臭氧溶于水中，其杀菌效果较好。

（二）物理法

1. 紫外线消毒

（1）适用范围　适用于室内空气和物体表面的消毒。

（2）紫外线消毒灯要求　①紫外线消毒灯在电压为 220V、相对湿度为 60%、温度为 20℃时，辐射的 253.7nm 紫外线强度（使用中的强度）应不低于 70μW/cm²。②应定期监测消毒紫外线的辐射强度，当辐照强度低到要求值以下时，应及时更换。③紫外线消毒灯的使用寿命，即由新灯的强度降低到 70μW/cm² 的时间（功率≥30W），或降低到原来新灯强度的 70%（功率＜30W）的时间，应不低于 1000 小时。紫外线灯生产单位应提供实际使用寿命。

（3）使用方法　①在室内无人状态下，采用紫外线灯悬吊式或移动式直接照射消毒。灯管吊装高度距离场面 1.8～2.2m。安装紫外线灯的数量为平均≥1.5W/m³，照射时间≥30 分钟。②采用紫外线消毒器对空气及物体表面进行消毒。其消毒方法及注意事项应遵循生产厂家的使用说明。③消毒时对环境的要求：紫外线直接照射消毒空气时，关闭门窗，保持消毒空间内环境清洁、干燥。消毒空气的适宜温度 20～40℃，相对湿度低于 80%。

（4）注意事项　①应保持紫外线灯表面清洁，每周用酒精布巾擦拭一次，发现灯管表面有灰尘、油污等时，应随时擦拭。②用紫外线消毒室内空气时，房间内应保持清洁干燥。当温度低于 20℃ 或高于 40℃，相对湿度大于 60% 时，应适当延长照射时间。③采用紫外线消毒物体表面时，应使消毒物品表面充分暴露于紫外线。④采用紫外线消毒纸张、织物等粗糙表面时，应适当延长照射时间，且两面均应受到照射。⑤采用紫外线杀灭被有机物保护的微生物及空气中悬浮粒子多时，应加大照射剂量。⑥不应使紫外线光源直接照射到人。⑦不应在易燃、易爆的场所使用。⑧紫外线强度计每年至少标定一次。

2. 电离辐射

有较高的能量和穿透力。包括高速电子、X 射线和 γ 射线等，其杀灭微生物机制：①细胞分子产生诱发辐射干扰 DNA 合成；②破坏细胞膜引起酶系统混乱；③水分子经辐射产生游离基和新分子，如过氧化氢杀灭微生物。由于穿透力强，可在常温下对不耐热物品灭菌，称"冷灭菌"。电离辐射可用于金属、橡胶、纤维、塑料、高分子聚合物的灭菌以及精密医疗器械、生物制剂灭菌和大量一次性医用塑料用品的灭菌。射线穿透性强，可穿透到达被照射物品的各个部位，被灭菌物品包装灭菌，长期保存，随时取用。

3. 微波

是一种频率主要介于 300MHz～300GHz，波长范围介于 1～1.33mm 间的电磁波。微波的基本性质通常呈现为穿透、反射、吸收。对于玻璃、塑料和瓷器，微波几乎是全部穿透而不被吸收。生物体、水和含水材料对微波具有良好吸收性能并可产生热能转换。而对金属类材料，微波则会全部反射，不吸收也不能穿透。正是利用这种特性，微波在食品加工领域首先得到广泛应用，并逐步用于消毒、检测及其他领域中。

微波消毒方式具有操作简便、消毒速度快、加热均匀、穿透力强、杀菌谱广、无毒无残留、对物品损害小和效果较稳定、不污染环境等优点。

（1）适用范围　用于医疗护理器材、食品与餐具、衣服与纸张以及废弃物的消毒。

（2）注意事项　①做好微波消毒设备的机械设计、功率设置和屏蔽预防措施，防止微波泄漏和产生辐射吸收；②严格按照设备操作规程进行操作；③工作时要穿好防护服和戴好防护眼镜；④做好防护设备的维护检查；⑤工作人员定期进行健康体检。

4. 湿热消毒　湿热的杀菌能力在热力中最强，常用于处理耐热、耐湿的物品。其使用方便，效果可靠。热力消毒的方法很多，包括煮沸消毒、巴氏消毒、低温蒸汽消毒、湿热清洗消毒等。

（1）煮沸消毒　将消毒物品浸入水中加热煮沸，依靠水的对流传导热力进行消毒。是最简单有效的消毒方法。一个标准大气压下，煮沸温度达100℃，100℃、5~10分钟可杀死细菌繁殖体，对细菌芽孢常需煮沸数小时，故多不用作灭菌。如果消毒金属器具，可加用浓度为2% $NaHCO_3$，除可防金属生锈外，还可提高沸点达105℃，煮沸15分钟。可用于处理传染患者吃剩的食物、痰液、污染棉织品、金属器具、食具。

（2）巴氏消毒　用较低温度杀灭液体中的病原菌或特定微生物，而仍保持物品中所需的不耐热成分不被破坏的消毒方法。目前主要用于牛乳等消毒。在医疗器械消毒中，对于消毒怕高温的物品，有时也选用巴氏消毒法。将待消毒物品浸入热水浴中，75℃、10分钟，或80℃、5分钟。

（3）低温蒸汽消毒　将蒸汽通入预先抽真空的压力锅，其温度的高低取决于气压的大小，可以通过控制压力锅的压力来精确地控制锅内蒸汽的温度。在低于大气压力情况下通入饱和蒸汽，根据蒸汽临界值要求，使温度维持在73~80℃，对物品进行消毒。此法对可耐受80℃以下温度的物品无损害，并且蒸汽在相应负压下仍可冷凝释出潜伏热，杀菌效果较同样温度的水为好。

（4）湿热清洗消毒　此方法处理的基本程序如下：30℃冲洗后，升温至60℃并注入洗涤剂加强清洗，蒸汽加热至80℃，持续保持温度进行消毒，温水喷淋降低物品温度，开盖使物品自然干燥。

三、灭菌方法

（一）压力蒸汽灭菌

1. 适用范围　适用于耐热、耐湿手术器械、器具和物品的灭菌。下排气压力蒸汽灭菌还适用于液体的灭菌；快速压力蒸汽灭菌适用于裸露的耐热、耐湿手术器械、器具和物品的灭菌。压力蒸汽灭菌不适用于油类和粉剂的灭菌。

2. 分类　根据排放冷空气的方式和程度不同，分为下排气式压力蒸汽灭菌器和预排气压力蒸汽灭菌器两大类。根据灭菌时间的长短，压力蒸汽灭菌程序包括常规压力蒸汽灭菌程序和快速压力蒸汽灭菌程序。

（1）下排气压力蒸汽灭菌器　包括手提式压力蒸汽灭菌器和卧式压力蒸汽灭菌器等，灭菌程序一般包括前排气、灭菌、后排气和干燥等过程，具体操作方法遵循生产厂家的使用说明或指导手册。灭菌器的灭菌参数一般为温度121℃，压力102.9kPa，器械灭菌时间20分钟，敷料灭菌时间30分钟。

（2）预排气压力蒸汽灭菌器　灭菌程序一般包括3次以上的预真空和充气等脉动排气、灭菌、后排气和干燥等过程，具体操作方法遵循生产厂家的使用说明或指导手册。灭菌器的灭菌参数一般为温度132~134℃，压力205.8kPa，灭菌时间4分钟。

（3）快速压力蒸汽灭菌程序　包括下排气、正压排气和预排气压力蒸汽灭菌。其灭菌参数如时间和温度由灭菌器性质、灭菌物品材料性质（带孔和不带孔）、是否裸露而定（表9-1）。具体操作方法遵循生产厂家的使用说明或指导手册。

表 9 - 1　快速压力蒸汽灭菌程序（132 ~ 134℃）所需最短时间

物品种类	下排气		正压排气		预排气	
	灭菌温度 ℃	灭菌时间 min	灭菌温度 ℃	灭菌时间 min	灭菌温度 ℃	灭菌时间 min
不带孔物品	132	3	134	3.5	132	3
带孔物品	132	10	134	3.5	132	4
不带孔 – 带孔物品	132	10	134	3.5	132	4

3. 压力蒸汽灭菌操作程序　包括灭菌前物品的准备、灭菌物品装载、灭菌操作、无菌物品卸载和灭菌效果的监测等步骤。

4. 注意事项　①每天设备运行前应进行安全检查；灭菌前应进行灭菌器的预热。②检查安全阀是否在蒸汽压力达到规定的安全限度时被冲开。③灭菌包重量要求：器械包重量不宜超过 7kg，敷料包重量不宜超过 5kg。④灭菌包体积要求：下排气压力蒸汽灭菌器不宜超过 30cm × 30cm × 25cm；预排气压力蒸汽灭菌器不宜超过 30cm × 30cm × 50cm。⑤灭菌结束后，压力表在蒸汽排尽时应在 "0" 位。⑥手提式或卧式压力蒸汽灭菌器主体与顶盖应无裂缝和变形，不应使用无排气软管或软管锈蚀的手提式压力蒸汽灭菌器。⑦卧式压力蒸汽灭菌器输入蒸汽的压力不宜过高，夹层的温度不能高于灭菌室的温度。⑧预排气压力蒸汽灭菌器应在每日开始灭菌运行前空载进行 B – D 试验，检测其空气排出效果。⑨下排气、预排气压力蒸汽灭菌器的具体操作步骤、常规保养和检查措施，应遵循生产厂家的使用说明或指导手册。⑩快速压力蒸汽灭菌程序不应作为物品的常规灭菌程序，应急情况下使用时，只适用于灭菌裸露物品，使用卡式盒或者专用灭菌容器盛放，灭菌后的物品应尽快使用，不应储存，无有效期。

（二）干热灭菌

1. 适用范围　适用于耐热、不耐湿、蒸汽或气体不能穿透物品的灭菌，如玻璃、金属等医疗用品和油类、粉剂等制品的灭菌。

2. 灭菌方法

（1）烧灼　用于耐高温物品、小件金属器械的灭菌。

（2）干烤　用干热灭菌箱进行灭菌，灭菌条件为：160℃，2 小时；或者 170℃，1 小时；或者 180℃，30 分钟。多采用机械对流型烤箱。

3. 注意事项

（1）灭菌时灭菌物品不应与灭菌器内腔底部及四壁接触，灭菌后温度降到 40℃ 以下再开启灭菌器柜门。

（2）设置灭菌温度应充分考虑灭菌物品对温度的耐受力；灭菌有机物品或用纸质包装的物品时，温度应≤170℃。

（3）灭菌物品包体积不应超过 10cm × 10cm × 30cm，油剂、粉剂的厚度不应超过 0.6cm，凡士林纱布条厚度不应超过 1.3cm，装载高度不应超过灭菌器内腔高度的 2/3，物品间应留有空隙。

（4）灭菌温度达到要求时，应打开柜体的排风装置。

（5）灭菌操作应遵循生产厂家的使用说明或指导手册。

（三）过氧化氢气体等离子体低温灭菌

1. 适用范围　适用于不耐热、不耐湿的手术器械的灭菌，如电子仪器、光学仪器等手术器械的灭菌，不适用于布类、纸类、水、油类、粉剂等材质的灭菌。

2. 灭菌方法

（1）应在专用的过氧化氢气体等离子体低温灭菌器内进行，一次灭菌过程包含若干个循环周期，每个循环周期包括抽真空、过氧化氢注入、扩散、等离子化、通风等五个步骤。

（2）应遵循过氧化氢气体等离子体低温灭菌生产厂家的操作使用说明书，根据灭菌物品种类、包装、装载量与方式不同，选择合适的灭菌程序，每种程序应满足相对应的温度、过氧化氢浓度和用量、灭菌时间等灭菌参数。

3. 注意事项

（1）灭菌物品应清洗干净、干燥。

（2）灭菌物品的包装材料应符合要求。

（3）灭菌包不应叠放，不应接触灭菌腔内壁。

（4）灭菌器应取得卫生健康主管部门消毒产品卫生许可批件。

（四）环氧乙烷气体灭菌

1. 适用范围　适用于不耐湿、热的手术器械、器具和物品的灭菌，如电子仪器、光学仪器、管腔器械、金属器械、玻璃器皿、合成材料物品等。

2. 灭菌方法

（1）灭菌程序包括预热、预湿、抽真空、通入气体环氧乙烷达到预定浓度、维护灭菌时间、清除灭菌柜内环氧乙烷气体、解析灭菌物品内环氧乙烷的残留等过程。

（2）灭菌时应采用100%纯环氧乙烷或环氧乙烷和二氧化碳混合气体，不应使用氟利昂。

（3）应按照环氧乙烷灭菌器生产厂家的操作使用说明或指导手册，根据灭菌物品种类、包装、装载量与方式不同，选择合适的温度、浓度和时间等灭菌参数。采用新的灭菌程序、新类型手术器械、新包装材料使用环氧乙烷灭菌前，应验证灭菌效果。

（4）除金属和玻璃材质以外的灭菌物品，灭菌后应经过解析，解析时间：50℃，12 小时；60℃，8 小时；残留环氧乙烷应符合 GB/T 16886.7 的要求。解析过程应在环氧乙烷灭菌柜内继续进行，输入的空气应经过高效过滤（滤除≥0.3μm 粒子99.6%以上），或放入专门的通风柜内，不应采用自然通风法进行解析。

3. 注意事项

（1）做好灭菌前物品准备与包装，将待灭菌物品彻底清洗干净。包装应采用专用的包装材料，包括纸、包装袋（纸袋、纸塑袋等）、非织造布、硬质容器。

（2）灭菌柜内装载物品周围应留有空隙，物品应放于金属网状篮筐内或金属网架上；纸塑包装应侧放。物品装载量不应超过柜内总体积的80%。

（3）灭菌器安装应符合要求，包括通风良好，远离火源，灭菌器各侧（包括上方）应预留51cm 空间。应安装专门的排气管道，且与大楼其他排气管道完全隔离。

（4）应有专门的排气管道系统，排气管应为不通透环氧乙烷的材料如铜管等制成，垂直部分长度超过 3m 时应加装集水器，排气管应导至室外，并于出口处反转向下；距排气口7.6m 范围内不应有易燃易爆物和建筑物的入风口如门或窗；排气管不应有凹陷或回圈。

（5）环氧乙烷灭菌气瓶或气罐应远离火源和静电，通风良好，无日晒，存放温度低于40℃，不应置于冰箱中，应严格按照国家制定的有关易燃易爆物品储存要求进行处理。

（6）每年对于作环境中环氧乙烷浓度进行监测记录，在每日 8 小时工作中，环氧乙烷浓度 TWA

（时间加权平均浓度）应不超过1.82mg/m³（1ppm）。

（7）消毒员应经专业知识和紧急事故处理的培训。过度接触环氧乙烷后，迅速将其移离中毒现场，立即吸入新鲜空气；皮肤接触后，用水冲洗接触处至少15分钟，同时脱去脏衣服；眼睛接触液态环氧乙烷或高浓度环氧乙烷气体至少冲洗10分钟，并均应尽快就诊。

（8）应在环氧乙烷灭菌器内进行，灭菌器应取得卫生健康主管部门消毒产品卫生许可批件。

（五）低温甲醛蒸汽灭菌

1. 适用范围　适用于不耐湿、热的手术器械、器具和物品的灭菌，如电子仪器、光学仪器、管腔器械、金属器械、玻璃器皿、合成材料物品等。

2. 灭菌方法

（1）低温甲醛蒸汽灭菌程序应包括：预热、预真空、排气、蒸汽注入、湿化、升温，反复甲醛蒸发、注入，甲醛穿透，灭菌（在预设的压力、温度下持续一定时间），反复蒸汽冲洗灭菌腔内甲醛，反复空气冲洗、干燥、冷却，恢复灭菌仓内正常压力。

（2）根据低温甲醛蒸汽灭菌器的要求，采用2%复方甲醛溶液或福尔马林溶液（35%~40%甲醛）进行灭菌，每个循环的2%复方甲醛溶液或福尔马林溶液（35%~40%甲醛）用量根据装载量不同而异。灭菌参数为：温度55~80℃，灭菌维持时间为30~60分钟。

3. 注意事项

（1）应采用取得卫生健康主管部门消毒产品卫生许可批件的低温甲醛蒸汽灭菌器，并使用专用灭菌溶液进行灭菌，不应采用自然挥发或熏蒸的灭菌方法。

（2）低温甲醛蒸汽灭菌器操作者应培训上岗，并具有相应的职业防护知识和技能。

（3）低温甲醛蒸汽灭菌器的安装及使用应遵循生产厂家使用说明书或指导手册，必要时应设置专用的排气系统。

（4）运行时的周围环境甲醛浓度应<0.5mg/m³，排水内的甲醛浓度应符合国家有关规定，灭菌物品上的甲醛浓度均值≤4.5μg/cm²。在灭菌器内经过甲醛残留处理的灭菌物品，取出后可直接使用。

（5）灭菌包装材料应使用与压力蒸汽灭菌法相同或专用的纸塑包装、无纺布、硬质容器，不应使用可吸附甲醛或甲醛不易穿透的材料如布类、普通纸类、聚乙烯膜、玻璃纸等。

（6）装载时，灭菌物品应摊开放置，中间留有一定的缝隙，物品表面应尽量暴露。使用纸塑包装材料时，包装应竖立，纸面对塑面依序排放。

（7）消毒后，应去除残留甲醛气体，采用抽气通风或用氨水中和法。

第四节　医疗器械消毒与灭菌

⇒ **案例引导**

　　案例　1998年4~5月，某妇儿医院发生了严重的医院感染暴发事件。该院1998年4月3日至5月27日，共计手术292例，至8月20日止，发生感染166例，切口感染率为56.85%。此次感染是以龟型分枝杆菌为主的混合感染，感染原因是浸泡刀片和剪刀的戊二醛因配制错误未达到灭菌效果。经调查发现该院长期以来在医院感染管理和控制方面存在严重缺陷，是此次感染人数多、后果严重的医院感染暴发事件发生的根本原因。

讨论　重复使用的医疗器械应该如何选择灭菌方法？

分析　该事件中，由于戊二醛配制错误，导致手术器械未能得到有效灭菌，进而引发了大规模的医院感染暴发。说明该医院在感染控制方面存在重大失误。此外，该院长期以来在医院感染管理和控制方面存在严重缺陷，也是此次感染暴发事件发生的根本原因。

解决方案：①医院需要加强手术器械的消毒和灭菌工作，对于耐高温、耐湿的手术器械和物品，首选压力蒸汽灭菌，确保所有手术器械都得到正确的处理。②医院需要加强医院感染管理和控制方面的工作，包括建立完善的制度和流程，加强人员培训和监督；规范开展医院感染监测，及时发现问题，采取有效措施加以控制，确保患者安全。

一、医疗器械对人体的危险性分类

1968 年，E. H. Spaulding 根据医疗器械污染后使用所致感染的危险性大小及在患者使用之间的消毒或灭菌要求，将医疗器械分为三类，即高度危险性物品、中度危险性物品和低度危险性物品。

（一）高度危险性物品

进入人体无菌组织、器官、脉管系统，或有无菌体液从中流过的物品或接触破损皮肤、破损黏膜的物品，这些物品一旦被微生物污染，具有极高感染风险，如手术器械、穿刺针、腹腔镜、活检钳、心脏导管、植入物等。

（二）中度危险性物品

与完整黏膜相接触，而不进入人体无菌组织、器官和血流，也不接触破损皮肤、破损黏膜的物品，这些物品一旦被微生物污染，具有一定的感染风险，如胃肠道内镜、气管镜、喉镜、肛表、口表、呼吸机管道、麻醉机管道、压舌板、肛门直肠压力测量导管等。

（三）低度危险性物品

只与完整皮肤接触的物品，这些物品如果被微生物污染，感染风险较低，如听诊器、血压计袖带等；病床围栏、床面以及床头柜、被褥；墙面、地面；痰盂（杯）和便器等。

二、一般诊疗用品的消毒与灭菌

一般诊疗用品是指体温表、听诊器、血压计袖带、压舌板、开口器、舌钳子、吸引器、引流瓶、胃肠减压器、氧气湿化瓶、呼吸机及麻醉机的螺纹管、氧气面罩、麻醉口罩、扩阴器等，包括接触皮肤及浅表体腔、黏膜的器材。

（一）消毒与灭菌方法

1. 接触未破损皮肤的诊疗用品　接触皮肤的一般诊疗用品如血压计袖带、听诊器等，保持清洁，遇有污染应先清洁，再采用消毒剂进行消毒。体外超声探头宜一用一清洁消毒，消毒方法遵循产品的使用说明。

（1）血压计袖带若被血液、体液污染应在清洁的基础上使用含有效氯 250～500mg/L 的消毒剂浸泡 30 分钟后再清洗干净，晾干备用。

（2）听诊器可在清洁的基础上用 75% 乙醇擦拭消毒。

（3）腋下体温表每次用后应在清洁的基础上选用 75% 乙醇或含有效氯 500～1000mg/L 的消毒剂浸泡 30 分钟或过氧乙酸 1000mg/L 浸泡 10～30 分钟后，清水冲净，擦干，清洁干燥保存备用。

2. 接触未破损黏膜的器具 如扩阴器、开口器、舌钳子、压舌板、口表、肛表等器具用后应先清洗去污、擦干，耐高温的器具如扩阴器、开口器、舌钳子、压舌板可选择压力蒸汽灭菌后保存备用，不耐高温的器具如口表、肛表等可在清洁的基础上采用75%乙醇或含有效氯500mg/L的消毒剂浸泡30分钟或过氧乙酸1000mg/L浸泡10~30分钟后，清水冲净，擦干，清洁干燥保存备用。

3. 通过管道间接与浅表体腔黏膜接触的器具 如氧气湿化瓶、呼吸机及麻醉机的螺纹管、氧气面罩、麻醉口罩、胃肠减压器、吸引器、引流瓶等器具可在清洁的基础上，耐高温的管道与引流瓶可采用压力蒸汽灭菌，不耐高温的部分可清洁后浸泡在含有效氯500mg/L的消毒剂浸泡30分钟后，清水冲净，擦干，清洁干燥封闭保存备用。有条件的医院可采用洗净消毒装置进行洗净、80~93℃消毒、烘干自动完成，清洁干燥封闭保存备用。

（二）注意事项

（1）任何物品在消毒灭菌前均应充分清洗干净。

（2）清洗可采用流动水冲洗，清洁剂去污，管道可采用酶制剂浸泡，再流动水冲洗干净，再浸泡在相应的消毒剂中消毒或灭菌。

（3）使用的消毒剂应严格检测其浓度，有效期内使用，确保消毒灭菌效果。

（4）消毒灭菌后的医疗用品必须保持干燥，封闭保存，避免保存过程中再污染，一旦发现有污染应再次根据需要进行消毒或灭菌。

（5）消毒灭菌后的物品有效期一过，即应重新消毒灭菌。

三、手术器械和用品的消毒与灭菌

（一）手术器械、器具和物品的消毒与灭菌

1. 消毒与灭菌的基本原则

（1）进入人体无菌组织、器官、腔隙或接触人体破损皮肤和黏膜的手术器械、器具和物品应进行灭菌。

（2）先消毒再灭菌。

2. 消毒方法

（1）清洗后的器械、器具和物品应进行消毒处理。首选湿热消毒，也可采用75%乙醇、酸性氧化电位水或其他消毒剂进行消毒。

（2）湿热消毒应采用经纯化的水，电导率≤15μS/cm（25℃）。

（3）湿热消毒方法的温度、时间应符合表9-2的要求。消毒后直接使用的手术器械、器具和物品，湿热消毒温度应≥90℃，时间≥5分钟，或A_0值≥3000；消毒后继续灭菌处理的，其湿热消毒温度应≥90℃，时间≥1分钟，或A_0值≥600。

表9-2 湿热消毒的温度与时间

湿热消毒方法	温度/℃	最短消毒时间/min
消毒后直接使用	93	2.5
	90	5
消毒后继续灭菌处理	90	1
	85	10
	80	30
	75	100

3. 灭菌方法

（1）耐热、耐湿手术器械 应首选压力蒸汽灭菌。应根据待灭菌物品选择适宜的压力蒸汽灭菌器和灭菌程序。常规灭菌周期包括预排气、灭菌、后排气和干燥等过程。快速压力蒸汽灭菌程序不应作为物品的常规灭菌程序，应在紧急情况下使用，管腔器械不应使用下排气压力蒸汽灭菌方式进行灭菌。

（2）不耐热、不耐湿手术器械 应采用低温灭菌方法。常用低温灭菌方法主要包括：环氧乙烷灭菌、过氧化氢低温等离子体灭菌、低温甲醛蒸汽灭菌。

（3）不耐热、耐湿手术器械 应首选低温灭菌方法，无条件的医疗机构可采用灭菌剂浸泡灭菌。

（4）耐热、不耐湿手术器械 可采用干热灭菌方法。灭菌程序、参数及注意事项应遵循生产厂家使用说明书。

（5）外来医疗器械 医疗机构应要求供应商提供原厂家的外来医疗器械的清洗、包装、灭菌方法和灭菌循环参数，并遵循其灭菌方法和灭菌循环参数的要求进行灭菌。

（6）植入物 医疗机构应要求供应商提供原厂家的植入物的材质、清洗、包装、灭菌方法和灭菌循环参数，并遵循其灭菌方法和灭菌循环参数的要求进行灭菌，植入物灭菌应在生物监测结果合格后放行；紧急情况下植入物的灭菌，使用含第 5 类化学指示物的生物 PCD 进行监测，化学指示物合格可提前放行，生物监测的结果应及时通报使用部门。

（7）动力工具 分气动式和电动式，一般由钻头、锯片、主机、输气连接线、电池等组成。应按照动力工具的使用说明要求对各种部件进行清洗、包装与灭菌。

（二）手术敷料的灭菌

1. 灭菌前准备

（1）手术敷料灭菌前应存放于温度 18~22℃，相对湿度 35%~70% 的环境。

（2）棉布类敷料可采用符合要求的棉布包装；棉纱类敷料可选用符合要求的医用纸袋、非织造布、皱纹纸或复合包装袋，采用小包装或单包装。

2. 灭菌方法

（1）棉布类敷料和棉纱类敷料应首选压力蒸汽灭菌。

（2）手术敷料，应根据材质不同选择相应的灭菌方法。

（三）手术缝线的灭菌

1. 手术缝线分类 分为可吸收缝线和非吸收缝线。可吸收缝线包括普通肠线、铬肠线、人工合成可吸收缝线等。非吸收缝线包括医用丝线、聚丙烯缝线、聚酯缝线、尼龙线、金属线等。

2. 灭菌方法 根据不同材质选择相应的灭菌方法。

3. 注意事项 所有缝线不应重复灭菌使用。

四、口腔器械的消毒与灭菌

（一）消毒与灭菌的基本原则

（1）口腔器械应一人一用一消毒和（或）灭菌。

（2）穿透软组织、接触骨、进入或接触血液或其他无菌组织的口腔器械如拔牙钳、压根分离器、牙洁治器、牙周探针、根管扩大器拔牙用牙科手机等高度危险口腔器械应达到灭菌水平，无菌保存。

（3）与完整黏膜相接触，而不进入人体无菌组织、器官和血流，也不接触破损皮肤、破损黏膜的口腔器械，如口镜、镊子、带环推子、正畸钳、去冠器、印模托盘、各类填充器、开口器等中度危险口腔器械应达到灭菌水平或高水平消毒，清洁保存。

（4）不接触患者口腔或间接接触患者口腔，参与口腔手术服务，虽有微生物污染，但在一般情况下无害，只有受到一定量的病原微生物污染时才造成危害的口腔器械如调刀、打孔器、卡尺、技工钳等低度危险口腔器械应达到中或低水平消毒，清洁保存。

（二）消毒方法

1. 物理消毒方法　首选湿热消毒，湿热消毒参数应符合表9－2的要求。

2. 化学消毒方法　可采用75%乙醇、酸性氧化电位水或其他消毒剂进行消毒。

（三）灭菌方法

（1）口腔器械应首选压力蒸汽灭菌。

（2）碳钢材质的器械宜选干热灭菌。

（3）其他灭菌方法应符合相应标准要求。

五、内镜的消毒与灭菌（包括软式内镜与硬式内镜）

（一）内镜及附件的消毒灭菌基本原则

（1）进入人体无菌组织、器官或者经外科切口进入人体无菌腔室的内镜及附件，如腹腔镜、关节镜、脑室镜、膀胱镜、宫腔镜等，必须灭菌。

（2）穿破黏膜的内镜附件，如活检钳、高频电刀等，必须灭菌。

（3）进入人体消化道、呼吸道等与黏膜接触的内镜，如喉镜、气管镜、支气管镜、胃镜、肠镜、乙状结肠镜、直肠镜等，应当进行高水平消毒。

（4）与完整皮肤接触而不与黏膜接触的用品宜低水平消毒或清洁。

（5）所有内镜每次使用后均应进行彻底清洗和高水平消毒或者灭菌。

（6）医疗机构使用的消毒剂、消毒器械或者其他消毒设备，必须符合相关规定。

（7）内镜及附件的清洗、消毒或者灭菌时间应当使用计时器控制。

（8）禁止使用非流动水对内镜进行清洗。

（二）软式内镜的清洗消毒与灭菌

软式内镜的清洗消毒流程按图9－1进行。每日手术工作开始前，应对当日拟使用的消毒类内镜进行再次消毒、终末漂洗、干燥后，方可用于患者手术。

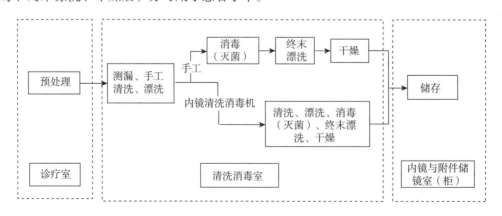

图9－1　软式内镜清洗消毒流程

1. 手工操作流程

（1）预处理　内镜从患者体内取出后，在与光源和视频处理器拆离之前，应立即用含有清洗液的湿巾或湿纱布擦去外表面污物，擦拭用品应一次性使用，反复送气与送水至少10秒，将内镜的先端置入装有清洗液的容器中，启动吸引功能，抽吸清洗液直至其流入吸引管，盖好内镜防水盖，放入运送容器，送至清洗消毒室。

（2）测漏宜每次清洗前测漏，条件不允许时，应至少每天测漏1次。取下各类按钮和阀门，连接好测漏装置，并注入压力，将内镜全浸没于水中，使用注射器向各个管道注水，以排出管道内气体。首先向各个方向弯曲内镜先端，观察有无气泡冒出，再观察插入部、操作部、连接部等部分是否有气泡冒出。如发现渗漏，应及时保修送检。测漏情况应有记录。

（3）清洗 在清洗槽内配制清洗液，将内镜、按钮和阀门完全浸没于清洗液中，用擦拭布反复擦洗镜身，应重点擦洗插入部和操作部，擦拭布应一用一更换。刷洗软式内镜的所有管道，刷洗时应两头见刷头，并洗净刷头上的污物，反复刷洗至没有可见污染物。连接全管道灌流器，使用动力泵或注射器将各管道内充满清洗液，浸泡时间应遵循产品说明书。适合超声清洗的按钮和阀门应遵循生产厂家的使用说明进行超声清洗。每清洗1条内镜后清洗液应更换。

（4）漂洗 将清洗后的内镜连同全管道灌流器、按钮、阀门移入漂洗槽内，使用动力泵或压力水枪充分冲洗内镜各管道至无清洗液残留，用流动水冲洗内镜的外表面、按钮和阀门，使用动力泵或压力气枪向各管道充气至少30秒，去除管道内的水分，用擦拭布擦干内镜外表面、按钮和阀门，擦拭布应一用一更换。

（5）消毒（灭菌） 将内镜连同全管道灌流器、按钮、阀门移入消毒槽内，并全部浸没于消毒液中，使用动力泵或注射器将各管道内充满消毒液，消毒方式和时间应遵循产品说明书。更换手套，向各管道至少充气30秒，去除管道内的消毒液。使用灭菌设备对软式内镜灭菌时，应遵循设备使用说明书。

（6）终末漂洗 将内镜连同全管道灌流器、按钮、阀门移入终末漂洗槽内，使用动力泵或压力水枪，用纯化水或无菌水冲洗内镜各管道至少2分钟，直至无消毒剂残留，用纯化水或无菌水冲洗内镜的外表面、按钮和阀门。采用浸泡灭菌的内镜应在专用终末漂洗槽内使用无菌水进行终末漂洗。取下全管道灌流器。

（7）干燥 将内镜、按钮和阀门置于铺设无菌巾的专用干燥台，无菌巾应每4小时更换1次，用75%～95%乙醇或异丙醇灌注所有管道，使用压力气枪，用洁净压缩空气向所有管道充气至少30秒，至其完全干燥，用无菌擦拭布、压力气枪干燥内镜外表面、按钮和阀门，安装按钮和阀门。

2. 内镜清洗消毒机操作流程

（1）使用内镜清洗消毒机前应先遵循手工清洗（1）～（4）的规定对内镜进行预处理、测漏、清洗和漂洗。

（2）清洗和漂洗可在同一清洗槽内进行。

（3）内镜清洗消毒机的使用应遵循产品使用说明。无干燥功能的内镜清洗消毒机，应遵循手工清洗干燥的规定进行干燥。

3. 复用附件的清洗消毒与灭菌

（1）复用附件的清洗 ①附件使用后应及时浸泡在清洗液里或使用保湿剂保湿，如为管腔类附件应向管腔内注入清洗液；②附件的内外表面及关节处应仔细刷洗，直至无可见污染物；③采用超声清洗的附件，应遵循附件的产品说明书使用医用清洗剂进行超声清洗，清洗后用流动水漂洗干净，干燥；④附件的润滑应遵循生产厂家的使用说明。

（2）复用附件的消毒灭菌 ①耐湿、耐热附件可选用热力消毒，也可采用消毒剂进行消毒，使用消毒剂消毒后应采用纯化水或无菌水漂洗干净，干燥备用；②耐湿、耐热附件的灭菌首选压力蒸汽灭菌，不耐热的附件应采用低温灭菌设备或化学灭菌剂浸泡灭菌，采用化学灭菌剂浸泡灭菌后应使用无菌水漂洗干净，干燥备用。

（三）硬式内镜的清洗消毒与灭菌

1. 硬式内镜的清洗步骤、方法及要点

（1）使用后立即用流动水彻底清洗，除去血液、黏液等残留物质，并擦干。

（2）将擦干后的内镜置于多酶洗液中浸泡，时间按使用说明。

（3）彻底清洗内镜各部件，管腔应当用高压水枪彻底冲洗，可拆卸部分必须拆开清洗，并用超声清洗器清洗5~10分钟。

（4）器械的轴节部、弯曲部、管腔内用软毛刷彻底刷洗，刷洗时注意避免划伤镜面。

2. 硬式内镜的消毒或者灭菌方法及要点

（1）适于压力蒸汽灭菌的内镜或者内镜部件应当采用压力蒸汽灭菌，注意按内镜说明书要求选择温度和时间，也可采用环氧乙烷灭菌、过氧化氢低温等离子体灭菌。

（2）不能采用压力蒸汽灭菌的内镜及附件可以使用2%碱性戊二醛浸泡10小时灭菌。

（3）用消毒剂进行消毒、灭菌时，有轴节的器械应当充分打开轴节，带管腔的器械腔内应充分注入消毒液。

（4）采用化学消毒剂浸泡消毒的硬式内镜，消毒后应当用流动水冲洗干净，再用无菌纱布擦干。

（5）灭菌后的内镜及附件应当按照无菌物品储存要求进行储存。

（四）监测与记录

1. 内镜清洗质量监测 应采用目测方法对每件内镜及其附件进行检查，内镜及其附件的表面应清洁、无污渍。可采用蛋白残留测定、ATP生物荧光测定等方法，定期监测内镜的清洗效果。

2. 内镜消毒质量监测 消毒内镜应每季度进行生物学监测，监测采用轮换抽检的方式，每次按25%的比例抽检，内镜数量少于等于5条的，应每次全部监测，多于5条的，每次监测数量应不低于5条。消毒合格标准：菌落总数 <20CFU/件。当怀疑医院感染与内镜手术操作相关时，应进行致病性微生物检测。

3. 使用中消毒剂或灭菌剂监测 应遵循产品使用说明书进行浓度监测，产品说明书未写浓度监测频率的，一次性使用的消毒剂或灭菌剂应每批次进行浓度监测，重复使用的消毒剂或灭菌剂配制后应测定一次浓度，每次使用前进行监测，消毒内镜数量达到规定数量的一半后，应在每条内镜消毒前进行测定。酸性氧化电位水应在每次使用前，应在使用现场酸性氧化电位水出口处，分别测定pH和有效氯浓度。

4. 内镜清洗消毒机的监测 内镜清洗消毒机新安装或维修后，应对清洗消毒后的内镜进行生物学监测，监测合格后方可使用。

5. 质量控制过程的记录 应记录每条内镜的使用及清洗消毒情况，包括：手术日期、患者标识与内镜编号（均应具有唯一性）、清洗消毒的起止时间以及操作人员姓名等。应记录使用中消毒剂浓度及染菌量的监测结果、内镜的生物学监测结果。记录应具有可追溯性，消毒剂浓度监测记录的保存期应≥6个月，其他监测资料的保存期应≥3年。

六、特殊传染病污染物的消毒与灭菌

（一）朊病毒

1. 消毒方法

（1）感染朊病毒患者或疑似感染朊病毒患者宜选用一次性使用诊疗器械、器具和物品，使用后应进行双层密闭封装焚烧处理。

（2）可重复使用的被感染朊病毒患者或疑似感染朊病毒患者的高度危险组织（大脑、硬脑膜、垂体、眼、脊髓等组织）污染的中度和高度危险性物品，可选以下方法之一进行消毒灭菌，且灭菌的严格程度逐步递增：①将使用后的物品浸泡于 1mol/L 氢氧化钠溶液内作用 60 分钟，然后按 WS 310.2 中的方法进行清洗、消毒与灭菌，压力蒸汽灭菌应采用 134～138℃，18 分钟，或 132℃，30 分钟，或121℃，60 分钟。②将使用后的物品采用清洗消毒机（宜选用具有杀朊病毒活性的清洗剂）或其他安全的方法去除可见污染物，然后浸泡于 1mol/L 氢氧化钠溶液内作用 60 分钟，并置于压力蒸汽灭菌 121℃，30 分钟；然后清洗，并按照一般程序灭菌。③将使用后的物品浸泡于 1mol/L 氢氧化钠溶液内作用 60 分钟，去除可见污染物，清水漂洗，置于开口盘内，下排气压力蒸汽灭菌器内 121℃灭菌 60 分钟或预排气压力蒸汽灭菌器 134℃灭菌 60 分钟，然后清洗，并按照一般程序灭菌。

（3）被感染朊病毒患者或疑似感染朊病毒患者高度危险组织污染的低度危险物品和一般物体表面应使用清洁剂清洗，根据待消毒物品的材质采用 10000mg/L 的含氯消毒剂或 1mol/L 氢氧化钠溶液擦拭或浸泡消毒，至少作用 15 分钟，并确保所有污染表面均接触到消毒剂。

（4）被朊病毒患者或疑似感染朊病毒患者高度危险组织污染的环境表面应用清洁剂清洗，采用10000mg/L 的含氯消毒剂消毒，至少作用 15 分钟。为防止环境和一般物体表面污染，宜采用一次性塑料薄膜覆盖操作台，操作完成后按特殊医疗废物焚烧处理。

（5）被感染朊病毒患者或疑似感染朊病毒患者低度危险组织（脑脊液、肾、肝、脾、肺、淋巴结、胎盘等组织）污染的中度和高度危险物品，传播朊病毒的风险还不清楚，可参照上述措施处理。

（6）被感染朊病毒患者或疑似感染朊病毒患者低度危险组织污染的低度危险物品、一般物体表面和环境表面可只采取相应常规消毒方法处理。

（7）被感染朊病毒患者或疑似感染朊病毒患者其他无危险组织污染的中度和高度危险物品，采取以下措施处理：①清洗并按常规高水平消毒和灭菌程序处理；②除接触中枢神经系统的神经外科内镜外，其他内镜按照国家有关内镜清洗消毒技术规范处理；③采用标准消毒方法处理低度危险性物品和环境表面，可采用 500～1000mg/L 的含氯消毒剂或相当剂量的其他消毒剂处理。

2. 注意事项

（1）当确诊患者感染朊病毒时，应告知医院感染管理及诊疗涉及的相关临床科室。培训相关人员朊病毒相关医院感染、消毒处理等知识。

（2）感染朊病毒患者或疑似感染朊病毒患者高度危险组织污染的中度和高度危险物品，使用后应立即处理，防止干燥；不应使用快速灭菌程序；没有按正确方法消毒灭菌处理的物品应召回重新按规定处理。

（3）感染朊病毒患者或疑似感染朊病毒患者高度危险组织污染的中度和高度危险物品，不能清洗和只能低温灭菌的，宜按特殊医疗废物处理。

（4）使用的清洁剂、消毒剂应每次更换。

（5）每次处理工作结束后，应立即消毒清洗器具，更换个人防护用品，进行手的清洁与消毒。

（二）气性坏疽病原体

1. 消毒方法　遵循 GB 19193—2015 疫源地消毒总则。

（1）伤口的消毒　采用 3% 过氧化氢溶液冲洗，伤口周围皮肤可选择碘伏原液擦拭消毒。

（2）诊疗器械的消毒　应先消毒，后清洗，再灭菌。消毒可采用含氯消毒剂 1000～2000mg/L 浸泡消毒 30～45 分钟，有明显污染物时应采用含氯消毒剂 5000～10000mg/L 浸泡消毒 ≥60 分钟，然后按规定清洗，灭菌。

（3）物体表面的消毒　手术部（室）或换药室，每例感染患者之间应及时进行物体表面消毒，采用 0.5% 过氧乙酸或 500mg/L 含氯消毒剂擦拭。

（4）环境表面的消毒　手术部（室）、换药室、病房环境表面有明显污染时，随时消毒，采用 0.5% 过氧乙酸或 1000mg/L 含氯消毒剂擦拭。

（5）终末消毒　手术结束、患者出院、转院或死亡后应进行终末消毒。终末消毒可采用 3% 过氧化氢或过氧乙酸熏蒸，3% 过氧化氢按照 20ml/m³ 气溶胶喷雾，过氧乙酸按照 1g/m³ 加热熏蒸，湿度 70% ~ 90%，密闭 24 小时；5% 过氧乙酸溶液按照 2.5ml/m³ 气溶胶喷雾，湿度为 20% ~40%。

（6）织物　患者用过的床单、被罩、衣物等单独收集，需重复使用时应专包密封，标识清晰，压力蒸汽灭菌后再清洗。

2. 注意事项

（1）患者宜使用一次性诊疗器械、器具和物品。

（2）医务人员应做好职业防护，防护和隔离应遵循 WS/T 311 的要求；接触患者时应戴一次性手套，手卫生应遵循 WS/T 313 的要求。

（3）接触患者创口分泌物的纱布、布垫等敷料、一次性医疗用品、切除的组织如坏死肢体等双层封装，按医疗废物处理。医疗废物应遵循《医疗废物管理条例》的要求进行处置。

（三）突发不明原因传染病的病原体

突发不明原因的传染病病原体污染的诊疗器械、器具与物品的处理应符合国家届时发布的规定要求。没有要求时，其消毒的原则为：在传播途径不明时，应按照多种传播途径，确定消毒的范围和物品；按病原体所属微生物类别中抵抗力最强的微生物，确定消毒的剂量（可按杀芽孢的剂量确定）；医务人员应做好职业防护。

七、清洗消毒及灭菌效果监测

（一）清洗质量的监测

1. 器械、器具和物品清洗质量的监测

（1）日常监测　在检查包装时进行，应目测和（或）借助带光源放大镜检查。清洗后的器械表面及其关节、齿牙应光洁，无血渍、污渍、水垢等残留物质和锈斑。

（2）定期抽查　每月应随机至少抽查 3 个待灭菌包内全部物品的清洗效果，检查的方法与内容同日常监测，并记录监测结果。

（3）可采用蛋白残留测定、ATP 生物荧光测定等监测清洗与清洁效果的方法及其灵敏度的要求，定期测定手术器械、器具和物品的蛋白残留或其清洗与清洁的效果。

2. 清洗消毒器及其质量的监测

（1）日常监测　应每批次监测清洗消毒器的物理参数及运转情况，并记录。

（2）定期监测　①对清洗消毒器的清洗效果可每年采用清洗效果测试物进行监测。当清洗物品或清洗程序发生改变时，也可采用清洗效果测试指示物进行清洗效果的监测。②清洗效果测试物的监测方法应遵循生产厂家的使用说明或指导手册。③注意事项。清洗消毒器新安装、更新、大修、更换清洗剂、改变消毒参数或装载方法等时，应遵循生产厂家的使用说明或指导手册进行检测，清洗消毒质量检测合格后，清洗消毒器方可使用。

（二）消毒质量的监测

1. 湿热消毒　应监测、记录每次消毒的温度与时间或 A_0 值。监测结果符合本节中消毒提到的要求。

应每年检测清洗消毒器的温度、时间等主要性能参数。结果应符合生产厂家的使用说明或指导手册的要求。

2. 化学消毒　应根据消毒剂的种类特点，定期监测消毒剂的浓度、消毒时间和消毒时的温度，并记录，结果应符合该消毒剂的规定。

3. 消毒效果监测　消毒后直接使用物品应每季度进行监测，监测方法及监测结果应符合 GB 15982 的要求。每次检测 3~5 件有代表性的物品。

（三）灭菌质量的监测

1. 原则

（1）对灭菌质量采用物理监测法、化学监测法和生物监测法进行，监测结果应符合标注要求。

（2）物理监测不合格的灭菌物品不得发放，并分析原因进行改进，直至监测结果符合要求。

（3）包外化学监测不合格的灭菌物品不得发放，包内化学监测不合格的灭菌物品和湿包不得使用。并应分析原因进行改进，直至监测结果符合要求。

（4）生物监测不合格时，应尽快召回上次生物监测合格以来所有尚未使用的灭菌物品，重新处理；并应分析不合格的原因，改进后，生物监测连续三次合格后方可使用。

（5）植入物的灭菌应每批次进行生物监测。生物监测合格后，方可发放。

（6）使用特定的灭菌程序灭菌时，应使用相应的指示物进行监测。

（7）按照灭菌装载物品的种类，可选择具有代表性的 PCD 进行灭菌效果的监测。

（8）灭菌外来医疗器械、植入物、硬质容器、超大超重包，应遵循厂家提供的灭菌参数，首次灭菌时对灭菌参数和有效性进行测试，并进行湿包检查。

2. 压力蒸汽灭菌的监测

（1）物理监测法　①日常监测：每次灭菌应连续监测并记录灭菌时的温度、压力和时间等灭菌参数。灭菌温度波动范围在 ±3℃ 内，时间满足最低灭菌时间的要求，同时应记录所有临界点的时间、温度与压力值，结果应符合灭菌的要求。②定期监测：应每年用温度压力检测仪监测温度、压力和时间等灭菌参数，检测仪探头放置于最难灭菌部位。

（2）化学监测法　①应进行包外、包内化学指示物监测。具体要求为灭菌包包外应有化学指示物，高度危险性物品包内应放置包内化学指示物，置于最难灭菌的部位。如果透过包装材料可直接观察包内化学指示物的颜色变化，则不必放置包外化学指示物。根据化学指示物颜色或形态等变化，判定是否达到灭菌合格要求。②采用快速程序灭菌时，也应进行化学监测。直接将一片包内化学指示物置于待灭菌物品旁边进行化学监测。

（3）生物监测法

1）应至少每周监测一次，监测方法遵循下述要求。

①标准生物测试包的制作方法：将嗜热脂肪杆菌芽孢生物指示物置于标准测试包的中心部位，生物指示物应符合国家相关管理要求。标准测试包由 16 条 41cm×66cm 的全棉手术巾制成，即每条手术巾的长边先折成 3 层，短边折成 2 层，然后叠放，制成 23cm×23cm×15cm、1.5kg 的标准测试包。

②监测方法：将标准生物测试包或生物 PCD（含一次性标准生物测试包），对满载灭菌器的灭菌质量进行生物监测。标准生物测试包或生物 PCD 置于灭菌器排气的上方或生产厂家建议的灭菌器内最难灭菌的部位，经一个灭菌周期后，自含式生物指示物遵循产品说明书进行培养；如使用芽孢菌片，应在无菌条件下将芽孢菌片接种到含 10ml 溴甲酚紫葡萄糖蛋白胨水培养基的无菌试管中，经 56℃ ±2℃ 培养 7 小时，检测时以培养基作为阴性对照（自含式生物指示物不用设阴性对照），以加入芽孢菌片的培养基作为阳性对照；观察培养结果。如果一天内进行多次生物监测，且生物指示物为同一批号，则只需设

一次阳性对照。

③结果判定：阳性对照组培养阳性，阴性对照组培养阴性，实验组培养阴性，判定为灭菌合格。阳性对照组培养阳性，阴性对照组培养阴性，实验组培养阳性，则灭菌不合格；同时应进一步鉴定实验组阳性的细菌是否为指示菌或是污染所致。

2）紧急情况灭菌植入物时，使用含第 5 类化学指示物的生物 PCD 进行监测，化学指示物合格后可提前放行，生物监测的结果应及时通报使用部门。

3）采用新的包装材料和方法进行灭菌时应进行生物监测。

4）小型压力蒸汽灭菌器因一般无标准生物监测包，应选择灭菌器常用的、有代表性的灭菌物品制作生物测试包或生物 PCD，置于灭菌器最难灭菌的部位，且灭菌器应处于满载状态。生物测试包或生物 PCD 应侧放，体积大时可平放。

5）采用快速程序灭菌时，应直接将一支生物指示物，置于空载的灭菌器内，经一个灭菌周期后取出，规定条件下培养，观察结果。

（4）B－D 试验　预真空（包括脉动真空）压力蒸汽灭菌器应每日开始灭菌运行前空载进行 B－D 测试，合格后灭菌器方可使用。B－D 测试失败，应及时查找原因进行改进，监测合格后，灭菌器方可使用。

（5）灭菌器新安装、移位和大修后的监测　应进行物理监测、化学监测和生物监测。物理监测、化学监测通过后，生物监测应空载连续监测三次，合格后灭菌器方可使用。对于小型压力蒸汽灭菌器，生物监测应满载连续监测三次，合格后灭菌器方可使用。预真空（包括脉动真空）压力蒸汽灭菌器应进行 B－D 测试并重复三次，连续监测合格后，灭菌器方可使用。

3. 干热灭菌的监测

（1）物理监测法　每灭菌批次应进行物理监测。监测方法包括记录温度与持续时间。温度在设定时间内均达到预置温度，则物理监测合格。

（2）化学监测法　每一灭菌包外应使用包外化学指示物，每一灭菌包内应使用包内化学指示物，并置于最难灭菌的部位。对于未打包的物品，应使用一个或者多个包内化学指示物，放在待灭菌物品附近进行监测。经过一个灭菌周期后取出，据其颜色或形态的改变判断是否达到灭菌要求。

（3）生物监测法　应每周进行一次生物监测，监测方法遵循下述要求。

①标准生物测试管的制作方法：将枯草杆菌黑色变种芽孢生物菌片装入无菌试管内（1 片/管），制成标准生物测试管。生物指示物应符合国家相关管理要求。

②监测方法：将标准生物测试管置于灭菌器与每层门把手对角线内、外角处，每个位置放置 2 个标准生物测试管，试管帽置于试管旁，关好柜门，经一个灭菌周期后，待温度降至 80℃ 左右时，加盖试管帽后取出试管。在无菌条件下，每管加入 5ml 胰蛋白胨大豆肉汤培养基（TSB），36℃ ±1℃ 培养 48 小时，观察初步结果，无菌生长管继续培养至第 7 天。检测时以培养基作为阴性对照，以加入芽孢菌片的培养基作为阳性对照。

③结果判定：阳性对照组培养阳性，阴性对照组培养阴性，若每个测试管的肉汤培养均澄清，判为灭菌合格；若阳性对照组培养阳性，阴性对照组培养阴性，而只要有一个测试管的肉体培养混浊，判为不合格；对难以判定的测试管肉汤培养结果，取 0.1ml 肉汤培养物接种于营养琼脂平板，用灭菌 L 棒或接种环涂匀，置 36℃ ±1℃ 培养 48 小时，观察菌落形态，并做涂片染色镜检，判定是否有指示菌生长，若有指示菌生长，判为灭菌不合格；若无指示菌生长，判为灭菌合格。

4. 低温灭菌的监测

（1）原则　低温灭菌器新安装、移位、大修、灭菌失败、包装材料或被灭菌物品改变，应对灭效果进行重新评价，包括采用物理监测法、化学监测法和生物监测法进行监测（重复三次），监测合格后，灭菌器方可使用。

（2）环氧乙烷灭菌的监测

1）物理监测法 每次灭菌应监测并记录灭菌时的温度、压力、时间和相对湿度等灭菌参数。灭菌参数应符合灭菌器的使用说明或操作手册的要求。

2）化学监测法 每个灭菌物品包外应使用包外化学指示物，作为灭菌过程的标志；每包内最难灭菌位置应放置包内化学指示物，通过观察其颜色变化，判定其是否达到灭菌合格要求。

3）生物监测法 每灭菌批次应进行生物监测，监测方法遵循下述要求。

①常规生物测试包的制作：取一个 20ml 无菌注射器，去掉针头，拔出针栓，将枯草杆菌黑色变种芽孢生物指示物放入针筒内，带孔的塑料帽应朝向针头处，再将注射器的针栓插回针筒（注意不要碰及生物指示物），之后用一条全棉小毛巾两层包裹，置于纸塑包装袋内，封装。生物指示物应符合国家相关管理要求。

②监测方法：将常规生物测试包置于灭菌器最难灭菌的部位（所有装载灭菌包的中心部位）。灭菌周期完成后立即将生物测试包从灭菌器中取出。自含式生物指示物遵循产品说明书进行培养；如使用芽孢菌片的，应在无菌条件下将芽孢菌片接种到含 5ml 胰蛋白胨大豆肉汤培养基（TSB）的无菌试管中，36℃±1℃培养 48 小时，观察初步结果，无菌生长管继续培养至第 7 天。检测时以培养基作为阴性对照（自含式生物指示物不用设阴性对照），以加入芽孢菌片的培养基为阳性对照。

③结果判定：阳性对照组培养阳性，阴性对照组培养阴性，实验组培养阴性，判定为灭菌合格。阳性对照组培养阳性，阴性对照组培养阴性，实验组培养阳性，则灭菌不合格；同时应进一步鉴定实验组阳性的细菌是否为指示菌或是污染所致。

（3）过氧化氢低温等离子灭菌的监测

1）物理监测法 每次灭菌应连续监测并记录每个灭菌周期的临界参数如舱内压、温度、等离子体电源输出功率和灭菌时间等灭菌参数。灭菌参数应符合灭菌器的使用说明或操作手册的要求。

2）可对过氧化氢浓度进行监测。

3）化学监测法 每个灭菌物品包外应使用包外化学指示物，作为灭菌过程的标志；每包内最难灭菌位置应放置包内化学指示物，通过观察其颜色变化，判定其是否达到灭菌合格要求。

4）生物监测法 每天使用时应至少进行一次灭菌循环的生物监测，监测方法遵循下述要求。

①管腔生物 PCD 或非管腔生物监测包的制作：采用嗜热脂肪杆菌芽孢生物指示物制作管腔生物 PCD 或非管腔生物监测包；生物指示物的载体应对过氧化氢无吸附作用，每一载体上的菌量应达到 1×10^6 CFU，所用芽孢对过氧化氢气体的抗力应稳定并鉴定合格，所用产品应符合国家相关管理要求。

②管腔生物 PCD 的监测方法：灭菌管腔器械时，可使用管腔生物 PCD 进行监测，应将管腔生物 PCD 放置于灭菌器最难灭菌的部位（按照生产厂家说明书建议，远离过氧化氢注入口，如灭菌舱下层器械搁架的后方）。灭菌周期完成后立即将管腔生物 PCD 从灭菌器中取出，生物指示物应放置 56℃±2℃ 培养 7 天（或遵循产品说明书），观察培养结果。并设阳性对照和阴性对照（自含式生物指示物不用设阴性对照）。

③非管腔生物监测包的监测方法：灭菌非管腔器械时，应使用非管腔生物监测包进行监测，应将生物指示物置于特卫强材料的包装袋内，密封式包装后，放置于灭菌器内最难灭菌的部位（按照生产厂家说明书建议，远离过氧化氢注入口，如灭菌舱下层器械搁架的后方）。灭菌周期完成后立即将非管腔生物监测包从灭菌器中取出，生物指示物应放置 56℃±2℃ 培养 7 天（或遵循产品说明书），观察培养结

果。并设阳性对照和阴性对照（自含式生物指示物不用设阴性对照）。

④结果判定：阳性对照组培养阳性，阴性对照组培养阴性，实验组培养阴性，判定为灭菌合格。阳性对照组培养阳性，阴性对照组培养阴性，实验组培养阳性，判定为灭菌失败；同时应进一步鉴定实验组阳性的细菌是否为指示菌或是污染所致。

（4）低温蒸汽甲醛灭菌的监测

1）物理监测法　每灭菌批次应进行物理监测。详细记录灭菌过程的参数，包括灭菌温度、相对湿度、压力与时间。灭菌参数应符合灭菌器的使用说明或操作手册的要求。

2）化学监测法　每个灭菌物品包外应使用包外化学指示物，作为灭菌过程的标志；每包内最难灭菌位置应放置包内化学指示物，通过观察其颜色变化，判定其是否达到灭菌合格要求。

3）生物监测法　应每周监测一次，监测方法遵循下述要求。

①管腔生物 PCD 或非管腔生物监测包的制作：采用嗜热脂肪杆菌芽孢生物指示物制作管腔生物 PCD 或非管腔生物监测包；生物指示物的载体应对甲醛无吸附作用，每一载体上的菌量应达到 1×10^6 CFU，所用芽孢对甲醛的抗力应稳定并鉴定合格，所用产品应符合国家相关管理要求。

②管腔生物 PCD 的监测方法：灭菌管腔器械时，可使用管腔生物 PCD 进行监测，应将管腔生物 PCD 放置于灭菌器最难灭菌的部位（按照生产厂家说明书建议，远离甲醛注入口），灭菌周期完成后立即将管腔生物 PCD 从灭菌器中取出，生物指示物应放置 56℃ ±2℃ 培养 7 天（或遵循产品说明书），观察培养结果。并设阳性对照和阴性对照（自含式生物指示物不用设阴性对照）。

③非管腔生物监测包的监测方法：灭菌非管腔器械时，应使用非管腔生物监测包进行监测，应将生物指示物置于纸塑包装袋内，密封式包装后，放置于灭菌器内最难灭菌的部位（按照生产厂家说明书建议，远离甲醛注入口）。灭菌周期完成后立即将非管腔生物监测包从灭菌器中取出，生物指示物应放置 56℃ ±2℃ 培养 7 天（或遵循产品说明书），观察培养结果。并设阳性对照和阴性对照（自含式生物指示物不用设阴性对照）。

④结果判定：阳性对照组培养阳性，阴性对照组培养阴性，实验组培养阴性，判定为灭菌合格。阳性对照组培养阳性，阴性对照组培养阴性，实验组培养阳性，判定为灭菌失败；同时应进一步鉴定实验组阳性的细菌是否为指示菌或是污染所致。

（5）其他低温灭菌方法的监测要求及方法应符合国家有关标准的规定。

（四）质量控制过程的记录与可追溯要求

（1）应建立清洗、消毒、灭菌操作的过程记录，内容包括：①应留存清洗消毒器和灭菌器运行参数打印资料或记录；②应记录灭菌器每次运行情况，包括灭菌日期、灭菌器编号、批次号、装载的主要物品、灭菌程序号、主要运行参数、操作员签名或代号，及灭菌质量的监测结果等，并存档。

（2）应对清洗、消毒、灭菌质量的日常监测和定期监测进行记录。

（3）记录应具有可追溯性，清洗、消毒监测资料和记录的保存期应≥6 个月，灭菌质量监测资料和记录的保存期应≥3 年。

（4）灭菌标识的要求如下：①灭菌包外应有标识，内容包括物品名称、检查打包者姓名或代号、灭菌器编号、批次号、灭菌日期和失效日期；或含有上述内容的信息标识。②使用者应检查并确认包内化学指示物是否合格、器械干燥、洁净等，合格方可使用。同时将手术器械包的包外标识留存或记录于手术护理记录单上。③如采用信息系统，手术器械包的标识使用后应随器械回到消毒供应中心进行追溯记录。

（5）应建立持续质量改进制度及措施，发现问题及时处理，并建立灭菌物品召回制度如下：①生物监测不合格时，应通知使用部门停止使用，并召回上次监测合格以来尚未使用的所有灭菌物品。同时应书面报告相关管理部门，说明召回的原因。②相关管理部门应通知使用部门对已使用该期间无菌物品的患者进行密切观察。③应检查灭菌过程的各个环节，查找灭菌失败的可能原因，并采取相应的改进措施后，重新进行生物监测 3 次，合格后该灭菌器方可正常使用。④应对该事件的处理情况进行总结，并向相关管理部门汇报。

（6）应定期对检查资料进行总结分析，做到持续质量改进。

第五节　皮肤黏膜的消毒

一、常用的皮肤黏膜消毒剂

（一）醇类消毒剂

醇类消毒剂最常用的是乙醇和异丙醇，可凝固蛋白质，导致微生物死亡，属于中效消毒剂，可杀灭细菌繁殖体，破坏多数亲脂性病毒。乙醇有效成分为 70% ~ 80%（v/v），含醇手消毒剂 > 60%（v/v），复配产品可依据产品说明书。

注意事项：如单使用乙醇进行手消毒，建议消毒后使用护手霜；易燃，远离火源；对乙醇过敏者慎用；避光，置于阴凉、干燥、通风处密封保存。

（二）含碘类消毒剂

1. 碘伏　有效碘 2 ~ 10g/L，由碘、聚氧乙烯脂肪醇醚、聚乙烯吡咯烷酮、碘化钾等组分制成的络合碘消毒剂。具有广谱杀菌作用，可杀灭细菌繁殖体、真菌、原虫和部分病毒。与乙醇相比，碘伏引起的刺激疼痛较轻微，无腐蚀性。

注意事项：对碘过敏者慎用；密封、避光，置于阴凉通风处保存。

2. 碘酊　有效碘 18 ~ 22g/L，乙醇 40% ~ 50%，又称为碘酒，是碘、碘化钾溶解于乙醇溶液而制成。碘酊具有强大的杀灭病原体作用，可杀灭细菌、真菌、病毒、阿米巴原虫、芽孢等，适用于手术部位、注射和穿刺部位皮肤及新生儿脐带部位皮肤消毒，不适用于黏膜、对醇类刺激敏感部位和破损皮肤消毒。

注意事项：对碘过敏者慎用；密封、避光，置于阴凉通风处保存。

3. 复方碘伏消毒液　主要适用于医务人员的手、皮肤消毒，有些可用于黏膜消毒。含有乙醇或异丙醇的复方碘伏消毒剂可用于手、皮肤消毒，不可用于黏膜消毒。含有氯己定的复方碘伏消毒剂，用途同普通碘伏消毒剂，应遵循该消毒剂卫生许可批件的使用说明。

注意事项：同碘伏，使用中应注意复方物质的不良反应。

（三）过氧化氢

过氧化氢是一种强氧化剂和高效消毒剂，可杀灭各种细菌繁殖体、真菌、结核杆菌、细菌芽孢和病毒。临床常用 3% 过氧化氢冲洗、擦拭伤口、皮肤黏膜，特别是厌氧菌感染。

注意事项：有腐蚀性和刺激性；在实施消毒作业时，应佩戴个人防护用具；易燃易爆，遇明火、高热会引起燃烧爆炸，与还原剂接触，遇金属粉末有燃烧爆炸危险。

（四）季铵盐类消毒剂

季铵盐类消毒剂包括单一季铵盐组分的消毒剂、由多种季铵盐复合的消毒剂以及与 65% ~ 75% 乙醇或异丙醇复配的消毒剂。临床常用季铵盐含量为 400~1000mg/L 的消毒溶液冲洗或 500~2000mg/L 的消毒溶液擦拭或浸泡消毒皮肤、黏膜。

注意事项：避免接触有机物和拮抗物。不能与肥皂或其他阴离子洗涤剂同用，也不能与碘或过氧化物（如高锰酸钾、过氧化氢、磺胺粉等）同用。

（五）氯己定

氯己定又名洗必泰，为表面活性剂型杀菌剂，具有相当强的广谱抑菌、杀菌作用。临床常用有效含量≥2g/L 氯己定 – 乙醇（70%，体积比）溶液对手术部位及注射部位皮肤和伤口创面消毒，用有效含量≥2g/L 氯己定水溶液对口腔、阴道或伤口创面的消毒。

注意事项：不应与肥皂、洗衣粉等阴离子型表面活性剂混合使用或前后使用。

二、常用皮肤黏膜的消毒方法

（一）皮肤消毒

1. 穿刺部位的皮肤消毒

（1）消毒方法 ①用浸有碘伏消毒液原液的无菌棉球或其他替代物品局部擦拭 2 遍，消毒剂浓度及作用时间遵循产品的使用说明；②使用碘酊原液直接涂擦皮肤表面 2 遍以上，作用时间 1~3 分钟，待稍干后再用 70%~80% 乙醇（体积分数）脱碘；③使用有效含量≥2g/L 氯己定 – 乙醇（70%，体积分数）溶液局部擦拭 2~3 遍，作用时间遵循产品的使用说明；④使用 70%~80%（体积分数）乙醇溶液擦拭消毒 2 遍，作用 3 分钟；⑤使用复方季铵盐消毒剂原液皮肤擦拭消毒，作用时间 3~5 分钟；⑥其他合法、有效的皮肤消毒产品，按照产品的使用说明书操作。

（2）消毒范围 肌内、皮下及静脉注射、针灸部位、各种诊疗性穿刺等消毒方法主要是涂擦，以注射或穿刺部位为中心，由内向外缓慢旋转，逐步涂擦，共 2 次，消毒皮肤面积应≥5cm×5cm。中心静脉导管如短期中心静脉导管、PICC、植入式血管通路的消毒范围直径应 >15cm，至少应大于敷料面积（10cm×12cm）。

2. 手术切口部位的皮肤消毒

（1）清洁皮肤 手术部位的皮肤应先清洁；对于器官移植手术和处于重度免疫抑制状态的患者，术前可用抗菌或抑菌皂液或 20000mg/L 葡萄糖酸氯己定擦拭洗净全身皮肤。

（2）消毒方法 ①使用浸有碘伏消毒液原液的无菌棉球或其他替代物品局部擦拭 2 遍，作用≥2 分钟；②使用碘酊原液直接涂擦皮肤表面，待稍干后再用 70%~80% 乙醇（体积分数）脱碘；③使用有效含量≥2g/L 氯己定 – 乙醇（70%，体积分数）溶液局部擦拭 2~3 遍，作用时间遵循产品的使用说明；④其他合法、有效的手术切口皮肤消毒产品，按照产品使用说明书操作。

（3）消毒范围 清洁切口皮肤的消毒：应在手术野及其外扩展≥15cm 部位由内向外擦拭，关节手术消毒范围超过上或下一个关节；污染伤口、感染伤口、会阴部的皮肤消毒：应在手术野及其外扩展≥15cm 部位由外向内擦拭。

3. 污染皮肤的消毒

（1）彻底冲洗、擦干。

（2）消毒。采用碘伏原液擦拭作用 3~5 分钟，或用乙醇、异丙醇与氯己定配制成的消毒液等擦拭消毒，作用 3~5 分钟。

4. 新生儿皮肤的消毒

（1）宜使用碘伏消毒皮肤，待干后，用无菌 0.9% 氯化钠溶液清洗残留碘伏。

（2）不宜使用氯己定或乙醇消毒皮肤。

（3）新生儿脐带断端首次消毒，首选 2% 碘酊或可用于脐带消毒的碘伏消毒液涂抹消毒。

（二）黏膜、伤口创面消毒

1. 擦拭法

（1）使用含有效碘 1000～2000mg/L 的碘伏擦拭，作用时间遵循产品的使用说明。

（2）使用有效含量 ≥2g/L 氯己定－乙醇（70%，体积分数）溶液局部擦拭 2～3 遍，作用时间遵循产品的使用说明。

（3）采用 1000～2000mg/L 季铵盐，作用时间遵循产品的使用说明。

2. 冲洗法

（1）使用有效含量 ≥2g/L 氯己定水溶液冲洗或口腔漱洗，至冲洗液或漱洗液变清为止。

（2）采用 3%（30g/L）过氧化氢冲洗伤口、口腔含漱，作用时间遵循产品的使用说明。

（3）使用含有效碘 500～1000mg/L 的消毒液冲洗，作用时间遵循产品的使用说明。

3. 其他 其他合法、有效的黏膜、伤口创面消毒产品，按照产品使用说明书进行消毒。

第六节 医院环境表面的清洁与消毒

一、环境表面清洁与消毒原则

（1）应遵循先清洁再消毒的原则，采取湿式卫生的清洁方式。

（2）根据风险等级和清洁等级要求制定标准化操作规程，内容应包括清洁与消毒的工作流程、作业时间和频率、使用的清洁剂与消毒剂名称、配制浓度、作用时间以及更换频率等。

（3）应根据环境表面和污染程度选择适宜的清洁剂。

（4）有明确病原体污染的环境表面，应根据病原体抗力选择有效的消毒剂，根据消毒对象的不同选择适宜的消毒剂。消毒产品的使用按照其使用说明书执行。

（5）无明显污染时可采用消毒湿巾进行清洁与消毒。

（6）清洁病房或手术区域时，应有序进行，由上而下，由里到外，由轻度污染到重度污染；有多名患者共同居住的病房，应遵循清洁单元化操作。

（7）实施清洁与消毒时应做好个人防护，不同区域环境清洁人员个人防护应符合 WS/T 512 附录 B 的规定。工作结束时应做好手卫生与人员卫生处理。

（8）对高频接触、易污染、难清洁与消毒的表面，可采取屏障保护措施，用于屏障保护的覆盖物（如塑料薄膜、铝箔等）实行一用一更换。

（9）清洁工具应分区使用，实行颜色标记。

（10）宜使用微细纤维材料的擦拭布巾和地巾。

（11）对精密仪器设备表面进行清洁与消毒时，应参考仪器设备说明书，关注清洁剂与消毒剂的兼容性，选择适合的清洁与消毒产品。

（12）在手术过程中发生患者体液、血液等污染时，应随时进行污点清洁与消毒。

（13）环境表面不宜采用高水平消毒剂进行日常消毒。使用中的新生儿床和暖箱内表面，日常清洁应以清水为主，不应使用任何消毒剂。

（14）不应将使用后或污染的擦拭布巾或地巾重复浸泡至清洁用水、使用中清洁剂和消毒剂内。

二、环境表面常见消毒方法

（一）日常清洁与消毒

（1）医疗机构应将所有部门与科室按风险等级，划分为低度风险区域、中度风险区域和高度风险区域。

（2）不同风险区域应实施不同等级的环境清洁与消毒管理，具体要求见表9-3。

表9-3 不同等级的风险区域的日常清洁与消毒管理

风险等级	环境清洁等级分类	方式	频率（次/天）	标准
低度风险区域	清洁级	湿式卫生	1~2	要求达到区域内环境干净、干燥、无尘、无污垢、无碎屑、无异味等
中度风险区域	卫生级	湿式卫生、可采用清洁剂辅助清洁	2	要求达到区域内环境表面菌落总数≤10CFU/cm², 或自然菌减少1个对数值以上
高度风险区域	消毒级	湿式卫生，可采用清洁剂辅助清洁；高频接触的环境表面，实施中、低水平消毒	≥2；≥2	要求达到区域内环境表面菌落总数符合要求

注：①各类风险区域的环境表面一旦发生患者体液、血液、排泄物、分泌物等污染时应立即实施污点清洁与消毒。
②凡开展侵入性操作、吸痰等高度危险诊疗活动结束后，应立即实施环境清洁与消毒。
③在明确病原体污染时，应根据病原体特点选择适宜的方法进行消毒。

（3）应遵循清洁与消毒原则。

（4）被患者体液、血液、排泄物、分泌物等污染的环境表面，应先采用可吸附的材料将其清除，再根据污染的病原体特点选用适宜的消毒剂进行消毒。

（5）常用环境表面消毒方法见表9-4，表9-5。

（6）在实施清洁与消毒时，应设有醒目的警示标识。

表9-4 环境表面常用消毒剂杀灭微生物效果

消毒剂	消毒水平	细菌			真菌	病毒	
		繁殖体	结核杆菌	芽孢		亲脂类（有包膜）	亲水类（无包膜）
含氯消毒剂	高水平	+	+	+	+	+	+
二氧化氯	高水平	+	+	+	+	+	+
过氧乙酸	高水平	+	+	+	+	+	+
过氧化氢	高水平	+	+	+	+	+	+
碘类	中水平	+	+	−	+	+	+
醇类	中水平	+	+	−	+	+	−
季铵盐类[a]	低水平	+	−	−	+	+	−

注："+"表示正确使用时，正常浓度的化学消毒剂可以达到杀灭微生物的效果。
"−"表示较弱的杀灭作用或没有杀灭效果。
[a]部分双长链季铵盐类为中效消毒剂。

表 9-5　环境表面常用消毒方法

消毒产品	使用浓度 （有效成分）	作用时间	使用方法	适用范围	注意事项
含氯消毒剂	400～700mg/L	>10min	擦拭、拖地	细菌繁殖体、结核杆菌、真菌、亲脂类病毒	对人体有刺激作用；对金属有腐蚀作用；对织物、皮草类有漂白作用；有机物污染对其杀菌效果影响很大
	2000～5000mg/L	>30min	擦拭、拖地	所有细菌（含芽孢）、真菌、病毒	
二氧化氯	100～250mg/L	30min	擦拭、拖地	细菌繁殖体、结核杆菌、真菌、亲脂类病毒	对金属有腐蚀作用；有机物污染对其杀菌效果影响很大
	500～1000mg/L	30min	擦拭、拖地	所有细菌（含芽孢）、真菌、病毒	
过氧乙酸	1000～2000mg/L	30min	擦拭	所有细菌（含芽孢）、真菌、病毒	对人体有刺激作用；对金属有腐蚀作用；对织物、皮草类有漂白作用
过氧化氢	3%	30min	擦拭	所有细菌（含芽孢）、真菌、病毒	对人体有刺激作用；对金属有腐蚀作用；对织物、皮草类有漂白作用
碘伏	0.2%～0.5%	5min	擦拭	除芽孢外的细菌、真菌、病毒	主要用于采样瓶和部分医疗器械表面消毒；对二价金属制品有腐蚀性；不能用于硅胶导尿管消毒
醇类	70%～80%	3min	擦拭	细菌繁殖体、结核杆菌、真菌、亲脂类病毒	易挥发、易燃，不宜大面积使用
季铵盐类	1000～2000mg/L	15～30min	擦拭、拖地	细菌繁殖体、真菌、亲脂类病毒	不宜与阴离子型表面活性剂，如肥皂、洗衣粉等合用
自动化过氧化氢喷雾消毒器	按产品说明使用	按产品说明使用	喷雾	环境表面耐药菌等病原微生物的污染	有人情况下不得使用
紫外线辐照	按产品说明使用	按产品说明使用	照射	环境表面耐药菌等病原微生物的污染	有人情况下不得使用
消毒湿巾	按产品说明使用	按产品说明使用	擦拭	依据病原微生物特点选择消毒剂，按产品说明使用	日常消毒：湿巾遇污染或擦拭时无水迹应丢弃

（二）强化清洁与消毒

（1）下列情况应强化清洁与消毒　①发生感染暴发时，如不动杆菌属、艰难梭菌、诺如病毒等感染暴发；②环境表面检出多重耐药菌，如耐甲氧西林金黄色葡萄球菌（MRSA）、产超光谱 β-内酰胺酶（ESBLs）细菌以及耐碳青霉烯类肠杆菌科细菌（CRE）等耐药菌。

（2）强化清洁与消毒时，应落实接触传播、飞沫传播和空气传播的隔离措施。

（3）应增加清洁与消毒频率，并根据病原体类型选择消毒剂，消毒剂的选择和消毒方法应符合要求。

（4）对感染朊毒体、气性坏疽、不明原因病原体的患者周围环境的清洁与消毒措施见第 4 节。

（5）应开展环境清洁与消毒质量评估工作，并关注引发感染暴发的病原体在环境表面的污染情况。

（三）清洁工具复用处理要求

（1）医疗机构宜按病区或科室的规模设立清洁工具复用处理的房间，房间应具备相应的处理设施和储存条件，并保持环境干燥、通风换气。

（2）清洁工具的数量、复用处理设施应满足病区或科室规模的需要。

（3）清洁工具使用后应及时清洁与消毒，干燥保存，其复用处理方式包括手工清洗和机械清洗。

（4）可根据情况对清洁工具复用处理进行质量考核。

第七节　医院常用空气消毒方法

一、术语与定义

空气净化　降低室内空气中的微生物、颗粒物等使其达到无害化的技术或方法。

洁净手术部（室）　采取一定空气洁净技术，使空气菌落数和尘埃粒子数等指标达到相应洁净度等级标准的手术部（室）。

自然通风　利用建筑物内外空气的密度差引起的热压或风压，促使空气流动而进行的通风换气。

集中空调通风系统　为使房间或封闭空间空气温度、湿度、洁净度和气流速度等参数达到设定的要求，而对空气进行集中处理、输送、分配的所有设备、管道及附件、仪器仪表的总和。

空气净化消毒装置　去除集中空调通风系统送风中微生物、颗粒物和气态污染物的装置。

二、常用方法

（一）通风

通风包括自然通风和机械通风两种方式。其中自然通风应根据季节、室外风力和气温，适时进行通风；而机械通风通过安装通风设备，利用风机、排风扇等运转产生的动力，使空气流动。在使用机械通风时应充分考虑房间的功能要求、相邻房间的卫生条件和室内外的环境因素，选择通风方式及室内的正负压，并定期对机械通风设备进行清洁，遇污染及时清洁与消毒。

（二）集中空调通风系统

集中空调通风系统应加强卫生管理，并符合国家有关规定。卫生要求及检测方法应符合《公共场所集中空调通风系统卫生规范》的规定，卫生学评价应符合《公共场所集中空调通风系统卫生学评价规范》的规定，清洗应符合《公共场所集中空调通风系统清洗规范》的规定。

（三）空气洁净技术

洁净手术部（室）和其他洁净场所的设计应遵循 GB 50333 的要求。空气处理机组、新风机组应定期检查，保持清洁；定期检查回风口过滤网，宜每周清洁一次，每年更换一次，如遇特殊污染，及时更换，并用消毒剂擦拭回风口内表面；设专门维护管理人员，遵循设备的使用说明进行保养与维护，并制定运行手册，有检查和记录。

（四）紫外线消毒

紫外线消毒适用于无人状态下室内空气的消毒。紫外线灯应采取悬吊式或移动式直接照射，安装时紫外线灯（30W 紫外线灯，在 1.0m 处的强度 >70μW/cm²）应≥1.5W/m³，照射时间≥30 分钟。应注意保持紫外线灯表面清洁，每周用 70% ~80%（体积比）乙醇棉球擦拭一次，发现灯管表面有灰尘、油污时，应及时擦拭。紫外线灯消毒室内空气时，房间内应保持清洁干燥，减少尘埃和水雾，温度 <20℃ 或 >40℃ 时，或相对湿度 >60% 时，应适当延长照射时间。切记室内有人时不应使用紫外线灯照射消毒。

（五）循环风紫外线空气消毒器

消毒器由高强度紫外线灯和过滤系统组成，可以有效杀灭进入消毒器空气中的微生物，并有效地滤除空气中的尘埃粒子。应遵循卫生行政部门消毒产品卫生许可批件批准的产品使用说明，在规定的空间内正确安装使用，适用于有人状态下的室内空气消毒。消毒时应注意关闭门窗，进风口、出风口不应有物品覆盖或遮挡，同时消毒器应取得卫生行政部门消毒产品卫生许可批件。

（六）静电吸附式空气消毒器

消毒器采用静电吸附和过滤材料，消除空气中的尘埃和微生物。消毒器的循环风量（m^3/h）应大于房间体积的 8 倍以上，其余注意事项与循环风紫外线空气消毒器相同，适用于有人状态下室内空气的净化。

（七）化学消毒法

化学消毒法包括超低容量喷雾法和熏蒸法。

1. 超低容量喷雾法　原理是将消毒液雾化成 20μm 以下的微小粒子，在空气中均匀喷雾，使之与空气中微生物颗粒充分接触，以杀灭空气中的微生物。消毒时采用 3% 过氧化氢、5000mg/L 过氧乙酸、500mg/L 二氧化氯等消毒液，按照 20～30ml/m^3 的用量加入到电动超低容量喷雾器中，接通电源，即可进行喷雾消毒。消毒前关好门窗，喷雾时按先上后下、先左后右、由里向外、先表面后空间，循序渐进的顺序依次均匀喷雾。作用时间：过氧化氢、二氧化氯为 30～60 分钟，过氧乙酸为 1 小时。

2. 熏蒸法　利用化学消毒剂具有的挥发性，在一定空间内通过加热或其他方法使其挥发达到空气消毒。消毒时采用 0.5%～1.0%（5000～10000mg/L）过氧乙酸水溶液（1g/m^3）或二氧化氯（10～20mg/m^3），加热蒸发或加激活剂；或采用臭氧（20mg/m^3）熏蒸消毒。消毒剂用量、消毒时间、操作方法和注意事项等应遵循产品的使用说明。

两种方法在消毒前均应关闭门窗，消毒完毕后打开门窗彻底通风。适用于无人状态下的室内空气消毒。

⊕ 知识链接

医院感染

高频接触表面是病原微生物的载体，病原微生物可在上面存活数小时乃至数月，并通过接触的方式在医护人员、患者、环境之间传播，导致医院感染的发生。医院的高度风险区域如重症监护病房、烧伤病房等，其医院感染发病率高，医院感染主要传播方式是接触传播，因此对高频接触表面的清洁消毒是否合格对于医院感染的预防与控制非常重要。目前关于高频接触表面消毒频次方面的研究较少，今后可多开展此类研究，为我国指南或规范的制定、医院感染管理工作提供参考。

目标检测

答案解析

一、单选题

1. 使用中的新生儿床和暖箱内表面应（　　）

　　A. 日常清洁应以清水为主，不应使用任何消毒剂

　　B. 日常清洁应以清水为主，应用少量消毒剂

　　C. 只能用清洁剂进行清洗，禁止应用清水

　　D. 可以适当应用消毒剂进行辅助消毒

2. 某患者，因不慎摔倒致口唇黏膜及牙龈挫裂伤，在对伤口进行消毒处理时，以下哪种消毒剂不适用（　　）

　　A. 75% 乙醇　　　　　　　　　　　　　　B. 有效碘浓度为 0.05% 的碘伏

  C. 0.2%氯己定－乙醇   D. 3%过氧化氢

3. 关于医疗机构环境表面清洁与消毒原则下列说法错误的是（ ）

  A. 无明显污染时可采用消毒湿巾进行清洁与消毒

  B. 实施清洁与消毒时应做好个人防护

  C. 当治疗室有水渍时可用走廊拖把拖地

  D. 宜使用微细纤维材料的擦拭布巾和地巾

4. 某医院住院楼共8层，现对3~4层楼进行改造装修，在未进行湿式拆除的情况下，可能会造成人员哪种病原体感染（ ）

  A. 金黄色葡萄球菌   B. 肺炎链球菌

  C. 嗜肺军团菌   D. 曲霉

5. 为预防医疗机构的水源性感染，以下措施不正确的是（ ）

  A. 使用消毒液对口腔科供水系统进行消毒

  B. 洗眼装置不用时，应定期冲洗

  C. 粒细胞缺乏患者，倡导用莲蓬头喷淋沐浴

  D. 检验科洗手水槽与废液水槽分开设置

6. 环境表面清洁是指（ ）

  A. 消除环境表面致病微生物的过程 B. 消除环境表面污物的过程

  C. 消除环境表面一切微生物的过程 D. 消除环境表面部分微生物的过程

二、多选题

1. 以下属于医疗机构环境表面采取强化消毒方式的是（ ）

  A. 应用专用消毒剂

  B. 强化清洁与消毒时，应落实接触传播、飞沫传播和空气传播的隔离措施

  C. 提高清洁消毒频率

  D. 应开展环境清洁与消毒质量评估工作，关注感染暴发的病原体污染情况

2. 消毒清洁质量与下列哪项有关（ ）

  A. 消毒/清洁剂类型   B. 浓度

  C. 时间   D. 频率

3. 下列哪些属于低度风险区域（ ）

  A. 图书馆   B. 会议室

  C. 病案室   D. 门诊科室

4. 碘类能杀灭以下哪些微生物（ ）

  A. 结核杆菌   B. 病毒

  C. 繁殖体   D. 大多数细菌芽孢

书网融合……

    本章小结   微课   题库

第十章　重点部门医院感染管理

微课
PPT

1. 掌握　各重点部门医院感染预防与控制基本措施。

2. 熟悉　各重点部门组织管理、建筑布局、相关监测等。

3. 了解　各重点部门医院感染特点、主要危险因素。

4. 学会　规范执行各重点科室医院感染预防与控制基本措施，具备将感控措施和要求融入诊疗活动中的能力。

第一节　重症医学监护病房医院感染

一、概述

重症监护病房（intensive care unit，简称 ICU），是医院集中监护和救治重症患者的专业病房，为因各种原因导致一个或多个器官与系统功能障碍危及生命或具有潜在高危因素的患者，及时提供系统的、高质量的医学监护和救治技术。ICU 是危重症患者集中的单位，也是易感人群和感染发生的重要场所。如何降低 ICU 医院感染发生率，关系到危重症患者的救治成功率，对整个医院的医院感染发生也有极其重要的意义。

二、ICU 医院感染特点及危险因素

（一）ICU 医院感染的现状

我国的 ICU 开始于 20 世纪 80 年代初期，近年来发展迅速，逐渐系统化、规范化，随着医疗、护理、康复等专业不断发展、新型医疗设备的诞生和医院管理体制的改进，ICU 已经成为集现代化诊疗、护理、康复技术为一体医疗组织管理形式。我国 ICU 的床位数占全院床位数不足 5%，患者数不足全院患者数的 10%，但 ICU 医院感染数却超过全院医院感染数的 20%，医院感染的发生率是普通病房的 2～5 倍，是医院感染发病率最高的科室。ICU 医院感染主要包括呼吸机相关肺炎、中央导管相关血流感染和导尿管相关尿路感染等。

（二）ICU 医院感染的危险因素

由于 ICU 是收治各种危重症患者比较集中的区域，医院感染的危险因素较多，决定了它是一个医院感染发生集中的场所。医院应在提高危重症患者抢救成功率的同时，关注到其存在的相关隐患 – 医院感染的发生。除了常见的医院感染危险因素外，ICU 患者还有一些特殊的医院感染危险因素，例如医疗仪器多，患者基础病严重、免疫力低下、并发症多，患者接受侵入性的监护及治疗操作多，医护人员皮肤及口咽部定植菌多等。由于 ICU 中各种检查、治疗较多，工作量较大，消毒灭菌的效果及无菌操作执行的严格与否也是 ICU 医院感染的危险因素之一。

1. ICU 患者的易感性　①老年人的易感性：重症患者中 65% 是 60 岁以上老年人，高龄是医院感染

发生的最主要的危险因素之一，特别是存在多种基础疾病的老年人，如患有糖尿病、肝硬化、肿瘤、肾衰竭等基础病者发生医院感染的概率更高。②疾病的严重程度：患者疾病的严重程度与医院感染呈明显相关性。ICU 聚集了以重症肺炎、脓毒血症、严重颅脑外伤、重症胰腺炎、多器官功能衰竭、昏迷、休克等严重疾病的患者。相关研究表明急性生理与慢性健康评分（APACHEⅡ）与医院感染的发生率和疾病的严重程度呈正相关。③抗菌药物的暴露：抗菌药物的广泛应用和不合理使用，尤其是预防性抗菌药物的使用，容易破坏体内的正常菌群，增加细菌耐药。④住院时间的延长：ICU 住院时间的延长增加了医院感染发生的危险，是影响医院感染发病率和患者生命健康的重要指标。诸多研究表明，ICU 住院时间是评估患者病情预后的重要指标，在判断医院感染预后方面有重要指导意义。

2. 侵入性操作 侵入性操作是导致防御屏障破坏的一系列操作，主要包括泌尿道插管，动静脉插管，气管插管、切开，各种穿刺（胸、股、腰、骨），引流（胸穿、腹穿、胆道、脑室）插管等，均成为病原微生物入侵的风险点。相关研究显示，ICU 中心静脉导管感染占血液系统感染的 87%，呼吸机相关性肺炎占呼吸系统的 86%，泌尿道插管相关感染占泌尿系统感染的 95%，且随着侵入性操作置管时间的延长，导尿管相关感染、动静脉导管相关感染、呼吸机相关感染等的发生率逐渐增加。

3. 环境及医疗仪器的污染 ICU 多为卧床、意识障碍、四肢活动障碍的患者，生活生理的需求基本依靠护理、护工、陪护等的帮助，其各种分泌物和排泄物中的病原微生物可形成气溶胶进行播散，污染环境内空气和物体表面，造成病原菌的接触传播。ICU 各种先进的仪器设备如呼吸机、血滤机、体外膜肺氧合及其管道等难以消毒，增加了病原菌经环境传播的风险。

4. 肠外营养的影响 完全胃肠外营养导致肠道菌群的微生态平衡破坏，免疫抑制剂、H$_2$受体阻断剂及质子泵抑制剂，易使得体内常规定植菌成为自身感染病原菌。

5. 耐药菌株的增加 随着目前医疗上对抗菌药物使用越来越频繁，多重耐药菌在人体、环境中的定植率升高，抗菌药物的应用是 ICU 中清除患者体内感染病原菌，维持患者生命的重要药物，但是，抗菌药物的使用进一步加重了细菌耐药性的产生，从而引起医院内发生多重耐药菌感染，因此在治疗上具有更大的难度。

三、建筑布局与必要设施及管理要求

ICU 与普通病房及门诊不同，需要具备和承担收治危重症患者的相应功能和任务，为有效保证重症患者治疗环境的安全，卫生要求应达到医疗机构Ⅱ类环境，这就对其场所的选择，设备、设施配备及人员配置提出了较高的要求。

（一）选址

ICU 一般安置于方便患者转运、检查和治疗的区域，并宜接近手术室、医学影像科、检验科和输血科（血库）等。宜设立门禁管理系统。病房设计要满足提供医护人员便利的观察条件和在必要时尽快接触患者的通道。

（二）布局流程

ICU 的布局和流程应符合医院感染防控要求，做好环境风险评估。整体布局以洁污分开为原则，安置病床的医疗区域、医疗辅助用房区域、污物处理区域和医务人员生活辅助区域等需要相对独立，以减少彼此之间的干扰和医院感染防控。要具备良好的通风、采光条件，医疗区域内的温度应维持在 24℃ ± 1.5℃，相对湿度应维持在 30% ~60%。鉴于 ICU 患者免疫力相对低下，病房内装饰应遵循不产尘、不积尘、耐腐蚀、防潮防霉、防静电、易清洁和消毒的原则，防止真菌、细菌滋生造成环境污染，如干花、鲜花、盆栽植物等均不能摆放在 ICU 内。

ICU 病床数量应符合医院功能任务和实际收治重症患者的需要，三级综合医院 ICU 床位数为医院病床总数的 2%～8%，床位使用率以 75% 为宜，全年床位使用率平均超过 85% 时，应适度扩大规模。ICU 每天至少应保留 1 张空床以备应急使用。ICU 床单元使用面积不少于 15 平方米，床间距大于 1 米；每个病房至少配备一个单间病房，使用面积不少于 18 平方米，用于收治隔离患者。

（三）设备设施要求

1. 医疗检验检查设备　ICU 需配置必要的监测和治疗设备，如监护仪、血流动力学监测设备、血液透析设备、ECMO 等生命监护及体外生命支持设备，以保证危重症患者的救治需求。医院相关科室应具备足够的技术支持能力，能随时为 ICU 提供床旁 B 超、X 线片等影像学检查，以及生化和细菌学等实验室检查。

2. 手卫生设备　ICU 要配备足够的非接触性洗手设施和手消毒装置，单间每床 1 套，开放式病床至少每 2 床 1 套。

四、人员管理

（一）医务人员管理

ICU 应配备足够数量、受过专门培训、具备独立工作能力的专业医务人员。ICU 专业医务人员应掌握重症医学的基本理论、基础知识和基本操作技术，掌握医院感染预防与控制知识和技能。医师人数与床位数之比应不低于 0.8∶1，护士人数与实际床位数之比应不低于 3∶1。所有工作人员，包括医生、护士、进修人员、实习学生、保洁人员等，均应接受医院感染预防与控制相关知识和技能的培训。

进入 ICU 不建议常规换鞋或穿鞋套、穿隔离衣，可根据进行的诊疗操作与患者情况以及医疗机构的具体规定使用相应的防护用品。患有呼吸道感染、腹泻等感染性疾病的医务人员，应避免直接接触患者。

医务人员针对所有患者均应遵循标准预防的原则。ICU 应配备足量的、方便取用的个人防护用品，如医用外科口罩、帽子、手套、护目镜或防护面罩、隔离衣等。医务人员应掌握防护用品的正确使用方法。

（二）患者管理

在标准预防的基础上，应根据疾病的传播途径，如接触传播、飞沫传播、空气传播，采取相应的隔离与防控措施。条件允许时，对空气传播疾病患者应当安置于负压病房进行隔离治疗。感染性疾病患者、与非感染性疾病患者宜分室安置。

对于多重耐药菌（MDRO）定植或者感染患者，宜单间隔离；如条件不具备，可将同类耐药菌感染或定植患者集中安置，并设隔离标识。

（三）探视者管理

明示探视时间，严格限制探视者人数，探视者进入 ICU 宜穿隔离衣或专用探视服，进入 ICU 可不更鞋。谢绝患有或疑患有传染病，以及有传染病接触史的人员探视。

入住 ICU 患有呼吸道传染病或不明原因的传染病患者原则上不予探视。如确需探视应根据病原体的传播途径，穿戴相应的个人防护用品。探视者进入病室前后应洗手或卫生手消毒。有条件的 ICU 可采用视频探视或设置探视走廊。

五、环境管理

空气、物体表面、手是病原菌经环境医院交叉感染的重要媒介，做好 ICU 的环境管理是控制医院感染便捷有效的途径，诸多研究表明 ICU 的在诊疗、护理操作过程中极易造成环境污染，因此清洁消毒工作就显得格外重要。ICU 的环境清洁消毒效果要达到医疗机构 Ⅱ 类环境的要求。

（一）空气

可采用自然通风和（或）机械通风保证诊疗场所的空气流通和换气次数；采用机械通风时，宜采用"上送风、下回风"的方式，建立合理的气流组织。不建议采用洁净技术。在无法保证有效通风的情况下可选用空气消毒装置，有人状态下不得使用化学喷雾和紫外线灯进行空气消毒。做好空调、空气消毒机等空气净化设备的定期维护。

（二）环境、物体表面

医疗机构应将环境清洁消毒工作纳入医疗质量和医疗安全管理，应建立健全环境清洁消毒工作的组织管理体系、规章制度和 SOP，明确各部门和人员的职责。感染管理部门应进行环境清洁消毒质量监督。

针对不同的物体表面，应选择合适的消毒剂，如含氯消毒剂、75% 乙醇、消毒湿巾等，遵循先清洁后消毒的方式，被患者血液、体液、排泄物、分泌物等污染时，应随时清洁并消毒。医疗区域的物体表面达到中水平消毒水平，计算机键盘建议使用键盘保护膜覆盖。

诊疗器械（如听诊器、叩诊锤、手电筒、软尺等）专床专用，如交叉使用应一用一消毒，普通患者交叉使用的医疗设备（如超声诊断仪、除颤仪、心电图机等）表面，直接接触患者的部分应每位患者使用后立即清洁消毒，多重耐药菌感染或定植患者使用的医疗器械、设备应专人专用，或一用一消毒。

医院感染管理和后勤保障等主管部门应负责环境清洁消毒服务机构的监管，并协调各科室间的日常清洁与突发应急。全体 ICU 医务人员均有责任参与、维护和监督 ICU 环境清洁与消毒工作。

六、ICU 医院感染管理风险点

（一）行为与意识

提升 ICU 病区医疗、护理、外协等人员的行为管理和感控意识是感控工作的重要内容，特别是针对进修、规培及新入职医务人员开展岗前和周期性培训是非常必要的，同时也应加强对病区物业保洁等外协人员的管理和监督。

（二）制度完善和落实

科室感控管理组织、制度健全，岗位职责明确是感控工作顺利开展的前提，包括"三管"、多重耐药菌防控、医疗废物管理、抗菌药物治疗使用指征及培养标本采集送检流程等在内的各类操作流程的制定，感染暴发处置等相关预案的建立，各项内容在工作中的深入落实则是需要不断持续改进和完善的过程。

（三）设备使用和维护

关注空气消毒机等环境消毒设备设施的正确使用和定期维护，做好呼吸机、监护仪、注射泵、血气监测仪、听诊器、血压计、体温表等可移动设备、物表的清洁消毒及存放等，均是保证感控措施有效性的前提条件。

（四）物品管理

物品管理主要包括一次性置管包、穿刺包、湿化瓶等物品的管理，纤维支气管镜、咽喉镜等复用侵入性器械的正确消毒灭菌存放，织物的清洁消毒储存，防护用品的正确使用等，物品管理的每一个环节疏漏容易增加患者感染的风险。

（五）监测

监测包括对病例监测、医务人员的行为监测、对病区环境的清洁消毒效果监测等，均是及时发现医院感染风险的重要手段，医务人员必须掌握所在科室的监测内容、方法并知晓动态监测结果才能在感控工作中防微杜渐。

七、ICU 医院感染暴发控制

ICU 是医院感染暴发的风险科室，加强医院感染防控措施的落实，强化医院感染监测工作，有效实时监测、及时发现暴发并给予干预。医院感染暴发事件的处理应遵循尽早筛查病例并积极治疗，尽早发现和控制感染源，尽快切断传播途径为处理重点；三方面同步进行为基本原则；以对暴发进行最快、最有效的控制为基本目标；坚持多部门、多学科相互协作，精准控制及预防为根本策略，防范化解感染暴发风险。

第二节　手术室医院感染

一、概述

手术室是由手术间及其辅助用房组成，集中承担医院手术患者服务的独立部门。手术室作为给患者提供手术及抢救的场所，承担着全院手术的管理风险，是医院感染管理的重要部门，每一个管理细节出现问题都有可能导致患者发生手术部位感染，因此加强手术室布局流程、人员、器械及物品、环境管理至关重要。

二、组织体系

建立手术室感控管理小组，由护士长和医院感染监测护士组成，负责本科室医院感染管理的各项工作，结合本科室医院感染防控工作特点，制定相应的医院感染管理制度，并组织实施。手术室感控管理小组的具体职能包括建立健全手术室医院感染管理规章制度和工作规范并严格执行；建立医院感染应急预案、流程及处理措施；制定手术室医院感染防控知识培训计划，组织科室人员参加有关医院感染知识培训，不断提高医院感染管理水平；督查防控措施的落实情况，开展手术室医院感染质量控制，进行风险评估，有针对性地对发现的问题进行总结、分析、整改、评价，达到持续改进的目的。

三、建筑布局

医院洁净手术部（室）建筑布局符合《医院洁净手术部建筑技术规范》，非洁净手术室按照《医院手术部（室）管理规范（试行）》，以及《医疗机构空气净化管理规范》《医疗机构消毒技术规范》等医院感染防控要求，布局流程合理，功能分区明确，标识清楚，洁污分开不逆行。

手术室根据环境卫生清洁等级分为限制区、半限制区和非限制区。限制区是为了维持手术区域较高的环境卫生洁净程度，对人流、物流的进入进行严格限制的区域，包括手术间、刷手区和无菌物品存放间等；半限制区是为维持手术区域一定的环境卫生洁净程度，对人流、物流进行限制的区域，主要包括术前准备间、器械间和麻醉恢复间；非限制区是指没有特殊洁净程度要求的工作区域，包括办公区、休息区、更衣区和患者准备区（间）；各区之间应当划分明确，入口要有明显的标志。

洁净手术部的建筑布局、基本配置、净化标准和用房分级应符合《医院洁净手术部建筑技术规范》要求。洁净手术部可分为洁净区与非洁净区；洁净级别要求较高的手术室应设置在干扰较小的区域；隔离手术间（或负压手术间、感染手术间）宜在手术部（室）的一端，自成区域，在出入口都设缓冲间，并有独立出入口。手术室墙面、地面无裂隙，表面光滑，易于清洁，洁净手术部内其他区域采用设有防污染措施的专用的密封地漏，不得采用钟罩式地漏。

四、人员管理

手术部（室）应根据临床实际工作需求，配备足够数量的工作人员、人员梯队结构合理。手术部（室）医务人员、工勤人员应定期接受医院感染防控知识培训与考核。

手术部（室）应当在满足实施手术基本需要的前提下严格控制进入手术间人员数量，严格限制非手术人员进入手术间。医务人员如患有或处于急性上呼吸道感染、感染性腹泻、皮肤疖肿、皮肤渗出性损伤等感染期者不应进入手术部（室）的限制区（洁净区）。观摩人员及临时需要进入限制区（洁净区）的人员，应在获得手术部（室）管理者批准后由接待人员引导进入，严格限制与手术无关人员进入。

进入手术室人员必须严格遵守手术室规章制度，按规定通道流程出入。参与手术人员在实施手术前应做好个人清洁。进入手术室工作人员按照要求更衣、换鞋、佩戴医用外科口罩、帽子，手术帽应遮盖全部头发及发迹，口罩应完全遮住口鼻，刷手服上衣应系入裤装内。完成更衣人员应按规定入室路线进入手术室限制区（洁净区），并严格实施手卫生，手术医生与洗手护士应严格按照外科手消毒流程与规范执行外科手消毒操作；巡回护士与麻醉医生严格执行手部清洁与消毒。手术医生与洗手护士在手术间内规范穿着无菌手术衣、戴无菌手套，已穿好无菌手术衣的医务人员限制在无菌区域活动，禁止穿手术衣进入非手术区域，包括外走廊、辅助区及病房等其他医疗区域。手术进行中严格执行无菌技术操作，注意无菌区域范围。控制手术间人员数量，手术中应避免人员频繁走动和随意出入手术间，并随时保持手术部（室）门处于关闭状态，严防污染空气进入。每个手术间不应安排超过 3 个观摩人员，观摩人员与术者距离应在 30cm 以上，脚凳高度不应超过 50cm，观摩手术人员不应随意串换手术间。

手术结束后，手术相关人员按照规范的操作流程脱卸手术衣、手套，并将脱除的手术衣、手套分别放置于指定容器内。需要进行连台手术的手术人员要重新刷手更换手术衣和手套等防护用品后，再参加下一台次的手术。

手术患者进入手术室应穿着清洁病号服，佩戴好一次性帽子，由清洁交换车将手术患者接至手术室；接送隔离手术患者的交换车应专车专用，严格消毒。手术患者手术部位皮肤准备应于当日临近手术前，在病房或手术部（室）限制区外［患者准备区（间）］进行，急诊或有开放伤口的患者，应先简单清除污渍、血迹、渗出物，遮盖伤口后再进入手术部（室）限制区。

五、无菌技术操作与无菌物品管理

（一）严格执行无菌技术操作

手术人员在实施手术过程中，必须严格遵循无菌技术操作原则，执行无菌操作规程，落实隔离技术及标准预防措施。手术切口的皮肤消毒以手术切口为中心由内向外擦拭，感染手术切口的皮肤消毒应由外向内擦拭，消毒范围边缘距手术切口距离应大于 15cm。按照要求铺设无菌单，规范建立手术无菌区，手术无菌区范围包括铺好无菌敷料后的器械台及手术台上方、术者手术衣前面（腰以上、肩以下、腋前线前），以及手部至肘上约 10cm 以下视为无菌区，手术中如怀疑无菌区域有污染应加盖无菌单。穿戴好手术衣及无菌手套后，手臂保持在胸前，双手不可交叉放于腋下。术者各项操作需面对无菌区域，需调整位置背对背进行；手术中对无菌物品的安全性有疑问时，应及时进行更换。传递器械时避开手术野，在无菌区内传递，禁止术者自行拿取或从背后传递。手术器械、器具、物品一人一用一灭菌，无菌持物钳及容器超过 4 小时视为污染，需重新更换。手术中需更换手术衣时，应先脱手术衣再脱手套，更换手套前，需手卫生。

（二）严格落实《消毒灭菌制度》和《医院消毒产品管理制度》

使用科室建立有效的管理制度，杜绝过期物品的使用；一次性使用医疗用品和一次性高值耗材不得重复使用；一次性使用注射用具一次性使用，杜绝注射用具及注射药品的共用、复用等不规范使用；正确掌握消毒剂的使用；进入无菌区域的物品脱去外包装，无菌物品按灭菌日期依次放入无菌物品存放间，遵循先入先出原则，存放间保持温湿度水平；止血带一人一用一更换；穿刺部位皮肤、黏膜消毒规范，动静脉置管遵循最大无菌屏障原则。

（三）无菌物品管理基本要求

无菌物品应分类、分架存放在无菌物品存放区，一次性使用无菌物品应去除外包装后按灭菌日期存放于无菌物品存放区，遵循先入先出原则。无菌物品存放架（柜）底面距地面高度 ≥20cm，侧面与墙面距离 ≥5cm，顶面距天花板 ≥50cm。无菌物品放置应定位放置，标识清晰、易于分辨。工作人员接触无菌物品前应洗手或手消毒。无菌物品储存有效期、储存环境温度、湿度应符合《医院消毒供应中心 第1 部分：管理规范》的规定要求。

六、环境管理

（一）物体表面清洁与消毒

1. 手术间日常清洁消毒工作 手术室的物体表面清洁消毒分为每晨、连台间、术后和每周清洁消毒。每晨清洁要求每天清晨对所有手术间环境进行清洁，如无影灯、麻醉机、输液架、器械车、手术床、地面等宜用清水擦拭，并且在术前 30 分钟完成；连台间清洁要求连台手术之间对手术台及周边至少 1～1.5m 范围的物体表面和地面进行清洁消毒；术后清洁是指在全天手术结束后应对所有物体表面进行终末消毒，包括手术间地面和物体表面以及手术室内所有区域表面、洗手槽、洗浴室、走廊等。并且每周定期对所有物体表面（包括高空表面）、回风口、送风口及地面进行清洁消毒。同时应做好相关清洁与消毒记录。

2. 污点清洁与消毒 环境表面一旦发生患者体液（血液、组织液等）、排泄物、分泌物等污染时立即实施污点清洁与消毒（采用可吸附的材料将其清除，再根据污染的病原体特点选用适宜的消毒剂进行消毒）。

（二）空气管理

1. 空气管理要求 手术室温度应保持在 21～25℃ 之间，相对湿度保持在 30%～60% 之间；手术室应根据手术间具体情况采取适宜的空气净化措施，按照空气净化与消毒管理标准和规定，制定手术室空气净化管理规范，设置专人负责空气净化与消毒管理工作，并对其进行针对性培训，明确其职责和任务，确保空气净化设施正常运转。

2. 空气管理措施 手术进行中手术间的门应保持常闭状态；每天首台手术前 30 分钟，空气净化装置应正常开启；清洁工作完成后，不同级别手术间应运行一定时间达到自净要求后，再进行下一台手术，洁净手术室连台手术应满足各级用房自净时间的要求。全天手术结束清洁消毒后，空气净化系统需继续运行 30 分钟。

3. 空气净化设备维护管理 洁净手术间各功能区域的空气净化系统应独立设置，负压手术间应采用独立空气净化系统。安装净化设施的手术室做好空气净化系统维护与记录；安装空气消毒机的普通手术室定期对空气消毒设备进行清洁、消毒，做好日常维护并记录。净化设施科室做到定期清洁和维护要求如下：①空气处理机组、新风机组定期检查，保持清洁。②新风机组粗效滤网每2天清洁一次；粗效过滤器1～2个月更换一次；中效过滤器每周检查，3个月更换一次；亚高效过滤器每年更换。发现污染和堵塞及时更换。③末端高效过滤器每年检查一次，当阻力超过设计初阻力160Pa或已经使用3年以上时宜更换。④排风机组中的中效过滤器宜每年更换，发现污染和堵塞及时更换。⑤定期检查回风口过滤网，宜每周清洁一次，每年更换一次。如遇特殊污染，及时更换，并用消毒剂擦拭回风口内表面。⑥设专门维护管理人员，遵循设备的使用说明进行保养与维护，并制定运行手册，有检查和记录。

（三）使用后手术器械处理

手术器械使用后，应及时去除诊疗器械、器具和物品上的明显污物，根据需要做保湿处理，所有可复用器械、器具全部交由消毒供应中心收集、处置。

（四）医疗废物管理

手术室产生的医疗废物应按照《医疗卫生机构医疗废物管理办法》《医疗废物分类目录》（2021年版）等国家医疗废物管理的相关规定进行分类、收集、暂存，并由专用通道或其他封闭隔离方式运出手术部（室）。

七、环境质量控制

手术室环境质量控制应按照《医院手术部（室）管理规范（试行）》要求，进行相关监测，以进一步加强手术部（室）环境、人员管理，保障空气质量和清洁消毒效果，并做好相关记录。

1. 日常监测 每日晨间由专人监测手术部温度、相对湿度并记录。术前应由专人检查环境清洁度。

2. 环境卫生学监测 洁净手术室每周需由专人监测空调装置进风口、回风口的清洁状态并记录；每月对非洁净区局部空气净化装置，送、回风口设备进行清洁状况的检查；每年由有资质的工程质检部门对洁净手术部（室）的空气净化系统进行综合性能检测。空气消毒设备与空调设备维修或更换后需监测。环境卫生学与消毒灭菌效果监测要求和方法具体见本书第六章医院环境卫生学监测部分的内容。

第三节　消毒供应中心医院感染

一、概述

消毒供应中心（central sterile supply department，CSSD）是医院内承担各科室所有重复使用诊疗器械、器具和物品清洗、消毒、灭菌以及无菌物品供应的部门。一般由去污区、检查包装及灭菌区、无菌物品存放区等区域组成。可重复使用的设备、仪器等用品通过手动或机械清洗及物理或化学消毒，然后进入检查包装及灭菌区完成包装后根据消毒灭菌水平就可准备用于分发、储存或者运至灭菌区进行灭菌处理后再储存。消毒供应中心还负责库存管理和分发回收等工作。消毒供应中心工作质量与医院感染存在必然联系，直接关乎医疗质量和医疗安全，预防和控制医院感染已成为消毒供应中心管理工作的一项重要内容。

早在20世纪40年代，科学家W. B. Underwood和J. J. Perkins就提议卫生保健机构建立一个单独的无菌处理部门，并且该部门需要配备专业人员，负责为患者护理区提供清洁和无菌的医疗或手术用品和设备。但当时，我国医疗机构相对落后，20世纪50～60年代，医用敷料还要依靠护理人员亲自动手制作，对于复用医疗器械和用品只是经过简单的清洗和蒸煮，存在设备设施简陋，布局流程不规范，规章制度不健全，从业人员良莠不齐等问题。

1988 年，卫生部首次颁布《医院消毒供应室验收标准（试行）》，我国消毒供应室进入规范基础建设的重要时期。国外先进的建筑布局设计理念和精良的清洗灭菌技术开始进入我国，1985 年，中国与瑞典政府签署协议，汲取国外消毒供应室建筑的先进理念，为北京医院设计建造了我国第一间建筑布局规范的现代化消毒供应室。随后北京、上海、广东、深圳、河南等地医院陆续新建或改建消毒供应室。

2009 年卫生部颁布了《医院消毒供应中心　第 1 部分：管理规范》《医院消毒供应中心　第 2 部分：清洗消毒及灭菌技术操作规范》和《医院消毒供应中心　第 3 部分：清洗消毒及灭菌效果监测标准》（以下简称"三项标准"），我国消毒供应中心进入标准化建设与发展的关键时期。消毒供应中心在医院感染预防与控制中的作用逐步被人们所认识。消毒供应管理与技术的水平更趋于科学化、规范化和标准化，保持着与当今医疗技术同步发展，成为医疗服务安全保障的基石。

2016 年，在多年工作经验的积累基础之上，结合最新的消毒灭菌研究进展，国家卫生健康委员会召集 24 位国内专家对三项标准进行了修订，并沿用至今。随着社会化医疗消毒供应中心的不断增多，2018 年，国家卫生健康委员会又出台了《医疗消毒供应中心管理规范（试行）》《医疗消毒供应中心基本标准（试行）》，用以指导社会化消毒供应中心的规范建设。

二、建筑选址与规模

不宜将消毒供应中心建在地下室或半地下室，原因是地下室采光、通风等条件受到制约。但是由于以往的供应室只是作为临床科室的附属部门存在，其建筑布局往往不能引起足够的关注，导致目前部分供应室仍然设立在地下室，消毒供应中心新建、扩建缺少整体规划，前期建筑面积预估不足，导致与医院整体发展不匹配，建筑布局局促难以满足规范要求。随着医院各科室高精尖技术的不断扩展，复消器械从种类到数量上均有所增加，随之而来的是新的清洗、灭菌设备的增加，这对于消毒供应中心内部建筑等方面提出了更高的要求。

三、感控体系

消毒供应中心作为医院感染控制的核心部门，承受着物流和感染防控的双重压力，做好物品管理、人员管理是消毒供应中心管理上的重点，建立消毒供应中心风险监测和管理机制，可以及时发现潜在风险，避免重大医院感染事件发生。

建立医院感染控制委员会—医院感染管理部门—消毒供应中心感染管理小组三级管理体系，制定各级人员工作职责及内部、外部共同协作机制。科室作为医院感染控制的基础单元，应将感染防控理念和要求融入工作的全过程、全环节、全要素中。

四、布局与流程

消毒供应中心作业区分为去污区、检查包装与灭菌区、无菌物品存放区等三个区域，各区域之间应设有实际屏障，不同的区域卫生要求存在差异，按照环境分类不同，对应的消毒液浓度要求、消毒频率存在差异。《医疗机构消毒技术规范》中对地面、物表消毒方法给予明确指示，要求当遇到明显污染物时，应及时进行消毒处理，所用消毒剂应符合国家要求，清洁用品一般遵循水洗、洗涤剂洗、清洗、消毒、烘干、备用的流程。

五、信息化建设

信息化的技术手段可以实现质量管理的飞跃式提升，是当下实现质量追溯的最有效、最便捷的工具。如今越来越多的消毒供应中心都纷纷安装了追溯系统，可以满足从回收、清洗、检查包装、灭菌、发放、使用的闭环管理，如果出现质量问题可以追溯到工作人员，使用环节可以定位到患者，实现了人—机—物品—患者一体化的管理，是新形势下医院消毒供应中心集中化处理再生器械生产管理质量的最佳手段。

六、培训

医院应根据消毒供应中心的工作量及各岗位需求，科学、合理配置具有执业资格的护士、消毒员和其他工作人员。消毒供应中心的工作人员应当接受与其岗位职责相应的岗位培训，正确掌握以下知识与技能：各类诊疗器械、器具和物品的清洗、消毒、灭菌的知识与技能；相关清洗消毒、灭菌设备的操作规程；职业安全防护原则和方法；医院感染预防与控制的相关知识；相关的法律法规、标准、规范。并且应当建立消毒供应中心工作人员的继续教育制度，根据专业进展开展培训，更新知识。

七、规范操作

消毒供应中心的工作包括回收、分类、清洗、消毒、干燥、检查和保养、包装、灭菌和监测等内容，内容繁杂，其中任何一项工作没有落实到位都会留下感控风险，因此在工作中应严格落实《医院消毒供应中心　第2部分：清洗消毒及灭菌技术操作规范》的要求，确保工作质量，规避感染风险。

八、监测

消毒供应中心应设立质量工作小组，并根据工作量的大小设专（兼）职质量监测员，依据《医院消毒供应中心　第3部分：清洗消毒及灭菌效果监测标准》对清洗、消毒、检查、包装、灭菌的全过程进行常规定时质量监测和每日动态质量监测；同时负责对清洗、消毒、包装、灭菌等相关设备进行检验与验证，及时修正，并准确记录相关结果。

（一）清洗、消毒质量监测

物品清洗质量直接决定消毒供应中心提供的产品灭菌是否有效，是最为重要的一个因素。因此质量监测员必须对去污区清洗环节、清洗设备进行质量监测；借助目测和放大镜观察清洗后物品的清洗质量；同时要对器械的功能进行检查和校核。

（二）包装质量监测

包装质量包括包装材料合理的选择、包装方法的科学规范以及包内物品质量，包装质量、包内容物的质量直接关系到临床能否有效安全使用灭菌物品。

（三）灭菌质量监测

灭菌是消毒供应中心最关键的环节，直接决定提供的各种物品是否安全合格，因此灭菌质量必须严格按照标准流程监测，以确保灭菌物品的安全性。灭菌质量监测既包括灭菌过程质量监测，也包括灭菌前的装载、灭菌后的卸载和存放质量监测。

（四）环境空气、物体表面、工作人员手的监测

环境空气、物体表面、工作人员手的监测有利于及时发现环境中的细菌情况或消毒质量，有利于及时发现环境、清洁消毒和工作中的隐患，并及时采取相应措施。

九、职业防护

根据工作岗位的不同需要，消毒供应中心应配备相应的个人防护用品，包括圆帽、口罩、隔离衣或防水围裙、手套、专用鞋、护目镜、面罩等，去污区还应配置洗眼装置，并组织开展相关培训，使消毒

供应中心工作人员掌握防护用品的使用原则和方法，不同区域工作人员的防护及着装要求见表10-1。

表 10-1　CSSD 人员防护及着装要求

区域	操作	防护着装					
		圆帽	口罩	防护服/防水围裙	专用鞋	手套	护目镜/面罩
诊疗场所	污染物品回收	√	△			√	
去污区	污染器械分类、核对、机械清洗装载	√	√	√	√	√	△
	手工清洗器械和用具	√	√	√	√	√	
检查、包装及灭菌区	器械检查、包装	√	△			√	△
	灭菌物品装载	√				√	
	无菌物品卸载	√				√	△，#
无菌物品存放区	无菌物品发放	√				√	

注："√"表示应使用；"△"表示可使用；"#"表示具有防烫功能的手套。

第四节　感染性疾病科医院感染

一、概述

感染性疾病是指由病原体感染所致的疾病，包括传染病和非传染性感染性疾病。比传染病包括的范围更广，涉及的病种更多。常见的感染包括菌血症与脓毒症、发热性感染病及不明原因发热、发疹性感染病、中枢神经系统感染、胃肠道感染、呼吸道感染、肝胆道感染、泌尿道感染、心血管系统感染、骨关节感染等。传染病是指由致病微生物（包括朊粒、病毒、衣原体、支原体、立克次体、细菌、螺旋体、寄生虫）感染人体后产生的有传染性，在一定的条件下可造成流行的疾病，是感染性疾病的一种特殊类型，归类于感染性疾病。2003年，SARS疫情暴发期间发生的院感事件，暴露了我国传染病防控、院感防控工作的薄弱点，同时也极大地促进了传染病防控及院感防控工作的开展。2004年卫生部发布《关于二级以上综合医院感染性疾病科建设的通知》，要求将发热门诊、肠道门诊、呼吸道门诊和传染病科统一整合为感染性疾病科，并对感染性疾病科的建筑布局、科室设置、岗位职责与人员培训等方面内容进行了规定。2005年卫生部发布《医疗机构传染病预检分诊管理办法》，要求二级以上综合医院设置感染性疾病科，并具体负责本医疗机构传染病的分诊工作，并对本医疗机构的传染病预检、分诊工作进行组织管理。2018年国家卫生健康委员会发布的《医院感染预防与控制评价规范》将感染性疾病科作为医院感染管理重点部门，对其布局流程、科室设置、岗位职责等进行了规定。虽然我国已对感染性疾病科的建设标准、各种传染病的诊断标准与防控方案进行了不断地更新，但新发突发传染病仍对我国感染性疾病科提出了巨大的挑战。

二、组织体系

科主任负责制，科室成立科室感控管理小组并履行职责，严格执行《消毒管理办法》《医疗机构消毒技术规范》《医院隔离技术标准》及《医疗废物管理条例》等，掌握和遵循感染性疾病科相关感染控制制度和规范要求。并根据国家法律法规和技术规范要求，制定和完善感染性疾病科医院感染管理制度和工作流程，以及在重大疫情流行、暴发期间接诊患者或者短时间内接诊大量传（感）染性疾病患者的应急方案和策略。加强对医务人员关于感染性疾病防控知识的教育和培训，定期开展传染病、感染性疾病流行、暴发等情况的应急处置演练，切实提高医务人员对感染性疾病的识别、诊疗、预防与控制以及对重大疫情的应急处置能力。

三、布局流程与设施设备管理

（一）门诊

感染性疾病科门诊设置独立的挂号收费室，对呼吸道（发热）患者和消化道疾病患者分别设置独立的候诊区、诊室、治疗室、隔离观察室、检验室、放射检查室、药房（或药柜）、专用卫生间。严格划分清洁区、潜在污染区、污染区，三区划分明确、标识清楚，各区域间无交叉。设置医务人员通道以及呼吸道、消化道就诊者的各自专用通道，医务人员通道出入口设置在清洁区一端，患者通道出入口设置在污染区一段，确保人员物品通道、洁污物品通道分开无交叉。医护人员相对固定，并限制活动范围，减少医源性传播机会。

1. 发热门诊　发热门诊建筑布局和工作流程应符合国家相关规范及文件要求，遵循"平战结合"的原则，在满足日常感染性疾病诊疗服务及医院自身发展需求同时，具有应对重大疫情的能力。发热门诊应设置于独立区域的独立建筑，标识醒目，具备独立出入口，便于患者转运；规范设置三区两通道，按照要求设置候诊区、诊室及留观室；设置独立的预检分诊区、挂号收费室、治疗室、检验室、药房、专用卫生间等。发热门诊隔离留观室布局规范，患者通道和医务人员通道分开设置；清洁区、缓冲区、污染区分区明确；每间留观室设置独立卫生间。

2. 肠道门诊　设立专用的诊疗室、输液抢救室、观察室、厕所、取药、医务人员更衣室等业务用房。医院有分诊标志，肠道门诊各诊室或业务用房门口有醒目的标志。所有业务用房安装纱门、纱窗等防蝇、防蚊设施。诊室内安装非手触式洗手装置等设施，配备便器、医疗废弃物收集箱等设施。诊室通风良好，通风条件差的，应配备空气消毒机。

（二）病区

病区应设在医院相对独立的区域，设单独出入口和出入院处理室。病区根据患者所患疾病不同独立设区、分区管理，不同种类的感染性疾病患者应分室安置。病区划分清洁区、半污染区、污染区，标识明确，不得逆行，避免交叉污染。

呼吸道传染病病区设置应相对独立，标识明显，设立三区、两通道、两缓冲间。缓冲间两侧的门不应同时开启，以减少区域之间空气流通。配备良好的通风设施，非手触式开关的流动水洗手池。有条件的医疗机构可设置负压隔离病房，设置标准参照《医院负压隔离病房环境控制要求》。

四、人员管理

各级综合医院感染性疾病科应当配备有一定临床经验，经过传染病防治相关法律法规、部门规章、工作制度及感染性疾病流行病学、预防、诊断、治疗、职业暴露防护和处理以及消毒隔离等内容培训，技术好、责任心强的高年资内科医师，为患者提供良好的医疗服务。三级综合医院感染性疾病科应配备一名具有副高职称以上、有传染病临床工作经验的医师担任主任，负责科室全面工作；各诊室应配备能满足工作要求的医护人员，并有专人负责清洁消毒和医疗废物处理工作。二级以上综合医院要制订感染性疾病科各级医师、护士等工作人员的岗位职责并根据《传染病防治法》《突发公共卫生事件应急处理条例》《医疗废物管理条例》《医院感染管理规范》和《消毒技术规范》等法律法规和技术规范制定完善感染性疾病科的各项规章制度和工作流程。要加强感染性疾病科工作人员的培训，既要培训有关传染病防治的法律法规、部门规章、工作制度，又要培训感染性疾病的流行病学、预防、诊断、治疗、职业暴露处理和防护等内容，并定期进行考核和传染病处置的演练，切实提高感染性疾病的诊疗能力和救治水平。

五、预检分诊与报告

严格落实预检分诊制度及医师首诊负责制，发热门诊入口处设专人实行预检分诊，并根据就诊患者情况合理引导、分流至相应的诊疗区域进行就诊。严格落实患者的筛查工作，查看是否佩戴口罩，测量体温，询问症状及流行病学史等。预检分诊工作人员介绍就诊须知，要求家属在候诊区等候，并对可能污染的区域做到及时消毒。针对患者和家属、陪同人员做好宣教，对确诊或疑似经空气或飞沫传播疾病患者，指导其正确佩戴口罩及采取相应的隔离措施，同时做好呼吸道卫生的宣教。发现传染病病例时主管医生应及时上报，立即采取相应隔离措施，并安排患者进行相关检查、及时明确诊断。明确诊断传染病时，应按照《中华人民共和国传染病防治法》的要求，填写传染病报卡报告医院相关部门，并进行网络直报。不具备网络直报条件的医院，应立即向当地县级疾病预防控制机构报告，并按规定时限填写并寄出传染病报告卡，以便主管部门开展流行病学调查，及时对可能的传染源采取隔离、留观措施。

六、感染性疾病科医院感染风险点

感染性疾病科作为诊治感染性疾病的重要科室，承担着对各类感染性疾病的甄别、诊断、治疗等任务，为有效隔离传染源、防止病原菌扩散发挥着重要的作用。

（一）个人防护要求

感染性疾病科应配备数量充足、质量合格、种类齐全的个人防护用品，包括工作帽、医用外科口罩、医用防护口罩、隔离衣、防护服、护目镜/防护面屏、手套、靴套/鞋套等，工作人员根据工作区域及工作风险等级严格按照要求正确使用个人防护用品，确保个人防护到位；能够熟练掌握防护用品穿脱流程规范穿脱防护用品。

（二）职业防护要求

坚持标准预防和基于疾病传播途径的隔离预防措施，有效降低发生职业暴露的风险。根据可能的职业暴露风险，制定相应的防控应对措施，并对工作人员开展针对性地教育和培训。严格执行安全注射等技术操作规程，谨防锐器刺伤，如发生职业暴露，按职业暴露处理流程做好职业暴露后的处理，并及时上报审核。

（三）环境、物体表面清洁与消毒要求

感染性疾病科应按照《医疗机构消毒技术规范》《医疗机构环境表面清洁与消毒管理规范》等规范要求严格执行清洁与消毒工作，有效切断疾病的传播途径。

（四）医疗废物管理

医疗废物应遵循《医疗废物管理条例》及其配套文件的要求进行分类管理，封闭转运。传染病患者或疑似传染病患者产生的所有垃圾包括生活垃圾和医疗废物均按照医疗废物进行处置，须置于双层黄色医疗废物袋内，至3/4满时及时封口，注明警示标识。医疗废物处置符合相关规定。

第五节　新生儿科医院感染

一、概述

新生儿是医院感染的高风险人群，相对成人拥有更多的易感因素，其中由于新生儿的各器官及免疫系统尚未发育完善，正常菌群尚未建立，抵御外来微生物侵袭的能力较弱，特别是低出生体重儿、早产儿等，病原菌很容易从皮肤黏膜、脐带残端、呼吸道、消化道等途径入侵至体内，导致医院感染，严重时甚至危及患儿生命。相关研究表明，医院感染已成为新生儿死亡的重要原因之一。

二、组织体系

完善感控管理组织体系。建立由科主任、护士长、兼职感控人员组成的科室感控管理小组，在科主任领导下开展本科室的医院感染预防和控制工作。

（一）制度流程建设

结合本病区医院感染预防与控制工作的特点，定期制定、更新、完善符合新生儿专科特点的医院感染管理制度和工作流程，内容包括但不限于：医院感染监测制度、消毒隔离制度、手卫生管理制度、配奶室管理制度、婴儿保暖箱清洁消毒流程等，并严格落实。

（二）感控措施制定

根据本病区主要医院感染的特点，如医院感染的主要部位、主要病原体、主要侵袭性操作和多重耐药菌感染等，协同医院感染管理部门制定相应的医院感染预防与控制措施及流程，并组织落实。

（三）医院感染监测

配合医院感染管理部门做好本病区的医院感染监测，及时报告医院感染病例，每月对本病区的医院感染监测、防控措施的落实情况进行自查、分析，发现问题及时改进，并做好相应记录。

（四）感控工作落实与改进

接受医院对本病区医院感染管理工作的监督、检查与指导，落实医院感染管理相关改进措施，及时评价改进效果，并做好相应记录。

（五）遏制细菌耐药

遵循国家相关法规、文件，结合本病区多重耐药菌感染及细菌耐药情况，落实医院抗菌药物管理的相关规定。

（六）培训考核

每季度对本病区工作人员开展医院感染管理知识和技能的培训与考核。

（七）个人防护

科室应为医务人员提供充足、必要、符合要求的消毒和防护用品，确保消毒、隔离和个人防护等措施落实到位，保障医务人员的职业健康。

三、布局与设施

新生儿病房应当设置在相对独立的区域，建筑布局符合环境卫生学和医院感染预防与控制的原则，做到布局流程合理、洁污分区明确，标识正确清晰。设置医疗区（普通病室、隔离室等）、医疗辅助区

（配奶室、奶具清洗室、设备存储室等）和污物处理区（污物处理室、仪器设备/器械清洁消毒室等）。新生儿病室床位数应当满足患儿医疗救治的需要，应设置至少1个单人间；无陪护病室每床净使用面积不少于3平方米，床间距不小于1米。有陪护病室应当一患一陪一房，净使用面积不低于12平方米。早产儿与足月儿分区，感染患儿与非感染患儿分区，宜设置（过渡）隔离室/区，以满足外院转入可疑感染或感染患儿的隔离需求，如因条件所限无法设置（过渡）隔离室/区，应严格进行床边隔离。新生儿病房NICU的通道及出入口应设置门禁，防止无关人员随意进出。新生儿病室NICU应当保持空气清新与流通，每日通风不少于2次，每次15~30分钟，建议采用机械通风，每小时换气次数≥6次，隔离病室机械通风每小时换气次数≥10次；有条件者可使用空气净化设施、设备，并做好温湿度管理，室温应维持在26℃±2℃，相对湿度应维持在55%~65%。

四、人员管理

（一）工作人员管理要求

新生儿病室应当根据床位设置配备足够数量的医师和护士，人员梯队结构合理。其中医师人数与床位数之比应当为0.3∶1以上，护士人数与床位数之比应当为0.6∶1以上。新生儿病室医师应当有1年以上儿科工作经验，并经过新生儿专业培训6个月以上，熟练掌握新生儿窒息复苏等基本技能和新生儿病室医院感染控制技术，具备独立处置新生儿常见疾病的基本能力。三级医院和妇幼保健院新生儿病室负责人应当由具有3年以上新生儿专业工作经验并具备儿科副高以上专业技术职务任职资格的医师担任；二级医院和妇幼保健院新生儿病室负责人应当由具有3年以上新生儿专业工作经验并具备儿科中级以上专业技术职务任职资格的医师担任。三级医院和妇幼保健院新生儿病室护理组负责人应当由具备主管护师以上专业技术职务任职资格且有2年以上新生儿护理工作经验的护士担任；二级医院和妇幼保健院新生儿病室护理组负责人应当由具备护师以上专业技术职务任职资格且有2年以上新生儿护理工作经验的护士担任。新生儿病室护士要相对固定，经过新生儿专业培训并考核合格，掌握新生儿常见疾病的护理技能、新生儿急救操作技术和新生儿病室医院感染控制技术。

（二）患儿的安置与隔离要求

所有患儿入室前接诊医师应做好病史问诊，如：患儿及其家人（特别是孕母）近期有无发热、腹泻症状、呼吸道感染、麻疹、水痘、皮疹等感染性疾病症状，根据问诊结果决定是否安置于（过渡）隔离/区观察治疗，并及时进行相关病原学送检。在疾病流行季节，应加强病毒相关的筛查。患儿的安置与隔离应遵循以下原则：①感染、疑似感染与非感染患儿应分室或分区安置，疑似感染患儿确诊前尽可能单间/专门区域床边隔离安置，特殊或不明原因感染患儿，宜实施单间隔离，专人护理。诊疗和护理操作应当按照先早产儿后足月儿、先非感染患儿后感染患儿的原则进行。②患儿母亲患有急性感染性或传染性疾病时，视所患疾病类型决定是否进行母婴接触及母乳喂养。③多重耐药菌感染或定植患儿应设有醒目标识，严格执行多重耐药菌感染预防与控制核心措施，同种病原体感染患儿可安置在同一房间或集中安置、集中护理，但应避免与极低/超低出生体重儿、早产儿同室或同区域安置。

五、新生儿科医院感染管理风险点

（一）手消毒剂的选择

肠道病毒是新生儿科的常见病毒，具有季节流行特性，在医疗机构中可通过直接接触或通过手携带传播，容易导致新生儿感染，国内外均有由肠道病毒引起的新生儿医院感染事件的相关报道。含醇类手消毒剂对无包膜病毒灭活效果有限，临床广泛使用的以70%乙醇或异丙醇为基础的手消毒剂对人肠道病毒 71 型的灭活效果很弱，因此，在新生儿病房建议使用添加适量的高水平化学消毒成分的复合醇手消毒剂，如 1.08~1.32g/L 的过氧化氢，以确保对肠道病毒有良好的灭活效果。

⊕ **知识链接**

肠道病毒

　　肠道病毒是一类常见的无包膜病毒，包括脊髓灰质炎病毒、柯萨奇病毒、埃可病毒及新型肠道病毒共 71 个血清型。肠道病毒属病毒引起的传染病，临床表现轻者只有倦怠、乏力、低热等，重者可全身感染，脑、脊髓、心、肝等重要器官受损，预后较差，并可遗留后遗症或造成死亡。本类疾病分布于世界各地，在热带和亚热带全年都有，在温带夏季多见，在温暖、潮湿、卫生条件差，人群拥挤的地区发病率高。

（二）暖箱/辐射抢救台管理

　　新生儿所使用的暖箱/辐射抢救台（含转运暖箱）应建立使用登记制度，登记内容应包括婴儿保暖箱区域位置、使用患儿的姓名、住院号、使用时间等，确保可追溯。蓝光箱和暖箱应当每日清洁并更换湿化液，一人用后一消毒。同一患儿长期连续使用暖箱和蓝光箱时，应当每周消毒一次，用后终末消毒。暖箱滤网应按说明书定期更换，传染病患儿应一人一用一更换。

（三）床单元与被服管理

　　新生儿使用的被服、衣物等应当保持干燥、清洁，每日至少更换 1 次，污染后及时更换。床垫使用时应保持清洁，每位患儿使用后高水平消毒（建议使用高水平消毒剂，如含氯消毒剂等），无法擦拭消毒的床垫应使用床单位消毒机进行终末消毒。

（四）配奶相关管理

　　配奶工作应由经过专门培训的工作人员负责，并严格执行手卫生、戴口罩、帽子、穿清洁衣或防水围裙，认真落实配奶流程、奶瓶、奶嘴清洗消毒流程等。配奶间环境设施应当符合国家相关规定，并保持清洁、干净，定期消毒。患儿喂养用具，如量杯、匙、奶瓶、奶嘴应一婴一用一消毒或更换。取用奶瓶时，要注意手卫生，防止污染；奶嘴取用须用无菌镊子夹取；安装奶嘴、配奶和喂奶时注意手不可触及瓶口、奶嘴，避免污染。患儿使用后的奶嘴用清水清洗干净，高温或微波消毒；奶瓶由配奶室统一回收清洗、高温或高压消毒；盛放奶瓶的容器每日必须清洁消毒；保存奶制品的冰箱要定期清洁与消毒。配奶水须煮沸，冷却至所需温度使用；奶制品现配现用，确保 2 小时内完成喂养，剩余奶液不得再用。奶粉应密闭保存于清洁干燥处，在有效期内使用。开启后需注明启用时间，开启后保存时间根据说明书要求。

（五）沐浴室/沐浴间管理

　　新生儿沐浴池应与洗手池分开设置，专池专用，沐浴时按照先非感染患儿、再感染患儿的顺序进行，避免交叉感染；沐浴时物品做到一人一用一消毒，可使用一次性沐浴盆套；沐浴区域、沐浴池或浴盆用后应清洁并消毒。

（六）空气净化系统管理

　　安装了空气净化系统的新生儿病区，应安排专人负责空气净化系统的维护相关事宜，按要求及时联系厂家对洁净系统各过滤器进行维护；每日检查洁净系统运行情况，每周清洁一次回风口过滤网，如遇特殊污染，及时更换，并用消毒剂擦拭回风口内表面。

第六节　血液透析室医院感染

⇒案例引导

　　案例　某医院在为患者进行血液透析治疗过程中，发现有患者在透析过程中感染丙肝，通过对七十名尿毒症血液透析患者进行体检，发现有 28 名患者诊断为丙肝感染者，其中有 9 名患者明确为入院透析前已感染丙肝，其余 19 名患者确定为与血液透析有关的丙肝感染，是一起医院感染事件。

　　讨论　1. 本案例中造成医院感染的原因有哪些？

　　　　　　2. 如何加强对血液透析室等重点部门的医院感染管理？

　　分析　调查发现，该医院血液透析室的管理不规范。造成此次医院感染事件的具体原因包括血液透析室预防和控制医院感染的规章制度、工作规范和技术规程不完善，无血液透析操作流程，透析机复用登记不规范，特别是对于透析机的消毒、丙肝阳性患者的隔离及透析机复用的管理方面无具体要求，消毒隔离措施不落实；血液透析室的布局流程不合理，医院感染监测不到位，医务人员医院感染防控意识淡薄、医院感染防控知识欠缺，培训不到位。因此，对于重点部门的医院感染管理应引起足够的重视，切实加强血液透析室等重点部门的感染防控工作，强化落实组织体系、制度措施、建筑布局、人员管理、科室感控风险点管控等感控管理要求，坚守质量安全底线。

一、概述

　　血液透析（hemodialysis，HD）采用弥散和对流原理清除血液中代谢废物、有害物质和过多水分，是终末期肾脏病患者最常用的肾脏替代治疗方法之一，也可用于治疗药物或毒物中毒等。维持性血液透析是终末期肾脏疾病的主要治疗方式，是有效维持肾衰竭及终末期肾病患者生命的重要手段。血液透析室（中心）是各种感染的高发场所，维持性血液透析患者因体内尿素氮、血清肌酐等毒素不断在体内蓄积，机体处于长期炎症状态，血液性透析具有一定的创伤性，如透析的侵入性操作，皮肤、黏膜屏障损害等，且受营养状况、基础疾病、抗菌药物滥用等诸多因素影响，近年来发生医院感染概率不断上升。感染是血液透析患者重要的并发症和死亡原因之一，防治血液透析患者传染病播散和感染性疾病是血液透析中心医疗质量管理与控制最为重要的工作。

二、组织管理与制度建设

　　科主任负责制，科室成立科室感控管理小组并履行职责，严格执行《消毒管理办法》《医疗机构消毒技术规范》《医院隔离技术标准》及《医疗废物管理条例》等制度规范；制定并落实血液透析室（中心）相关感染控制制度、工作规范和应急预案等，加强医院感染知识和感控管理制度等的学习培训，提升医务人员感控意识，有效防范医院感染风险。

三、布局流程

　　血液透析室（中心）应遵循环境卫生学和感染控制的原则，做到布局合理、分区明确、标识清楚、功能流程合理，满足工作需要；清洁区、潜在污染区、污染区区域间划分应符合医疗机构相关感染控制要求，进入潜在污染区域和（或）污染区域的被污染物品，未经消毒不得返回清洁区域。血液透析治疗室应合理设置医务人员手卫生设施，每个分隔透析治疗区域均应配置洗手池、非手触式水龙头、洗手液、速干手消毒剂、干手物品或设备。手卫生设施的位置和数量应满足工作和感染控制的需要。透析治疗室每个血液透析床/椅间距不小于1米。每个透析单元应当有电源插座组、反渗水供给接口、透析废液排水接口等。透析治疗室应具备通风设施和（或）空气消毒装置，光线充足、通风良好，达到《医院消毒卫生标准》的III类环境。

四、传染病筛查及管理

透析患者应该按照相关规定要求定期进行传染病的筛查，一般窗口期患者每月复查1次乙肝、丙肝、梅毒及艾滋病相关检查，直到窗口期结束，非传染病的常规透析患者每半年复查1次乙肝、丙肝、梅毒和艾滋病相关检查。具有传染性的乙型病毒性肝炎、丙型病毒性肝炎、梅毒及艾滋病等血源性传染疾病患者，应在隔离透析治疗室/区进行专机血液透析，也可进行居家透析治疗。传染病隔离透析治疗室/区应配备专用的透析操作用品车，且不能在隔离透析治疗室/区和普通透析治疗室/区之间交叉使用；隔离治疗室/区的设备和物品如病历、血压计、听诊器、治疗车、机器等应有明确标识。传染病隔离透析治疗室/区的护理人员相对固定，同一班次的护理人员不能交叉管理传染病隔离透析治疗室/区和普通透析治疗室/区的透析患者。

五、透析相关设备管理

血液透析相关设备主要包括水处理设备、供水管路、配液设备、供液系统、透析机等。为防止污染，在建设时应保证水处理室及配液室分别单独设置。水处理室总面积是水处理设备的1.5倍，排水良好，干燥整洁。配液桶、供水管路与供液系统等按照规范要求定期消毒，内毒素过滤器、配液桶滤芯进行及时更换是保证透析液安全的重要举措。

六、人员管理与职业安全防护

工作人员上岗前应掌握和遵循血液透析室（中心）感染控制制度和规范，并在工作中严格执行。建立工作人员健康档案，定期（原则上至少1次/年）进行健康体检以及乙型肝炎病毒、丙型肝炎病毒、梅毒螺旋体和人类免疫缺陷病毒标志物检测，并管理保存体检资料。建议乙型肝炎病毒易感（HBsAb阴性）的工作人员注射乙型肝炎病毒疫苗。医护人员在执行血管穿刺及血管通路连接与断开等可能暴露于体液（血液、组织液等）的操作时，应遵循标准预防的个人防护装备使用要求，合理选择所需的个人防护装备。工作人员被锐器刺伤后应及时处理，必要时药物干预，并做好上报与追踪随访。

七、血液透析室医院感染其他风险点

（一）可复用血液透析器/滤器的使用管理

在血液透析相关感染中，血液透析器/滤器的不规范复用是造成感染传播的重要原因之一，因此医院应严格规范并强化可复用血液透析器/滤器的使用管理。经国家药品监督管理局批准的可复用透析器/滤器才可重复使用，并遵照2005年卫生部印发的《血液透析器复用操作规范》进行操作和管理，经批准为一次性血液透析器/滤器不得重复使用。使用过程中应做好复用记录，记录事项要全面，内容要清晰。复用透析器/滤器只能同一患者使用，不得与他人共用。合并乙型病毒性肝炎、丙型病毒性肝炎、梅毒及艾滋病等血源性传染疾病患者，不得复用透析器/滤器和透析管路（包括血液滤过的连接管路）。血液透析器/滤器的复用人员必须是护士、技术员或经过培训的专门人员进行，复用时应戴好手套、围裙、防护面罩或护目镜，做好个人防护。复用人员应接受充分的培训及继续教育，能够正确理解并掌握各环节操作方法和规程。必须使用国家药品监督管理局批准的清洁剂和消毒液，以及透析器复用机器，进行透析器/滤器复用，不得人工清洗消毒复用透析器/滤器。复用应使用符合透析用水的水质生物学标准的反渗水，并且有一定的压力和流速。已处理的血液透析器/滤器应在指定区域内存放，并与待处理的血液透析器/滤器分开放置。

（二）环境、物体表面清洁与消毒

环境、物体表面清洁消毒是保证透析患者交叉感染的重要手段，应重视并做好环境物体表面的清洁与消毒，相关内容详见清洁消毒章节。

（三）无菌物品与药品管理

消毒药械、一次性医疗器械和器具的采购、管理、使用和处置应符合相关规定。无菌物品有效期内使用；一次性无菌医疗用品不得重复使用，特别是透析器、管路和穿刺针严禁复用。可复用的医疗用品、器械器具等全部回收到消毒供应中心集中清洗消毒灭菌发放，严禁科室自行消毒。

（四）环境卫生学监测和感染病例监测

监测工作是主动发现问题的关键，在监测过程中发现问题时，应当及时分析原因并进行改进；存在严重隐患时，应当立即停止透析工作并进行整改。

（五）医疗废物管理

在透析治疗过程中产生的医疗废物及废液，应当严格按照《医疗废物管理条例》《医疗卫生机构医疗废物管理办法》《医疗机构水污染物排放标准》等相关规定妥善处理。

第七节　实验室生物安全

一、概述

实验室生物安全指的是当以实验室为科研和工作场所时，在进行感染性致病因子的科学研究过程中，为避免各种危险生物因子造成实验室人员暴露、向实验室外扩散并导致危害而采取防护措施和管理措施等综合措施，从而达到对人、环境和社会的安全防护。由于实验室防护措施或制度不完善造成事故的发生率非常高，二十世纪七八十年代以来，实验室的防护和管理日益受到国内外的广泛重视。实验室的生物安全主要包括建立健全实验室规章制度、加强实验室生物安全培训、配备安全防护设备、加强实验室人员管理等多方面的内容。

二、组织体系

（一）医疗机构设立生物安全委员会

生物安全委员会负责咨询、指导、评估、监督临床实验室生物安全管理相关事宜。

（二）实验室成立生物安全三级管理组织

1. 一级生物安全管理责任人　部门主任是一级生物安全管理责任人，其职责为：全面负责本部门或科室生物安全管理制度和要求制定；督促、检查各专业组遵守、落实生物安全管理规定情况；指派生物安全监督员并指导其开展工作；组织本部门定期、不定期学习生物安全相关法律法规及操作程序。

2. 二级生物安全管理责任人　专业组长为二级生物安全管理责任人，其职责为：负责本专业组生物安全工作；结合本组业务开展全面落实生物安全管理有关要求，并有管理、有检查、有落实记录；兼任本专业组生物安全监督员。

3. 三级生物安全管理责任人 各专业组工作人员为三级生物安全管理责任人，其职责为：结合岗位职责认真执行有关生物安全管理制度规定；自觉发现、纠正并改进不符合规范的行为。

三、建筑布局流程

临床实验室应有从事相关生物安全活动的资格。《实验室生物安全通用要求》（GB 19489—2008）明确规定，实验室生物安全防护水平分为4级——即 BSL－1 实验室、BSL－2 实验室、BSL－3 实验室、BSL－4 实验室。动物实验室的安全防护水平则用 ABSL－1、ABSL－2、ABSL－3、ABSL－4 表示。按防护水平分级衡量，1 级最低，4 级最高。不同级别的生物安全实验室应满足相应的实验室建筑、配置要求。

四、实验室准入及进入限定

（一）实验室工作人员的资格与培训

实验室工作人员必须接受过专业教育。在独立开展工作前需在中高级实验技术人员指导下进行上岗培训，达到合格标准，方可开始工作。明确告知实验室工作人员实验室工作的潜在危险，为实验室工作人员提供安全教育。实验室工作人员必须遵守实验室管理各项制度、规定和操作规程。3 级和 4 级生物安全防护实验室的工作人员在上岗前必须留本底血清进行有关检测，以后定期复检。

（二）进入限定

进入限定具体要求包括：①实验室入口处应设有明显的国际通用的生物危害警告标志。②只有经批准的人员方可进入实验室工作区域，儿童不应被批准或者被允许进入实验室工作区域。③实验室的门应保持关闭。④与实验室无关的动物不得带入实验室；进入动物室应经过批准。

五、生物安全风险评估

当生物安全实验室业务开展涉及致病性生物因子时，应进行生物风险评估。评估内容包括：生物因子的种类（已知的、未知的、基因修饰的或未知传染性的生物材料）、来源、传染性、传播途径、易感性、潜伏期、剂量－效应（反应）关系，致病性（包括急性与远期效应）、变异性、在环境中的稳定性、与其他生物和环境的交互作用，相关实验数据、流行病学资料、预防和治疗等。目前，我国大多数医疗机构根据防护因子的级别及风险评估设置 BSL－1 实验室和 BSL－2 实验室，对开展涉及高致病性病原微生物检查业务的临床实验室，应建设 BSL－3 或以上级别的实验室。其他评估措施还包括：可能产生的危害及后果分析；危害程度评估由有经验的专业人员进行；开展新的实验活动或欲改变经评估过的实验室活动（包括相关设施、设备、人员活动范围、管理等），应事先或者重新进行风险评估。

六、设施设备检测维护

实验室内各种设施要符合相关规定，所使用的所有仪器应经过安全使用认证。实验室供电线路中必须安装断路器和漏电保护器。实验室内大型仪器、设备、精密仪器由专人负责保管、登记、建档，仪器设备的使用者，需经专业技术培训。实验室内仪器设备应在检定和校准的有效期内使用，并按照检定周期的要求进行自检或强检，对使用频率高的仪器按规定在检定周期内进行期间核查。主要仪器设备应建立使用记录，有操作规程、注意事项、相关技术参数和维护记录，并置于显见易读的位置。仪器使用者必须认真遵守操作规程，并做好仪器设备使用记录，定期维护仪器设备。仪器设备所用的电源，必须满足仪器设备的供电要求。用电仪器设备必须安全接地。电源插座不得超载使用。仪器设备在使用过程中出现断路保护时，必须在查明断电原因后，再接通电源。不准使用有用电安全隐患的设备（如漏电、电源插座破损、接地不良、绝缘不好等）。仪器设备在使用过程中发生异常，随时记录在仪器维修使用档案上，维修必须由专业人员进行，并做维修记录。仪器设备使用结束后，必须按日常保养进行检查清理，保持良好状态。所有仪器设备应加贴唯一性标识及在用、限用、禁用标志。长期用电设备（如冰箱、培养箱）应定期检查，并记录运行情况。因故障或操作失误可能产生某种危害的仪器设备，必须配备相应的安全防护装置。使用直接接触污染物的仪器设备前，必须确认相应的安全防护装置能正常启用。实验工作完成后，必须对接触污染物的仪器设备进行相应的清洗、消毒。实验室应指定专人对安全设备和实验设施/设备进行维护管理，保证其处于完好工作状态。仪器设备较长时间不使用时，应定期通电、除湿，保持设备清洁干燥，并做好记录。（例如每年应对生物安全柜进行一次常规检测，须特别关注高效过滤器。定期对离心机的离心桶和转子进行检查）。高压灭菌器使用时，定期进行生物学指示剂检测。冰箱应定期化冰、清洗，发现问题及时维修。实验区冰箱内禁止存放个人物品及与实验无关的物品。所有仪器设备在维修和维护保养前运出实验室前必须进行消毒处理。

七、人员管理

（一）工作人员的健康医疗监护

工作人员进入实验室从事实验工作之前应进行体检，结果保存在医疗机构相关管理部门。同时，留取基线血清进行相关检测，必要时用于对照。不符合岗位健康要求不得从事相关工作。实验室技术人员要在身体状况良好的情况下从事相关工作，发生发热、呼吸道感染、开放性损伤、怀孕等或因工作造成疲劳状态免疫耐受及使用免疫抑制剂等情况时，需由实验室负责人同意从事相关工作，但不宜再从事高致病性病原微生物的相关工作。对实验人员职业健康进行评估，必要时可根据实际情况调换工作岗位。实验人员与医疗机构其他医务人员具有同等体检权利。制定合理的免疫预防计划，根据实验人员岗位需要进行免疫接种和预防用药，并记录在册。发生实验室意外事件或生物安全事故后应根据需要进行必要的应急免疫接种或预防性服药，并记入健康监护档案。有合理的实验室暴露处置流程。

（二）工作人员教育及培训

对所有实验工作人员，特别是重点实验室工作人员进行生物安全相关知识教育、培训，定期进行考核。实验室工作人员须受过专业教育，在独立开展工作前还需在中高级实验技术人指导下进行上岗培训，合格后方可独立开展工作。告知实验室工作人员相关潜在危险，并为其提供实验室安全教育及风险防范培训，所有工作人员均应接受有关安全使用和处置锐器的培训。实验室工作人员须遵守实验室所有制度、规定和操作规程。直接接触体液的实验室人员应掌握潜在危险性和预防措施，包括与传染因子、传播途径有关的流行病学知识。首次穿着或使用个人防护装备之前，应接受有关此物品保护作用和使用管理知识培训，并在日后定期接受培训。医疗机构每三年应对已经过培训的负责处理运输危险物品的员工重新验证资格。

（三）实验室人员防护

在实验室工作时，任何时候都必须穿着工作服；严禁穿着实验室工作服离开实验室，包括去餐厅、咖啡厅、办公室、图书馆、员工休息室和卫生间等处。在进行可能直接或意外接触到体液（血液、组织液等）以及其他具有潜在感染性的材料或感染性动物的操作时，应根据相应感染风险选戴手套。摘除手套后必须洗手。病原微生物相关实验应在生物安全柜内进行，工作人员应根据病原微生物的种类采取相应的防护措施。在处理完感染性实验材料、动物后，以及在离开实验室工作区域之前须洗手。为防止眼睛或面部受到泼溅物、碰撞物或人工紫外线辐射的伤害，操作时须戴安全眼镜、面罩（面具）或其他防护设备；不得在实验室内穿露脚趾的鞋。禁止在实验室工作区域饮食、吸烟、化妆和处理隐形眼镜；禁止在实验室工作区域储存食品、饮料。在实验室内使用的工作服应与日常服装分柜存放。

八、消毒与灭菌

实验室消毒与灭菌技术参考本书"第九章　医院消毒与灭菌"部分的内容。

九、实验室菌（毒）种的管理

实验室应做好生物安全实验室的菌（毒）种管理，防止菌（毒）种泄露等生物安全事件的发生。应制定严格安全的保管制度，并指定专人负责。对高致病性病原微生物菌（毒）种和样本应当设专库或专柜单独储存。保管应由双人、双锁负责，确保菌（毒）种安全。保管人员变动时，必须严格交接手续。菌（毒）种应有严格的登记，包括形态、分离日期、鉴定日期、主要鉴定性能（包括形态、染色、抗原结构、动物致病力等），并注明使用、转移、销毁情况及原因。各种菌（毒）种应按规定时间接种，注意菌（毒）种有无污染及变异，如发现变异时，应及时更换。菌（毒）种保存范围及向外单位转移，按照《病原微生物实验室生物安全管理条例》执行。所有保存菌（毒）种应具备清单。

十、医疗废物的管理

医疗废物使用有生物安全标识的黄色医疗废物袋盛装。含病原体的标本和培养基，以及 HIV 反应阳性和接触过阳性标本的医疗废物需高压处理。医疗废物管理具体要求参考本书"第八章　医院环境与医院感染"部分的内容。

目标检测

答案解析

一、单选题

1. 根据《重症监护病房医院感染预防与控制规范》，ICU 每床使用面积应不少于（　　）

    A. 12m^2

    B. 13m^2

    C. 14m^2

    D. 15m^2

2. CSSD 内无菌物品存放区是一个存放、保管、发放无菌物品的区域，为（　　）区域，由专职人员管理

    A. 公共

    B. 包装

    C. 清洁

    D. 无菌

3. 关于血液透析室医院感染防控，下列说法不正确的是（　　）

    A. 易感患者应该接种 HBV 疫苗并监测免疫效果

    B. 接触不同患者、进入不同透析单元、清洗不同透析机时应进行手卫生并更换手套

    C. 隔离区应单独成区，有单独通道

    D. 隔离区不需要固定护理人员

4. 在进行有可能发生化学和生物污染物质溅出的实验时必须佩戴（　　）

    A. 护目镜　　　　　　　　　　　　　B. 口罩

    C. 手套　　　　　　　　　　　　　　D. 工作服

5. 关于多重耐药菌感染的患者，说法错误的是（　　）

    A. 实施标准预防＋接触隔离

    B. 加强对患者床单元消毒的频次

    C. 与患者接触的医疗器械、器具、物品专人专用

    D. 不应将患者安置在单间病室

6. 《实验室生物安全通用要求》（GB 19489—2008）明确规定，实验室生物安全防护水平分为（　　）级

    A. 1　　　　　　　　　　　　　　　B. 2

    C. 3　　　　　　　　　　　　　　　D. 4

二、多选题

1. 手术间物体表面的消毒包括（　　）

    A. 晨消毒　　　　　　　　　　　　　B. 连台间消毒

    C. 每日手术结束后消毒　　　　　　　D. 每周消毒

2. 感染性疾病科的隔离要求包括（　　）

    A. 应分区明确，标识清楚

    B. 不同种类的感染性疾病患者应分室安置，每间病室不应超过4人，病床间距应不少于1.1m

    C. 病房应通风良好或配备良好的通风设施，以保证病房内空气清新

    D. 应配备适量非手触式开关的流动水洗手设施

3. 新生儿科感控管理小组由（　　）组成

    A. 科主任　　　　　　　　　　　　　B. 护士长

    C. 兼职感控人员　　　　　　　　　　D. 专职感控人员

4. 重症监护病房目标性监测的主要内容包括（　　）

    A. 科室医院感染发病（例次）率

    B. 器械（呼吸机、血管内导管、导尿管）使用率

    C. 器械（呼吸机、血管内导管、导尿管）相关感染率

    D. 多重耐药菌感染发现率等

书网融合……

本章小结　　　　　　微课　　　　　　题库

第十一章 重点人群医院感染管理

微课
PPT

老年人、新生儿、免疫力低下人群、医务人员是医院感染高发群体，引起医院感染的机会较大，所以也是医院感染管理的重点人群，进行行之有效的干预是降低医院感染发病率的有效方法。

第一节 老年人医院感染

2021年第七次全国人口普查结果显示，中国60岁及以上人口为26402万人，占18.70%，其中，65岁及以上人口为19064万人，占13.50%，人口老龄化程度进一步加深。老年人常伴有多种基础疾病，在世界范围内，共有5500万名老年痴呆症患者，其中有1000万名患者分布在中国。《柳叶刀》子刊发表的一项研究报告发现，常见感染和痴呆症风险增加有关，尤其是导致住院的感染，关系更加密切；另外因机体免疫力低下、生理功能衰退等特征，老年人成为医院感染的高危人群。

一、老年人医院感染的危险因素

老年人因固有免疫和获得性免疫功能全面下降、咳嗽吞咽反射减弱、唾液分泌减少、淀粉酶含量降低、内分泌功能、机体代谢活动、生物转化功能减慢、营养不良等因素，导致容易发生医院感染。年龄≥75岁的老年人，医院感染的发生较<75岁的老年人高57%，年龄越大医院感染率越高。

老年人发生医院感染的高危因素，主要为住院时间、基础疾病、不合理使用抗菌药物、侵入性操作等。

1. 住院时间 有研究发现，住院时间超过15天的老年人，医院感染可能性明显升高；且住院时间越长，医院感染可能性越高。

2. 基础疾病 老年患者住院常伴发基础疾病，往往是造成老年人感染的重要诱因。常见如糖尿病、恶性肿瘤、心功能不全、慢性阻塞性肺病、脑血管病、慢性肾功能不全、休克、多器官功能障碍等；基础疾病严重程度与老年患者感染构成明显的正相关性。

3. 不合理使用抗菌药物 抗菌药物使用时间过长、联合使用抗菌药物过多，会使抗菌药物作用减弱，或细菌耐药及二重感染等情况发生。

4. 侵袭性操作 气管插管、深静脉置管、泌尿道插管等侵袭性操作均为医院感染的独立危险因素。通常导管植入24~48小时后，导管内膜因纤维蛋白沉积，导致导管内膜形成纤维蛋白鞘，使宿主吞噬细胞和抗菌药物对病原微生物的破坏作用减弱。另外，侵袭性操作也打开了体外病原菌进入体内的通道。老年人接受各种侵袭性操作的频率越高，发生医院感染的概率也越高，且明显高于其他患者。

二、老年人医院感染的流行病学

老年人医院感染误诊、漏诊率高，加上基础疾病、侵入性的诊断和治疗操作，导致医院感染常并发脓毒血症、多器官功能衰竭，使老年人医院感染的病死率明显高于年轻人。住院时间长，使老年患者更多地暴露在医院致病性强、耐药性高的病原菌环境中，多重耐药菌、真菌感染多见。病房空气中存在的条件致病菌以及由于老年人气道保护功能减退及患脑血管疾病者多见，咳嗽反射功能减弱、容易造成误吸或呛咳，导致老年人医院感染患者中呼吸道感染最常见；其次是泌尿系感染。

三、老年人医院感染的病原学特点

老年人医院感染病原学的流行病学分布较之年轻人更加复杂和多样，因感染部位的不同存在差异，常见的病原体仍是细菌，但近年来，病毒和真菌感染有日益增多趋势。

老年人医院感染性疾病病原菌分布，主要是革兰阴性菌，而且耐药菌多见，如大肠埃希菌、肺炎克雷伯菌、鲍氏不动杆菌、铜绿假单胞菌等；感染的革兰阳性菌主要是金黄色葡萄球菌、肠球菌；感染的真菌主要是白假丝酵母菌、热带假丝酵母菌。近年来，不动杆菌、拟杆菌属、梭状芽孢杆菌属等已逐渐成为重要病原菌，需引起重视。

老年人免疫功能低下，医院感染时又常使用广谱抗菌药物，使感染的菌群发生了改变，原来寄居于人体皮肤、黏膜、口腔、肠道及泌尿生殖道等部位正常菌群，大量生长繁殖，逐渐成为老年人重要的条件致病菌，较成年人更容易发生真菌感染。

在老年人败血症及重症医院获得性肺炎、复杂尿路感染等中，由多种病原菌所致的混合感染发生率明显高于年轻人。可以是复数细菌感染，也可以是病毒、细菌及真菌的混合感染。

四、老年人医院感染的临床特点

老年人机体老化，器官功能减退，储备能力降低，以致发病时在临床表现、病理和预后等各方面与年轻人都有所不同。老年人感染起病往往隐袭，症状和体征少且不典型，使得老年人感染的识别非常困难，这直接导致了诊断和治疗的延误，而这种延误往往是致命的。

（一）感染症状与体征不典型

老年人神经反应迟钝、体温调节中枢功能减退，对感染症状不能真实描述，体征也常反映不出来。有时病情虽严重，而症状和体征却轻微。发热是感染最直接和最突出的症状，但三分之一的老年人在罹患感染时无发热，部分老年人只是表现为乏力、食欲缺乏、神志改变等一般症状。老年人的基础体温偏低，在感染时，38.5℃以上的体温少见；对疑似感染的老年人应加强体温监测，体温较日常水平上升0.8℃或者口表温度＞37.8℃时，应考虑感染可能。

（二）感染病程长，恢复慢

老年人基础疾病与感染性疾病相互影响，使得感染症状较隐匿，易延误诊断。确诊后因老年人机体代谢、再生修复能力低下，抗菌药物不良反应等，也使恢复延缓，因此住院时间延长。

（三）并发症多，死亡率高

老年人医院感染容易合并菌血症、脓毒血症、感染性休克和形成脓肿。并发症的发生是病情严重的重要标志之一，也是老年人医院感染疾病死亡率高的重要原因之一。

（四）易出现抗菌药物不良反应

老年人肝肾功能减退、多种药物合用、多病共存等因素导致老年人药物的有效剂量和引起不良反应的剂量较为接近。因此，老年人用药量需慎重掌握，细心观察。

（五）辅助检查与病情不吻合

辅助检查方法用于老年人感染判断时，敏感性降低。如部分老年人急性感染时，外周血白细胞升高不明显。目前降钙素原被认为是判断细菌性疾病感染的特异性最强的生物学指标，监测降钙素原水平在细菌感染的诊断、严重程度、判断抗菌药物疗效等方面有重要的应用价值。

（六）容易二重感染

老年人，特别是高龄、罹患肿瘤的患者，住院后长期使用广谱抗生素，导致敏感菌群受到抑制，而一些不敏感菌（如真菌等）乘机生长繁殖，发生二重感染。二重感染一旦发生，会增加治疗难度，不仅给患者造成机体上的再次打击，而且延长了原发病的治愈时间，增加患者的住院费用。因此，有效地预防和控制二重感染的发生对于疾病的治愈尤为重要。

五、老年人医院感染的诊断

老年人医院感染起病隐匿、多病共存、症状不典型，常对医院感染潜伏期陈述不清楚，检出微生物标本定植或致病较难判断等，导致老年患者医院感染病诊断困难。医院感染的判定应依据临床表现、流行病学、影像学和实验室检查结果等资料综合判断。老年人体格检查需要仔细、全面，应注意区分正常生理性衰老与病理改变。老年感染性疾病诊断实验室检查具有重要意义，根据患者的具体情况来选择相应的检查方法。经过治疗病变无明显好转、影像学检查提示有明确病灶，可以采用局部穿刺以明确病灶性质及病原菌。

老年人常见的医院感染部位如下。

（一）医院获得性肺炎

老年人医院获得性肺炎（hospital acquired pneumonia，HAP）的病原菌与社区获得性肺炎不同，革兰阴性杆菌是主要感染的病原菌，革兰阳性球菌居次位，真菌少见。大多数患者缺乏高热、咳嗽、咳痰、胸痛、气促等典型的症状，淡漠无力、意识障碍、感觉迟钝等精神症状有时较为突出。肺部感染常在慢性阻塞性肺疾病、误吸等基础上引起，呼吸困难和呼吸衰竭明显。早期需深呼吸时才可闻及啰音；有时也可能是全病程的唯一体征。病原学、X线检查在 HAP 的诊断中具有重要意义。

（二）泌尿系统感染

老年泌尿系统感染多为复杂性尿路感染；并且不易治愈或反复发作。老年人多数表现为无症状菌尿，临床表现多不典型，尿路刺激症状常不明显（尤其是留置导尿患者），但耻骨或肋脊角可有压痛，有效的细菌学检查是确诊泌尿系统感染的关键。老年人的白细胞尿及菌尿与泌尿系统感染的临床表现不平行，部分泌尿系统感染患者可无白细胞尿，而部分患者又因前列腺病变等，出现白细胞尿而并无泌尿系统感染存在，故尿沉渣镜检仅可作为辅助诊断条件。

六、老年人医院感染的治疗

老年人除了使用抗菌药物治疗之外，应综合评估基础状况和潜在疾病以及各重要器官功能，进行整体治疗；注意营养支持和提高免疫力。另外特别要强调的是需关注维护肠道微生态平衡。

（一）抗菌药物治疗

原则上应遵守"早期""适当""足量""短程"原则。宜选用静脉给药途径。临床医生选择抗菌药物时，要考虑最可能的致病原、细菌耐药、抗菌药物药代/药动学、患者的基础疾病、药物的依从性和安全性，以及成本/药效等诸多因素。老年人在经验性选择抗菌药物时应针对疾病的严重程度，选用较为广谐的抗菌药物，必要时联合用药。待感染初步得到控制，再根据培养结果换用窄谱药物，避免菌群失调和二重感染的发生。抗菌药物使用剂量应据患者的体重和内生肌酐清除率而定，力争做到用药剂量和间隔个体化。

（二）治疗原发病

老年人医院感染性疾病多见于年老体弱患者，罹患多种基础疾病，且营养状况不佳、自身免疫功能低下。原发疾病加重住院后，正常菌群可发生易位，进入血流或新的环境定植、繁殖，导致内源性感染。感染又是加重基础疾病导致死亡的主要原因。故应当积极治疗原发病，同时控制感染的综合治疗，才能够取得如期的效果。

七、老年人医院感染的预防与控制

老年人入院后需要积极治疗和控制慢性基础疾病、改善免疫状态、纠正感染易患因素，如戒烟、改善营养状态、注意口腔卫生等。并加强老年人误吸、留置导尿管等高罹患感染风险因素的高水平和高质量的护理。

（一）老年人医院感染综合预防与控制

1. 心理护理 老年患者病情容易变化，常对治疗信心不足，可能出现抑郁、焦虑、恐惧等不良情绪，而抵制治疗。由此导致住院时间延长，医院感染机会增加。实践证明，有效的心理干预可以帮助患者建立起战胜疾病的信心，保持乐观向上的态度，从而缩短住院时间，提高患者生活质量。

2. 增强免疫力 老年人免疫功能减退，营养不佳，容易从短暂的菌血症迅速发展成严重的败血症；使用抗生素，也可能不会很快控制感染的播散。因此对老年患者要及时进行纠正血容量不足、纠正贫血及低蛋白血症、营养支持等治疗。肠道菌群失衡可以引起老年人免疫力下降，更容易导致相关疾病的发生，因此恢复肠道微生态平衡对协助抗感染具有重要的意义。肠道益生菌纠正肠道微生态平衡是重要的预防与治疗方法。

3. 环境管理 保持病房安全和舒适、温湿度适宜、光线柔和安静，保证老年患者能充分休息；老年患者常有缺氧表现，故需严格执行病房空气消毒制度，定时通风换气，保持空气清新；重视病房清洁卫生，采用湿式清扫，定期使用消毒液对病室物体表面进行消毒，有效控制环境定植细菌。

4. 侵袭性操作管理 认真执行手卫生；严格执行无菌操作技术；加强侵入性器械的消毒与灭菌，最好使用一次性医疗用品；严格掌握侵袭性操作适应证；老年人往往留置导尿管、使用呼吸机等侵袭性操作时间长，需要进行每日评估。

5. 老年患者的管理 合理安排病床，尽可能同种患者同室治疗；病情容许下，合理减少住院时间；限制患者活动范围，减少交叉感染；根据患者年龄情况，个体化管理。

6. 加强医院感染知识宣传，提高预防意识 老年病房的医护人员、陪侍人员等需加强对医院感染的重视程度，了解老年患者医院感染易感性，掌握预防控制措施。

（二）老年人常见医院感染预防与控制措施

1. 吸入性肺炎的预防 吸入性肺炎是 >80 岁老年人群死亡的主要危险因素，预防误吸，包括以下几个方面。

（1）规范口腔护理，改善口腔卫生 口腔是病原微生物侵入人体的主要途径之一，口腔护理不仅可以观察口腔内变化，提供病情变化的信息；清除口咽定植菌，改善老年人的口腔卫生状况，预防感染；还能刺激口腔黏膜的神经末梢受体，增加唾液中 P 物质的含量，从而改善咳嗽反射。

（2）正确选择营养方式，肠内营养与肠外营养相结合　营养支持方式包括肠内营养、肠外营养或两种共用。对于重症老年患者，它不但是营养的供给，更是治疗手段。在减少口腔细菌定植上，肠内营养明显优于肠外营养，吸入性肺炎的也较低。肠外营养使吞咽功能减退，口腔黏膜干燥，促进了致病菌在口腔的生长，造成的下呼吸道耐甲氧西林金黄色葡萄球菌和革兰阴性杆菌等感染，以及肠道细菌易位导致的肠源性感染概率明显高于肠内营养者。有研究显示住院患者补充性肠外营养，不增加医院感染发生风险。

（3）加强胃管管理，降低误吸的发生　有研究显示鼻肠管肠内营养联合胃管间歇胃肠减压能降低误吸及营养管堵管的发生率。同时要注意鼻饲时取半卧位（头部抬高 45°），之后继续半卧位 30 ~ 60 分钟，有助于食物消化，同时可避免体位过低食物反流出现误吸。

（4）合理进行药物干预，预防吸入性肺炎　血管紧张素转换酶抑制剂可以使得咳嗽反射的敏感度增加，但对那些没有高血压的老年患者，不推荐其用于吸入性肺炎的预防。胃动力药物与质子泵抑制剂联合使用能有效控制反流症状，从而显著减少老年人吸入性肺炎的发生率。

2. 老年人导尿管相关感染的预防　老年人住院期间出现意识障碍、尿路狭窄、手术等情况往往需要长期留置导尿，且容易出现尿路感染。预防措施主要为：

（1）留置尿管时严格无菌操作，动作需轻柔，充分润滑；尽可能选用管径偏细的导尿管，有利于通过狭窄梗阻部位，还能有效减轻置管对黏膜的压迫。

（2）定期评估，尽早拔管；患者出现感染症状时，则需要立即拔除导尿管。

（3）对老年人无症状尿路感染一般不推荐监测和治疗。

（4）定期更换尿袋，每位患者用独立的集尿器；保持尿袋在低位。

⊕ **知识链接**

老年人医院感染经济负担

老年人医院感染，不仅给患者本人、家属，也给医院及社会带来沉重的经济负担。

老年人基础疾病多、免疫力低下，发生医院感染后往往病情重、住院时间长、抗菌药物使用多，有研究发现住院总费用近一半用于治疗医院感染。陪护患者家属因误工也造成一定间接经济损失。

老年人医院感染造成的住院时间延长，会导致医院病床周转率降低，收治患者人数低，医院经济效益受到影响。

西药费、抗菌药费、检验费等是医院感染成本的主要构成因素，临床医护人员应以此为重点，针对性进行风险评估，为精准化、个体化感控提供依据，制定策略，有效减少医院感染发生，节约医疗资源。

第二节　新生儿医院感染

新生儿是医院感染的高危人群，新生儿病房是医院感染的高危地带，容易引起暴发性院感事件的发生，社会影响大，需引起高度重视。

⇒ 案例引导

案例　2021 年 5 月 26 日，国家卫生健康委通报了一起某医院发生新生儿感染暴发事件。该事件导致 9 名新生儿感染肠黏附性致泄大肠埃希菌，其中 3 人死亡。经调查 9 名患儿局限于新生儿科 ICU 病房，存在着时间和空间上的聚集性，并且从环境物体表面样本和患儿肛拭子、血液标本中均检出大肠埃希菌，表明此次事件是由于病原菌在新生儿科 ICU 病房水平传播导致的医院感染暴发事件。医院相关当事人均受到处分，且极大损害了医院声誉。

讨论　新生儿医院感染暴发的特点和原因？

分析　（1）新生儿医院感染暴发呈现的特点：①感染或带菌产妇为常见的感染源；可于分娩、哺乳时，或通过飞沫或直接接触途径，在婴儿室交叉传播；另外，医务人员、病房环境存在致病菌，也可导致医院感染暴发。②感染部位多见于消化道、皮肤、脐部。③新生儿病房、新生儿重症监护室为常见新生儿医院感染暴发科室。④细菌仍是常见致病菌，以金黄色葡萄球菌、大肠埃希菌等常见。⑤发病率及病死率高。

（2）原因：①医院感染防控工作重视程度不够，感染暴发报告制度执行不力，发生感染病例聚集后，缺乏敏感性和警惕。②感染防控要求落实不到位，未及时采取有效措施。③医院建筑布局不合理。④医护人员人数不足。

一、新生儿医院感染的危险因素

1. 新生儿自身因素　新生儿皮肤黏膜屏障功能及局部防御功能差，易擦伤而导致皮肤细菌感染，且皮肤中含水量较多，pH 较高，利于病原菌的生长。另外新生儿吞噬细胞吞噬功能低下，新生儿血清免疫球蛋白主要来自于母体，自身合成的很少、基本测不出等因素，也导致新生儿抵抗力低，易于感染。新生儿住院期间均容易出现医院感染，其中早产儿、低体重儿等体弱新生儿是重点易感人群。

2. 侵入性操作因素　气管插管、呼吸机应用、吸痰、胃管等侵入性操作，使新生儿呼吸道和黏膜屏障功能降低；静脉留置针、PICC（外周静脉中心置管）、脐静脉插管在早产儿患者中的普遍应用，增加了导管新生儿败血症的感染率。

3. 医务人员因素　医务人员的手是造成院内感染的直接途径，因此，医务人员对于消毒隔离制度的执行以及对感染控制的认识直接关系到院内感染控制的效果。

4. 抗菌药物及激素的应用　抗菌药物及激素的滥用、不合理使用易导致菌群失调，使得各种条件致病菌（包括真菌）得以生长繁殖并致病，增加了细菌耐药性，同时易导致二重感染。

5. 住院时间因素　医院感染的发生与住院时间长短有关，住院时间越长，医院感染的发生率越高；住院 20 天以上的新生儿感染率甚至可以达到 30% 以上；降低平均住院日可降低医院感染率。

6. 环境因素　病房布局不合理，面积较小，床位多，患者的密度高，流动人员较多等，也增加了新生儿院内感染的机会。病室内医疗仪器及固定装置的污染，如新生儿暖箱、呼吸机、心电监护仪、治疗车、婴儿磅秤、操作台（配奶台）、沐浴盆等，是造成交叉感染的途径之一。空调过滤网未定期清洗也是造成医院感染的原因。

二、新生儿医院感染的临床特点

（1）早发性感染。生后 3 天内的感染，感染源来自出生分娩过程。

（2）迟发性感染。出生 3 天以后住院患儿的感染，感染源来自医院内。

（3）感染来源广，易感因素多，病情变化快，易暴发流行，病死率高。

（4）常见病原体有细菌以革兰阴性杆菌为主，如铜绿假单胞菌、大肠埃希菌、肺炎克雷伯菌等，革兰阳性球菌较少，但耐甲氧西林金黄色葡萄球菌（MRSA）、凝固酶阴性葡萄球菌、肠球菌、军团菌等有增多趋势；病毒以呼吸道合胞病毒、流感、副流感、肺炎病毒及轮状病毒最为常见；真菌以白念珠病最为常见。

三、新生儿常见医院感染的预防

（一）新生儿下呼吸道医院感染

新生儿肺部血管丰富，但弹力组织发育差，肺内含气量少而含血量多，故易发生感染。下呼吸道感染是新生儿期最常见的感染性疾病，也是新生儿死亡的重要病因。据统计围生期下呼吸道感染死亡率为5%~20%。在分娩过程中及出生后，可因滞产、环境、医用器械使用、医务人员手卫生等因素发生医院感染性肺炎。

1. 分娩过程中感染性肺炎　羊膜早破、产程延长、分娩时消毒不严、孕母有绒毛膜炎、泌尿生殖器感染、胎儿分娩时吸入被病原体污染的羊水或母亲宫颈分泌物，为常见感染原因。病原体为大肠埃希菌、肺炎链球菌、克雷伯菌等，也可能是病毒、支原体。滞产、产道检查过多会增加感染机会。

2. 出生后感染性肺炎　①呼吸道途径：与呼吸道感染患者接触。②血行感染：常为败血症的一部分。③医源性途径：由于医用器械，如暖箱、雾化器、供氧面罩等消毒不严，或通过医务人员手传播等引起感染性肺炎；机械通气过程中也可引起呼吸机相关性肺炎。④病原体以金黄色葡萄球菌、大肠埃希菌多见。近年来机会致病菌，如肺炎克雷伯菌、铜绿假单胞菌、凝固酶阴性葡萄球菌（CoNs）等感染增多。病毒则以呼吸道合胞病毒、腺病毒多见；沙眼衣原体、解脲脲原体等感染亦应引起重视。广谱抗生素使用时间长易发生真菌感染。

3. 预防与控制　①分娩过程中应避免过多阴道指诊。②胎膜早破应严密监测，尽早结束分娩。③有绒毛膜羊膜炎或胎盘炎症者应取脐血、羊膜、胎盘作相关检查，以明确病原。④胎儿娩出后应在无菌操作下吸净胎粪及污染羊水。⑤母婴室、新生儿病房及 NICU，应严格执行消毒隔离制度；护理新生儿前必须严格洗手；能引起疾病流行的病儿应隔离；病房不应过度拥挤；患有呼吸道感染者严禁探视；有感染性疾病的医护人员应调离新生儿病房，给予相应治疗。

（二）新生儿血流医院感染

1. 血流医院感染特点　①在我国，新生儿血流感染一般发生在 NICU 住院患者≥3 天的新生儿，是引起晚发败血症的重要原因。②危险因素主要见于早产儿人群、有机械通气、中心静脉置管、脐部动脉/静脉置管以及静脉营养等，这些操作不可避免地增加病原菌进入新生儿血液的可能性。③导尿管、气管插管，以及其他异物，可造成 CoNs 院内感染。致病菌除 CoNs 外，金黄色葡萄球菌也占有相当的比例，主要经皮肤化脓性感染而来；气管插管机械通气患儿革兰阴性菌如铜绿假单胞菌、肺炎克雷伯菌、沙雷菌等多见。

2. 血流医院感染预防与控制

（1）一般预防与控制措施　加强手卫生；加强中心静脉导管、深静脉置管护理；减少皮肤穿刺；减少静脉置管使用的时间；防止微生物污染药瓶；进行肠外营养支持治疗的患儿，尽早开始使用母乳；限制产后使用激素、避免使用不必要的质子抑制剂等。

（2）预防晚发败血症　新生儿医院血流感染大多系晚发败血症，其中静脉置管的护理是重中之重，基本原则包括以下三点。①置管：尽量由专职人员操作；掌握置管的指征及时机；选取合适的置管部位、并尽量减少置管的深度；在专门的隔离间内穿好无菌手术衣、帽子、口罩及手套后置管。②置管后护理：穿刺点周围 75% 乙醇消毒；每日观察穿刺周围皮肤情况。③拔管：尽量减少置管时间（尽量不要超过 21 天）；不需要后立即拔管；血培养阳性立即拔管。

（三）新生儿皮肤医院感染

新生儿的体表面积/体重比例是成人的 4 倍，足月儿皮肤屏障功能较完善，而早产儿出生时皮肤功能尚未发育成熟。新生儿与成人之间皮肤结构存在的差异具有重要的生理学和临床意义。新生儿容易出现损伤和发生感染且不易愈合。住院期间可通过有皮肤感染的或带菌的医护人员和产妇接触传播。常见的有脐炎、脓疱疹、念珠菌感染等。

1. 脐炎　系因断脐时或出生后处理不当，脐残端被细菌入侵、繁殖所引起的急性炎症，可由任何化脓菌引起。在院期间对脐部的消毒、护理的不重视，是重要原因。急性脐炎医治不当，或脐带脱落后留有未愈合的创面可导致慢性炎症，若不及时治疗，也可能导致患儿死亡。

研究表明，未干预的新生儿脐部细菌定植率为 93.65%。在正常新生儿脐部，除金黄色葡萄球菌外，还可培养出耐甲氧西林金黄色葡萄球菌、大肠埃希菌、溶血性链球菌、铜绿假单胞菌等多种细菌。因此不能仅凭培养出致病菌就诊断脐炎，必须具有脐部的炎症表现。

脐炎的预防措施：断脐应严格无菌，生后勤换尿布，经常保持脐部清洁干燥，护理脐残端应注意无菌操作，尤其做脐血管插管时。另外通过脐带结扎位置以及残端长度进行控制，同时强化卫生操作及消毒，可以有效降低细菌定植，从而有效防止医院感染的发生。

2. 新生儿脓疱疹　又称新生儿脓疱病或新生儿天疱疮，是发生在新生儿中的一种以红晕不显著的壁薄水脓疱的葡萄球菌感染。本病发病急骤、传染性强、可在婴儿室、哺乳室中造成流行。传染途径常通过皮肤感染的或带菌的医护人员和产妇接触传播。

脓疱疹预防措施：凡患有化脓性皮肤病的医护人员或家属，均不能与新生儿接触，并隔离。患儿注意清洁卫生，尿布应勤洗勤换。及早给予有效的抗生素，如青霉素、氨苄西林；局部可于无菌消毒后刺破脓疱，清洗创面；皮损胞无脓液时可用莫匹罗星软膏涂抹等。

3. 皮肤念珠菌病　新生儿皮肤常易受念珠菌侵犯而形成皮肤念珠菌病感染，主要来自产妇阴道、医护人员带菌者及使用未严格消毒的奶瓶和尿布。常见的引起新生儿皮肤感染的病原为白念珠菌，此外，还可见近平滑念珠菌等。感染的诱因包括机械损伤（如擦伤）、局部潮湿和浸渍、营养不良、维生素缺乏等。新生儿免疫功能低下，因此易发生感染。新生儿常见的皮肤、黏膜念珠菌病的临床表现如下：①口腔念珠菌病俗称"鹅口疮"；②尿布区念珠菌病：臀部、大腿内侧、外生殖器及下腹部可见红斑，表现浸渍糜烂，或有微小水疱、脓疱。

皮肤念珠菌病预防措施：重视对孕妇围产期生殖道念珠菌的培养，尽量做到早发现、早治疗。患儿母亲和新生儿室医护人员应该注意个人卫生。在健康足月儿，先天性念珠病是一种良性病症，可外用抗真菌药物，或无需治疗。早产儿可能会出现全身感染和大面积的皮炎，需要进行全身治疗（两性霉素 B、氟康唑）。

（四）医院感染性腹泻

1. 感染性腹泻　又称肠炎，可由多种细菌、病毒、真菌及寄生虫引起，致病性大肠埃希菌仍最多见。感染源可由孕母阴道或经被污染的乳品、水、乳头、食具等直接进入消化道，或由带菌者传染；病原微生物也可由全身性感染或其他脏器感染性疾病时经血行、淋巴或邻近组织直接蔓延进肠道。某些病毒还可通过呼吸道感染患儿。由于新生儿胃酸和消化液分泌不完善，细胞免疫和体液免疫还不成熟，肠道缺乏分泌型 IgA，防御感染的功能低下；新生儿从胎儿几乎无菌的环境到出生后暴露在各种病原体的环境中，故容易患感染性腹泻。产科、新生儿室及医院新生儿病房，发生暴发性流行性腹泻曾屡有报道，有时会成为医院内交叉感染的控制难点。

预防措施：①切断感染源。应立即隔离腹泻的新生儿及其父母；工作人员严格执行消毒隔离技术，防止由工作人员传播感染。②隔离。将直接或间接接触过的婴儿集中隔离，每天做大便培养，严密观察腹泻的发生；大便培养阳性者，再另外集中隔离。③积极治疗患儿。④手卫生。工作人员严格注意接触患儿后的手卫生。⑤监测。患儿大便培养转阴三次方可出院；医护人员定期做手、鼻咽拭子培养及大便培养；室内定期作空气、地面、墙壁、门把手、水龙头、家具等拭子培养。⑥清洁、消毒。每天进行室内消毒；患儿用过污染的尿布、床单、衣被等应集中消毒。

2. 抗菌药物相关性腹泻 指应用抗生素后导致肠道菌群失调而引起的最常见的医源性腹泻，5% ~ 39% 的患者在抗生素治疗期间或治疗结束后会发生抗菌药物相关性腹泻（AAD）。几乎所有的抗生素都可引起腹泻，但以广谱青霉素，第二、三代头孢菌素类抗生素和克林霉素等引起的腹泻发生率最高。AAD 的发生频率及其严重性除与使用的抗生素的种类有关外，还与肠道感染的病原体和宿主的免疫抵抗力有关。

预防措施：①合理应用抗生素，尽量先用窄谱或 AAD 发生率低的抗生素；②新生儿尽量减少广谱抗生素的联合用药、长程用药和预防用药；③应用抗生素者，加服微生态制剂，有可能降低 AAD 发生率；④加强对艰难梭菌性肠炎患儿的消毒隔离；⑤医务人员应进行严格洗手措施；⑥尽量减少同时应用多项医疗干预措施，如气管切开、气管插管、呼吸机使用等。

⊕ **知识链接**

新生儿医院感染暴发

依据全球暴发数据库有关新生儿院感暴发的情况分析：1999—2008 年是新生儿医院感染暴发事件论文出版的高峰期，明确的感染来源依次是患者、医务人员、环境原因、医疗设备/器械污染；接触传播是最主要的传播途径；仍以细菌感染为主；感染部位以血流感染、胃肠道感染多见。

新生儿院感暴发占整个医院感染暴发事件的60%，其主要原因：对感染防控工作重视程度不够、感染防控要求落实不到位、感染暴发报告制度执行不力等。临床医务人员应依据《医院感染管理办法》针对患儿筛查、人员的筛查、抗菌药物的使用、环境管理等方面，采取有效防护措施；应重视新生儿病房的管理，强化应急处置能力，强化底线思维。

第三节 免疫力低下人群医院感染

免疫力低下人群包括：重症住院患者、血液恶性肿瘤患者、实体器官移植患者、人类免疫缺陷病毒感染者、接受放化疗患者、儿童和老年人等。免疫力低下人群中多数为病后体弱的继发性免疫力低下，难以抵抗细菌、病毒、真菌等致病微生物侵袭，比免疫功能正常者更易发生医院感染，或在相同的情况下医院感染更易加重。

一、免疫力低下人群医院感染的危险因素

（一）血液、黏膜屏障受损

一般来说，完整的皮肤是可以阻挡细菌通过皮肤进入人体。当皮肤缺血、潮湿时，有利于细菌繁殖，屏障受损后易发生感染。如压疮坏死溃疡期的混合型感染；昏迷、休克，长期禁食和肠外营养损伤胃肠黏膜屏障的内源性感染等。在医院内因诊疗需要，进行侵入性操作引起的皮肤、黏膜屏障损伤，在

手卫生不清洁、局部消毒不严格、器械被污染或无菌操作不规范时可能导致感染发生。

（二）侵袭性操作

侵袭性操作在体腔与外界之间建立了不正常的通道，使原来密闭的无菌腔与外界相通，为细菌侵入人体打开了门户，是发生医院感染的重要因素之一，免疫力低下时更容易发生感染。如：气管插管、留置导尿管、膀胱镜检查、尿道扩张术、胸腔引流、腹腔引流、脑室引流和腹膜透析等操作。

（三）细胞免疫功能低下

淋巴瘤、急性白血病、放射性治疗和细胞毒药物的应用、大量使用肾上腺皮质激素等患者，常存在持续中性粒细胞减少。中性粒细胞减少是医院感染的危险因素。有研究显示，患者中性粒细胞从（1.0～1.5）$\times 10^9$/L、（0.5～1.0）$\times 10^9$/L、（0.1～0.5）$\times 10^9$/L，到小于 0.1×10^9/L，感染发生率依次为 9%～10%、20%、36%、53%。随着中性粒细胞数的减少，医院感染发生率升高。急性白血病粒细胞缺乏患者医院感染率远高于其他恶性白血病，粒细胞缺乏时间大于 7 天以及未获得完全缓解的患者感染率更高。

（四）体液免疫功能低下

淋巴瘤、骨髓瘤、营养不良、放疗、化疗和糖皮质激素的应用等都会抑制 B 淋巴细胞的功能，导致抗体合成减少和应答能力下降，削弱补体产生或补体活性受损，削弱了细菌调理素的作用，导致机体易感染化脓性细菌。脾脏是抗体合成的主要场所，脾脏切除后，体液免疫功能削弱，易导致肺炎链球菌、流感嗜血杆菌和脑膜炎双球菌感染，且常伴有危险的菌血症，即有所谓的"切除后暴发性感染"。

二、免疫力低下人群医院感染的病原体

引起免疫力低下患者发生医院感染的病原体大部分是条件致病菌和真菌，大多数的微生物是患者自身的正常菌群，如葡萄球菌、大肠埃希菌、白假丝酵母菌等；免疫力低下患者也是混合厌氧菌感染的易感人群。还有部分医院感染的病原体来自外源，包括其他住院患者、医院工作人员、陪护家属、探望者及医院环境，又称为交叉感染；其中大肠埃希菌、金黄色葡萄球菌、肠球菌和铜绿假单胞菌为院内感染的常见菌群；真菌当中的白念珠菌、隐球菌和曲霉菌感染也逐年上升。寄生虫主要是卡氏肺孢子虫、隐孢子虫和疟原虫。

机体粒细胞减少和功能下降时，最常发生感染的部位是口腔、皮肤、肺等，患者常有化脓性细菌反复感染，局部的感染很容易扩散，继发败血症非常多见；细胞免疫功能低下可促发多种病原微生物的感染，尤其是胞内寄生菌的感染，其中不少是潜伏性感染转为临床活动性感染；即使是病毒感染亦较为严重，可发生严重的病毒性肺炎。体液免疫和补体降低的初期即有抗细菌调理作用减弱，细菌凝集和溶菌过程受限，容易发生肺炎链球菌、流感嗜血杆菌、淋球菌感染和其他化脓菌感染；肺部感染常见，容易发生菌血症和脓毒血症。

三、免疫力低下人群医院感染的临床特点

（一）感染病原体多元化

感染的病原体种类多、耐药多。危重患者感染的病原体几乎涵盖了所有的致病微生物，包括细菌、真菌、病毒、原虫等，一些正常人少见的致病微生物，如：巨细胞病毒和卡氏肺孢子虫亦可能被激活。由于免疫功能低下，病变组织中炎症反应少，病原体数量多，一种病原体的感染也为另一种病原体的入侵创造了有利条件。另外重症患者的肠道细菌移位、抗菌药物所致二重感染等，导致临床上混合感染比较多见；可以是混合性细菌感染，也可以是细菌与其他特殊病原体的混合感染。随宿主免疫功能低下程

度不同可出现不同病原体：如骨髓移植受体，在术后 1 个月内的感染以细菌所致为主；术后 1~4 个月出现病毒（如巨细胞病毒、单纯疱疹病毒）感染、奴卡菌和真菌感染；随免疫功能进一步下降，可出现肺孢子菌、弓形虫等感染。

（二）感染症状不典型

因为免疫功能低下，机体的炎症反应下降，导致感染部位症状体征不典型或者不明显。在免疫力低下患者，尤其是中性粒细胞减少的患者发生医院感染时，除发热外，其他由感染引起的症状和体征可能缺如。发热作为机体原始的防生物入侵的功能，表现比较突出。免疫功能低下者肺部感染时呼吸道症状相对少见，发热的发生率可达 90% 或以上，体温高低与感染严重程度有一定相关性，是判断治疗效果的重要指标。激素等药物的应用往往使发热受到掩盖或干扰、极度衰竭的患者或老年人严重感染可能没有发热，而以严重的器官功能障碍为主要临床表现。有的尿道感染或肺部感染的情况下，尿液的显微镜检查或胸片可以是正常的。粒细胞缺乏患者并发肺炎时 X 线上炎症病变可以极其轻微，肺不张可以是肺部感染的唯一线索，而随着粒细胞数量的回升肺部炎症征象反而增加。

（三）感染易扩散、抗菌药物疗效不佳、病死率高

危重患者感染起病缓急差别极大，可以比较隐匿，也可突然发作，呈暴发经过。在缺乏机体有效免疫监视的情况下，病原体繁殖迅速，感染易播散，病情进展快速，容易形成严重感染，不及时处理，很可能导致严重后果。

（四）诊断困难

因免疫缺损患者医院感染临床症状和体征常轻微而不典型，并且常与原发病的症状混淆，故较难及时诊断。但是此类患者的感染在极短的时间内可以发展为致死性感染，因此要求临床医生具有高度警惕性，一旦出现发热，即应考虑感染的可能。应在最短的时间内完成必要的检查以确诊，甚至在无症状时也应定期送细菌培养和进行影像学检查，以早期发现感染灶或菌血症。因免疫低下患者医院感染潜在病原体很多，且可为不常见病原体，采用的诊断方法也应该相应地扩大，包括不常见细菌、真菌、病毒、原虫和其他微生物；为正确诊断，临床医生还应了解与各种免疫缺损相关的微生物及各种免疫缺损疾病感染的特点。

四、免疫力低下人群医院感染的治疗

（一）对症支持治疗

积极治疗原发病，防治多器官功能障碍综合征；加强营养支持，包括胃肠道要素饮食，静脉营养等。及时对局限性脓肿病灶切开引流，抗菌药物治疗不能替代切开引流。提高免疫功能，应注意保护机体的免疫功能，尽可能减少或停止免疫抑制药物的使用。在有效抗菌治疗基础上对某些严重免疫缺陷患者应辅以免疫增强剂和免疫调节剂，如输新鲜血或血浆等。

（二）抗感染治疗

对于病情严重、危及生命的患者，积极采取针对革兰阳性菌、阴性菌、非典型病原体的联合治疗方案；治疗效果不佳时，还应考虑耐药菌或真菌的治疗。抗感染治疗应在病原体标本采样后开始；如果临床症状无禁忌证，则侵袭性采样应尽早考虑。

五、免疫力低下人群医院感染的预防

（一）加强护理

医务人员应提高手卫生依从性；在进行医疗操作、接触患者前后严格洗手；提倡医疗护理操作时戴

手套，手套应一人一换，以免交叉污染。做好患者的口腔、皮肤、肛周及各种穿刺部位的护理，尤其在白细胞减少时。患者可采取复方硼砂溶液或复方氯己定含漱液漱口、1∶5000 高锰酸钾液坐浴；如口腔真菌感染，可用 3% 碳酸氢钠溶液漱口。保持皮肤的清洁，出现皮肤黏膜的炎症或溃疡应及时做好局部处理，可用莫匹罗星软膏涂患处。慢性炎症灶应及时处理，如有龋齿的肿瘤患者可在化学治疗前拔除。

（二）加强环境的消毒隔离

加强病房环境的消毒及管理；病房每天早晚应各通风 1 次；病房保持适宜的温湿度；每天用含氯消毒液拖地及擦拭物体表面 2 次。对于中性粒细胞严重减少者（$<0.5 \times 10^9/L$）应采取保护性隔离措施，所有患者的用水、饮食医疗器械均须经过消毒，入住空气层流病房，有关医务人员必须严格执行消毒隔离制度。

（三）严格执行有创操作的适应证和无菌技术

所有能损伤防御功能的有创诊治措施皆应严格掌握适应证，只在有绝对指征时才可以使用，并定期评估使用的必要性，不需要时尽早拔除各种导管（气管导管、导尿管、血管导管、脑室引流管）。对必需长期使用留置导尿管者，应改行耻骨上膀胱造瘘术，引流尿液。必须使用经尿道留置导尿者，应采用优质导尿管；当前以水凝胶涂层的硅胶导尿管为较理想，其对机体组织的刺激达到最小程度，可以减少感染发生。进行导尿操作的各个环节，应严格无菌技术。

（四）预防性抗菌药物的应用

各种必须进行内镜检查、血管造影、逆行胆管造影、口腔科操作前，以及危重患者必要时可预防性使用抗菌药物。要针对某种免疫缺陷者，在病程的某一阶段发生感染的常见病原微生物选用有效抗菌药物。

（五）提高机体免疫功能

1. 被动免疫　使用免疫球蛋白被动免疫，可使患者从低或无免疫状态很快达到暂时免疫保护状态；使用转移因子能够将某一些特异性和非特异性细胞免疫功能，转移给患者，扩大患者的免疫反应。

2. 主动免疫　可采用的疫苗有流感疫苗、肺炎链球菌疫苗、乙肝疫苗及其高价免疫球蛋白、巨胞病毒高价免疫球蛋白等。

（六）预防内源性感染

免疫功能低下的患者，其细胞免疫和体液免疫功能低下，导致身体对细菌、病毒、真菌的抵抗力降低；微生态失衡及正常菌易位，容易导致内源性感染。常见于先天性或后天性免疫缺陷、烧伤、放疗、化疗及器官移植术后使用免疫抑制剂、血液病、恶性肿瘤等患者。

预防措施包括：

（1）采取去污染措施。可选择口服不吸收，肠内有较高杀菌浓度，对肠杆菌科、假单胞菌属和不动杆菌属，而对厌氧菌不受影响的抗菌药物。

（2）生态制剂。口服双歧杆菌、乳酸杆菌等，纠正肠道菌群失调、预防肠道菌易位。

（3）加强营养、补充谷氨酰胺等。

（4）免疫治疗。大肠埃希菌突变菌株人抗血清、免疫球蛋白、抗内毒素单克隆抗体等可能为防治内源性感染开辟新途径。

（5）积极治疗原发病，提高感染防御能力。

（6）合理使用抗菌药物，严格执行抗菌药物使用原则。

第四节　医务人员医院感染

医务人员医院感染是指医务人员在医院工作期间获得的感染；可以在医院工作期间感染的症状，也可以在医院工作期间后一定时间内出现症状。这里的医务人员是指在医疗机构中可能接触各类感染性患者及各种感染性物质的所有人员，而不仅仅指医生和护士，还包括急救中心人员、实验室技术人员、内镜操作人员、理疗师、药剂师、实习学生、清洁工、防疫人员等。

一、医务人员医院感染的高危因素

1. 皮肤黏膜暴露　医务人员在各种医疗、护理操作中易发生皮肤黏膜的损伤，暴露于患者的血液和体液中。

2. 诊疗护理经血传播疾病患者　医务人员诊疗护理时，接触乙型肝炎、丙型肝炎、艾滋病等患者的血液、体液或被血液、体液污染的物品。

3. 锐器伤　锐器伤是医务人员常见的职业暴露，也是医务人员发生血源性感染的最重要的传播途径。我国数据，工作 3 年以内的医院新职工锐器伤发生率高达 95.66%，且其中 54.8% 的针头已经被患者血液污染。医务人员患传染病 80%~90% 是由锐器伤所致，其中护士占 80%。

4. 医务人员手污染　医院感染最常见的传播媒介是医务人员的手。有研究显示，医务人员手部细菌培养，常见的为大肠埃希菌、鲍曼不动杆菌、肺炎克雷伯菌、金黄色葡萄球菌；大肠埃希菌检出率最高为 6.3%，且检出的金黄色葡萄球菌中近一半为耐甲氧西林金黄色葡萄球菌。世界卫生组织的评估报告显示，手卫生干预措施对降低多重耐药菌的传播或感染有重要的作用。

5. 空气、环境污染　①医院使用的中央空调很难彻底清洗，封闭的环境内非常有利于致病细菌等微生物的产生、繁殖、传播及变异，极易造成交叉感染。②医院人员流动率高，人体不断从呼吸道、消化道、皮肤等排出细菌，通过咳嗽、打喷嚏等喷出的流感病毒、结核杆菌和链球菌等微生物污染物。③患者的带菌排泄物和分泌物含有的大量微生物，干燥后散入空气，造成环境污染。④医疗垃圾携带病菌，如消毒制剂、废弃药物、已使用的纱布绷带和处理的标本等。

6. 医院感染管理监督机制不健全、医务人员医院感染防控知识不全　医院管理层对医院感染控制工作不重视，放松对医务人员的防控知识的培训与督导，导致忽视操作过程中的自身防护和操作不严格，造成院内感染的发生。

二、医务人员医院感染的临床特点

1. 认知度与依从性，同职业暴露的关系　医务人员医院感染认知度与医院感染相关医务人员对医院感染防控措施要求的依从性越高，职业暴露越低。

2. 接触的病原复杂、难以预测　在诊疗、护理工作中，患者与医生之间接触传播难以避免。患者携带的病原体种类多；随机性强；甚至有烈性传染性疾病的病原体携带者，报道比较多的是结核菌、HBV、HIV、HCV 等。

3. 感染途径多样　由于病原体传播途径的多样性，医务人员在工作中的感染途径也存在多样性。

（1）接触传播　包括医务人员与患者体表的直接接触、医务人员接触已污染器具（包括各种医疗器械）的间接传播。常见于巨细胞病毒感染、疱疹病毒感染、角结膜炎、多重耐药细菌携带与感染。最常见的传播媒介，是医院工作人员的手；通过接触感染患者、病原体污染物品等，将病原体传播给其他患者、医院工作人员或物品。

（2）飞沫传播、空气传播 SARS、冠状病毒、支原体、流感病毒、双球菌、脑膜炎等呼吸道或飞沫传播疾病感染患者呼气、咳嗽、打喷嚏时，医务人员工作中防护不到位近距离密切接触后，可能产生交叉感染。

（3）血液、体液传播 医务人员被污染利器刺伤、感染患者血液喷溅到医务人员未愈合伤口是主要原因。我国是乙肝病毒、丙肝病毒感染高发国家，从事侵袭性操作的医务人员不可避免地存在被感染的可能；肝炎病毒是引起医院感染的主要微生物之一，其中丙肝病毒感染率低于乙肝病毒。近年来，我国艾滋病感染率与献血者艾滋病检出率的增加成正比，医务人员艾滋病职业暴露的风险逐渐加大。

（4）消化道传播 医务人员进食受到感染的食物，或工作后未有效手卫生而引起的传播，如：脊髓灰质炎、霍乱、狂犬病、甲型肝炎，戊型肝炎，幽门螺杆菌、霍乱弧菌、沙门菌属、志贺菌属、轮状病毒以及肠出血性大肠埃希菌感染等。病原体通过饮水源、食物进行传播，通常可以导致医院感染暴发流行。

三、医务人员医院感染的感染预防措施

医务人员需严格按照《医疗机构消毒技术规范》规定，做好医疗器械、污染物品、物体表面、地面等清洁与消毒；按照《医院空气净化管理规范》规定，加强诊疗环境的通风，必要时进行空气消毒；根据《医疗废物管理条例》和《医疗废物管理办法》有关规定进行管理和处置医疗废物。医务人员除配合做好卫生防疫、环境监测工作外，及时预防接种；根据实际工作中常见感染途径，针对性采取感染性疾病的预防措施，包括对所有患者的标准预防措施和不同传播途径下保护措施。

1. 主要经接触传播疾病的预防措施

（1）医务人员应加强新入院及易感者的检查，及早检出带菌者，及时采取感控措施。

（2）对患者进行隔离，限制患者活动范围，如有条件，可选择单间隔离，条件受限时可床旁隔离。

（3）减少不必要的转运；转运时应事先通知接诊科室，并做好转运防护。

（4）医务人员注意个人防护，并严格执行环境的清洁与消毒。

（5）医疗设备和诊疗用品尽量做到专人专用并定期清洁消毒。

（6）规范处置感染性废物和感染性织物。

（7）重复使用的诊疗物品，均应当先去污、消毒，然后再进行清洁、消毒或灭菌等处理。

2. 主要经飞沫传播、空气传播疾病的预防措施

（1）传染性呼吸道感染需早期发现和诊断，早期隔离和治疗。

（2）医务人员在进行呼吸道诊疗和护理时，怀疑或证实通过呼吸道气溶胶传播的感染如新型冠状病毒感染，应戴过滤型的 N95 口罩或效果更好的口罩；在接触呼吸道分泌物后，以及不同部位的治疗护理操作前后，均应进行手卫生，必要时应戴手套进行操作，洗手应采用非接触式的洗手装置。

（3）注意病房的通风，特别强调自然通风的对流。保持室内外空气的交换，在预防呼吸道感染疾病中有重要的作用。在无人的情况下，空气的消毒可用固定悬挂或移动式紫外线灯照射消毒，每次不少于1小时；也可用 0.2% ~ 0.5% 的过氧乙酸喷雾；在有人的情况下，可定时使用低臭氧、高强度紫外线灯、循环风消毒机等。

（4）呼吸治疗装置应做到一人一用一消毒，在使用前应进行灭菌或高水平消毒，使用后的治疗装置应及时清除污染物，初步消毒后再清洗，然后进行灭菌或消毒处理。

3. 主要经血源、体液传播疾病的预防措施

（1）医务人员的暴露前预防和控制措施 ①当皮肤与或可能与血液、血制品、体液、组织液、黏膜或可能被污染的环境直接接触时，应戴手套。②当存在血液或体液飞溅、喷溅至眼、口腔或其他黏膜可能时，应戴防护性眼罩和口罩。③在接触患者前后应洗手，水龙头应采用脚踏式或非接触式。正确处

，不要将针头重新回帽、折断等手工操作，不得用手拾取破碎的玻璃器。④凡与血液或感染物质接触后的所有设备、环境和物体表面均应消毒。⑤从事血源性病原体接触的新入职人员接种乙肝疫苗。

（2）医务人员的暴露后预防和控制措施 ①及时和准确上报职业暴露。②如工作人员手部接触到患者的血液或体液，甚至操作时不慎皮肤被刺伤，应立即紧急局部处理，使用流动水冲洗伤口；血样品和废污水溅入眼内立即用生理盐水冲洗。③抽血检查及处理，感染管理科负责随访和追踪。

4. 主要经消化道传播疾病的预防措施

（1）加强锻炼，增强体质，增强防病抗病的能力。

（2）进行主动免疫，接种疫苗、菌苗等，使机体产生特异性免疫，如甲型肝炎疫苗、霍乱菌苗等。

（3）对肠道传染病密接者，科学进行被动免疫，使机体立即获得免疫力，防治疾病，如人血丙种球蛋白注射预防甲型肝炎。

（4）注意手卫生。

四、重点部门医务人员医院感染及防控

（一）口腔科

口腔科医疗器械、物体表面，以及医护人员手易受污染，而引起医院感染。加强医院感染管理工作能有效控制口腔科的医院感染。

口腔科容易感染的疾病有：①血液传播传染病。口腔科多为有创操作，易出血，操作中锐器伤，可能导致乙肝、丙肝、艾滋病病毒感染。②唾液传播传染病。器具与医生的手均易接触唾液，唾液中可能包含各类传染源，不当操作容易引发感染。

1. 口腔科医院感染主要原因 ①人群中口腔疾病患病率高，就诊人数多，流动快，接触传染病可能性高。②侵入性操作多。③口腔科治疗需直接接触患者的黏膜、唾液，且多以创伤性治疗为主，如开髓、牙体制备、根管治疗、洁治，容易产生血液或者飞沫，加大血液与唾液中病毒的交叉感染概率。④特殊器械消毒难度大。涡轮手机、洁牙器、吸唾器都是直接作用于患者创口，病菌很可能吸附在其上面，但由于结构复杂，不易彻底消毒灭菌，造成病毒残留可能。

2. 口腔科感染的主要预防控制措施 ①科室建筑科学布局，诊疗区与消毒区，清洗区分离。②防止交叉感染重视手卫生，无菌操作。患者体液、唾液中均可能存在病原体，带无菌手套可降低医护人员携带病毒的风险。③严格执行器械消毒、灭菌程序，确保"一人一用一灭菌"，消除病菌隐患。不仅要对器具外表清洗消毒，对于存在病原体进入器械内部的器械，内部也要做灭菌处理。如涡轮手机，由于内部仍有病原体进入的空间，表面消毒无法做到彻底灭菌，所以还需要高温高压处理，并无菌保存。④加强医院感染知识培训，健全医院管理制度，提高医护人员的感控意识。⑤加强职业防护：诊疗操作时应使用个人防护设备，包括手套、口罩、帽子、护目镜、面罩、工作服。

（二）外科手术

1. 外科手术感染的特点 外科医务人员手术操作使用锐器频繁，也容易接触和受到污染的血液或体液喷溅，而发生职业暴露，导致 HBV、HCV、HIV 等血源性传播疾病感染。其中手术医师为手术室职业暴露的高发人群，职业暴露主要发生在手术缝合。国外有前瞻性研究表明丙肝病毒感染每年使外科医生职业累积危险感染因子在 0.01% ~0.1%，护士在 0.0054% ~0.054%。

2. 外科手术主要预防控制措施 ①手术时严格执行预防保护措施，发现手套破损要及时更换；避免缝针刺伤、血管钳夹伤。②加强基础操作学习，特别是加强缝针、刀片或剪刀的安全使用；手术中正确传递器械；正确使用防护用品等。③被病原微生物污染的物品都要及时消毒或灭菌处理，一次性物品不能重复使用。④规范手术室管理，提高手术室医院感染控制水平。⑤外科医生需普遍接种乙肝疫苗。

（三）血液透析

随着血液净化技术广泛应用，血透工作人员血源性传播疾病暴露的机会增加。血透室已成为医院感染的高危区。

1. 血液透析工作人员医院感染危险因素

（1）环境因素　患者排泄物造成的环境污染；患者和家属进入透析室破坏血透室环境清洁；环境清洁不彻底，机器清洁消毒不到位；传染病患者未在专设的隔离间进行治疗。

（2）医务人员因素　血透工作人员在输血、留取血标本、行内瘘或深静脉置管操作、下机时拔除穿刺针过程中，不慎刺破皮肤。针刺伤是透析室最常见的医院感染职业暴露，其传播职业性血源性传染病的危险性远大于其他途径，如皮肤、黏膜的传播。

（3）血液、体液的污染　透析工作人员透析过程中透析器破膜、更换时、透析结束后对管路和透析器等物品进行清洗消毒处理时，不慎沾污血迹；患者穿刺部位渗血的处理，可能造成眼睛、皮肤、黏膜的污染；患者上机时动静脉内瘘穿刺点选择不当，进针速度过慢或针头斜面正对自己或他人等出现血液喷溅。最有威胁的感染性疾病为乙肝、丙肝、艾滋病。

2. 防护措施

（1）血透室管理　①及时处理患者排泄物。②严格探视制度，无关人员禁止入内；加强陪侍人员防护培训。③每周定期进行环境卫生清洁、机器的清洁消毒。④传染病患者在专设的隔离间进行。每次透析结束后用紫外线消毒床单元、血透机；定期通风换气，用含氯消毒剂擦拭物表和拖地。

（2）感染防护　①针刺伤的防护：医师透析前需常规做好患者血液 HBV、HCV、HIV 检查，急诊患者按阳性处理；掌握针刺伤后应急处理方法，及时注射免疫球蛋白及疫苗。②牢固树立标准预防的观念，对每例血透患者的血液、体液均视为有传染性。③严格按照技术规范操作：闭路或单冲洗透析器和血透管路时，严格无菌操作，避免管道逆行污染；加强透析器的清洗消毒灭菌，做到固定患者使用，固定摆放，避免交叉感染。④做好个人防护：透析操作时更换专用工作服、隔离鞋、口罩、戴手套、减少皮肤或黏膜直接接触患者血液；皮肤或黏膜有损伤时更应注意。⑤采取必要的预防措施：透析室工作人员每年应进行 1 ~ 2 次健康体检，定期进行免疫接种。

（四）保洁员

保洁员进行医院环境的清洁、消毒以及医疗废物的收集、分类并参与运输等工作，与患者有较多接触的机会，容易成为交叉感染的媒介。及时发现保洁人员在工作中的感染风险因素，并予以干预指导，一方面是有效控制外源性医院感染的重要措施，另一方面可以提高保洁员的自身防护意识，使他们正确认识医院感染对个人、家庭、医院、社会的重要性。

1. 保洁员医院感染危险因素

（1）知识结构不合理，接受能力差　保洁员人员年龄多偏大、文化程度低，接受新知识能力弱，学习主动性不足。在消毒液配置；保洁用具的使用；清洁区、半清洁区、污染区的划分；垃圾分类；隔离意识等保洁工作要求，存在不能有效掌握的问题。

（2）自身防护意识差　保洁员在工作中普遍缺乏自我防护意识，较少使用防护用具；手卫生依从性差，接触高危感染性垃圾后不洗手，或不按操作规范洗手；处理废弃的高度危险物品时不戴手套、口罩；发生职业暴露，未按照规范及时处理伤口，对处理流程不熟悉。

（3）缺少培训与人文关怀　保洁员上岗前绝大多数缺乏专业知识，不了解各项工作的目的、要求、方法。特别是因为医院防控措施的执行直观性不强，从而导致保洁员在医院感染知识学习与防控措施落实方面落实上依从性较差，对培训需求与愿望不高。保洁人员工作忙、工作环境差、福利和待遇低、人员流动性大、工作没保障，导致执行感控措施的积极性、主动性不高。

不到位 保洁公司管理人员无医学及管理专业知识，不能按照医院感染管理要求实施管理，保洁员亦缺乏相关感控要求培训；缺乏科室双重管理与监督，对感控人员反馈不能予以工作改进。导致保洁员为图工作方便，违反规范。

2. 管理措施

（1）加强院感知识培训，提升保洁人员感控水平 保洁人员学历偏低，掌握知识所需时间较长，因此需细化培训内容，采用通俗易懂的教学方法，根据岗位要求进行持续性培训。必须掌握清洁程序与方法；消毒、隔离基本方法；严格依法处理医疗废物；个人防护知识及隔离技术；保洁用品使用等。

（2）严格考核监管 根据保洁人员岗位职责与考核细则的要求，保洁部门管理人员与科室监控护士双重监督管理，进行日常、定期检查与考核；院感科、护理部、总务科等多部门定期联合督导。重点包括：清洁、消毒、隔离措施的执行；医疗废物的分类、运送、暂存；手卫生依从性等。

（3）完善管理制度 将保洁员的医院感染管理工作纳入医院感染管理质量考核制度，指定绩效考核及绩效激励细则，奖惩分明。

（4）人性化管理，提升感控团队意识 根据工作情况，合理人员配置、设备配置、用品配置；提高工资待遇，减少人员流失；加强医护人员与保洁员交流，督导与激励中提升责任感。

⊕ **知识链接**

重点人群医院感染管理的必要性

医院感染现患率调查数据显示，现患率高发科室的主要原因为患者抗感染能力差、住院时间长、侵袭性操作等；多数见于老年人、新生儿、免疫力低下人群；另外医务人员工作期间频繁接触病原体，工作量越大，职业暴露风险越高，特别是传染病暴发期间。根据《医院感染管理办法》的要求，研究并确定医院感染的重点人群、重点部门等；通过加强住院患者占比较小（约20%）的重点人群的管理，而控制来自其（约80%）的医院感染发生率，可以有效提高感控工作效率，改善感控质量。

答案解析

目标检测

一、单选题

1. 新生儿最常见的医院感染部位是（ ）
   A. 下呼吸道　　　　　　　　　　B. 泌尿道
   C. 血液　　　　　　　　　　　　D. 皮肤

2. 医务人员发生血源性感染的最重要的传播途径是（ ）
   A. 皮肤接触　　　　　　　　　　B. 黏膜接触
   C. 饮食污染　　　　　　　　　　D. 锐器伤

3. 免疫力低下患者医院感染临床特点以下描述不正确的是（ ）
   A. 感染病原体单一　　　　　　　B. 感染症状不典型
   C. 感染易扩散、抗菌药物疗效不佳　　D. 诊断困难

4. 新生儿迟发性感染是指（　　）

    A. 出生 3 天以后住院患儿的感染，感染源来自医院内

    B. 出生 3 天以后住院患儿的感染，感染源来自医院外

    C. 出生 7 天以后住院患儿的感染，感染源来自医院内

    D. 出生 7 天以后住院患儿的感染，感染源来自医院外

5. 以下关于医务人员血源、体液传播疾病正确的预防措施是（　　）

    A. 针头使用后可重新回帽

    B. 当皮肤与被血液污染的环境直接接触时，需戴手套

    C. 接触患者前后应洗手，水龙头可选用接触式

    D. 从事血源性病原体接触的新入职人员无需接种乙肝疫苗

二、多选题

1. 老年人吸入性肺炎的预防措施包括（　　）

    A. 规范口腔护理、改善口腔卫生

    B. 正确选择营养方式，肠内营养与肠外营养相结合

    C. 加强胃管管理，降低误吸的发生

    D. 合理进行药物干预，预防吸入性肺炎

2. 以下属于医务人员医院感染的是（　　）

    A. 医务人员在医院工作期间获得的感染

    B. 医务人员在医院工作期间后一定时间内出现感染症状

    C. 护工在医院内获得的感染

    D. 医务人员手术中锐器伤导致的感染

3. 新生儿医院感染的临床特点有（　　）

    A. 感染来源广　　　　　　　　　　B. 易感因素多

    C. 病情变化快　　　　　　　　　　D. 易暴发流行

4. 导致免疫力低下患者医院感染的高危因素是（　　）

    A. 血液、黏膜屏障受损　　　　　　B. 侵袭性操作

    C. 细胞免疫功能低下　　　　　　　D. 体液免疫功能低下

5. 老年人发生医院感染的高危因素主要有（　　）

    A. 住院时间　　　　　　　　　　　B. 基础疾病

    C. 不合理使用抗菌药物　　　　　　D. 侵入性操作

书网融合……

本章小结　　　　　　　微课　　　　　　　题库

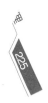

参考文献

[1] 刘思娣，李春辉，李六亿，等 . 中国医院感染管理组织建设 30 年调查 [J]. 中国感染控制杂志，2016，15（9），648 – 653.

[2] Wright JD, Neugut Al, Ananth CV, al. Deviations from guideline – based therapy for febrile neutropenia in cancer patients and their effect on outcomes [J]. JAMA InternMed, 2013, 173（7）：559 – 568.

[3] 倪语星，王金良，徐英春，等 . 病原学检查标本采集、运送和保存规范 [M]. 上海：上海科学技术出版社，2006.

[4] 施毅 . 中国成人医院获得性肺炎与呼吸机相关性肺炎诊断和治疗指南（2018 年版）[J]. 中华结核和呼吸杂志，2018，41（04）：255 – 280.

[5] 钟嘉怡，许婉怡，陈敬贤 . 埃可病毒医院感染的研究进展 [J]. 中华传染病杂志，2021，39（4）：248 – 251.

[6] 黄勋，邓子德，倪语星，等 . 多重耐药菌医院感染预防与控制中国专家共识 [J]. 中国感染控制杂志，2015，01：1 – 9.

[7] 徐华，孙建，顾安曼，等 . 中国导尿管相关尿路感染预防与控制工作的调查分析 [J]. 中国感染控制杂志，2016，9：671 – 675.

[8] 王卫平，孙锟，常立文 . 儿科学 [M]. 9 版 . 北京：人民卫生出版社，2018.

[9] Petersen E, Petrosillo N, Koopmans M, ESCMID Emerging Infections Task Force Expert Panel. Emerging infections – an increasingly important topic：review by the Emerging Infections Task Force [J]. Clin Microbiol Infect, 2018（24）：369 – 375.

[10] 李春辉，吴安华 . MDR、XDR、PDR 多重耐药菌暂行标准定义——国际专家建议 [J]. 中国感染控制杂志，2014，13（01）：62 – 64.

[11] Christaki E, Marcou M, Tofarides A. Antimicrobial Resistance in Bacteria：Mechanisms, Evolution, and Persistence [J]. J Mol Evol. 2020；88（1）：26 – 40.

[12] Perlin DS, Rautemaa – Richardson R, Alastruey – Izquierdo A. The global problem of antifungal resistance：prevalence, mechanisms, and management [J]. Lancet Infect Dis, 2017, 17（12）：383 – 392.

[13] Xiao M, Sun ZY, Kang M, et al. China Hospital Invasive Fungal Surveillance Net（CHIF – NET）Study Group. Five – Year National Surveillance of Invasive Candidiasis：Species Distribution and Azole Susceptibility from the China Hospital Invasive Fungal Surveillance Net（CHIF – NET）Study [J]. J Clin Microbiol, 2018, 56（7）：e00577 – 18.

[14] 黄勋，邓子德，倪语星，等 . 多重耐药菌医院感染预防与控制中国专家共识 [J]. 中国感染控制杂志，2015，14（1）：1 – 9.

[15] 中华预防医学会医院感染控制分会 . 临床微生物标本采集和送检指南 [J]. 中华医院感染学杂志，2018，28（20）：3192 – 3199.

[16] 郑文芳，邢玉斌 . 医院感染学 [M]. 2 版 . 南京：江苏凤凰科学技术出版社，2018.

[17] 胡必杰，高晓东，索瑶. 医务人员血源性病原体职业暴露预防与控制最佳实践［M］. 上海：上海科学技术出版社，2012.

[18] 宗志勇，尹维佳，乔甫，等. 医院感染防控手册［M］. 成都：四川大学出版社，2021.

[19] 李春辉，黄勋，蔡虻，等. 新冠肺炎疫情期间医疗机构不同区域工作岗位个人防护专家共识［J］. 中国感染控制杂志，2020，19（3）：199 – 213.

[20] 陈昭斌. 消毒学概论［M］. 北京：人民卫生出版社，2020.

[21] 付强，吴安华. 医院感染防控质量管理与控制实务［M］. 北京：人民卫生出版社，2019.

[22] 于普林. 老年医学［M］. 2 版. 北京：人民卫生出版社，2017.